MANUEL

DE

MATIÈRE MÉDICALE

Imprimerie de A. Guyot,
Rue Mignon, N° 2.

MANUEL

DE

Matière Médicale

OU

DESCRIPTION ABRÉGÉE DES MÉDICAMENS,

Avec

L'INDICATION DES CARACTÈRES BOTANIQUES DES PLANTES MÉDICINALES, ET CELLE DES PRINCIPALES PRÉPARATIONS OFFICINALES DES PHARMACOPÉES DE PARIS, DE LONDRES ET D'EDIMBOURG;

Des Considérations sur l'art de formuler, et des Tableaux synoptiques.

PAR H. MILNE EDWARDS, M. D.
ET P. VAVASSEUR, M. D.

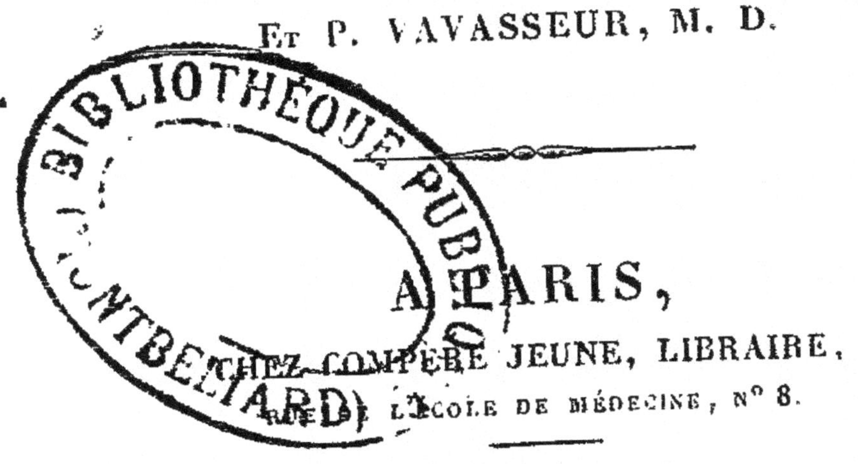

A PARIS,
CHEZ COMPÈRE JEUNE, LIBRAIRE,
RUE DE L'ÉCOLE DE MÉDECINE, N° 8.

1826.

Préface.

DANS l'ouvrage que nous offrons aujourd'hui au public, nous n'avons eu en vue que de rassembler, dans le moindre espace possible les faits qu'il importe le plus de connaître en matière médicale. Ce Manuel est loin de pouvoir dispenser de l'étude des traités plus étendus et plus approfondis qui ont été publiés sur ce sujet ; mais nous avons pensé qu'il pourrait être utile, non-seulement aux élèves qui se disposent à passer leur troisième examen, mais encore aux jeunes praticiens, en leur offrant le résumé de nos connaissances actuelles sur cette branche importante de l'art de guérir. Les ouvrages dans lesquels nous avons puisé, jouissent d'une réputation si générale et si justement méritée, que notre travail s'est borné à en extraire les faits principaux, à les coordonner, et à les exposer avec autant de clarté et de concision que nous avons pu le faire. En effet, comment aurions-nous pu songer à refaire un traité de matière médicale après ceux de MM. Alibert, Barbier, etc. (1)?

---

(1) Comme dans un ouvrage dont le cadre est si resserré il était impossible de citer les noms de tous les auteurs que nous avons mis à contribution, nous nous empressons d'indiquer ici ceux auxquels nous sommes principalement redevables. Ce sont: les *Elémens de Thérapeutique* de M. le professeur *Alibert*; le *Traité de Matière médicale* de M. Barbier; la *Materia medica* de L. N. Brugnatelli; le *Manuel des Pharmaciens* de MM. Chevallier et Idt; le *Cours de Matière médicale* de Desbois de Rochefort; *l'Essai sur les propriétés médicinales des plantes*, par M. de Candole. *The Edinburgh dispensatory*, by Dr Duncan; *l'Histoire naturelle des Drogues simples*, par M. Guibourt; les excellens articles de matière médicale du *Nouveau Dictionnaire de médecine*, par M. Guersent, etc.; le *Cours de Matière médicale* de M. Hanin; le *Formulaire* de M. Magendie; les *Elémens de Chimie médicale* et les *Leçons de Médecine*

Afin de rendre ce Manuel aussi complet que le comportent sa nature et son but, nous avons joint l'indication des caractères botaniques des plantes employées en médecine, à la description de leurs propriétés physiques, chimiques et thérapeutiques. La plupart des auteurs de matière médicale ne l'ont pas fait; mais comme c'est une partie importante de l'histoire de certains médicamens, nous avons pensé, qu'en donnant ici ces caractères, nous éviterions à nos lecteurs la peine de consulter à cet égard les *Traités* spéciaux de botanique : c'est l'excellent ouvrage dont M. A. Richard vient d'enrichir la science, sous le titre de *Botanique médicale*, qui nous a servi de guide dans cette partie de notre travail.

Ce que nous venons de dire, relativement

---

légale de M. le professeur Orfila; *Pharmacologia*, by Dr J. A. Paris; la *Botanique médicale* de M. A. Richard; la *Matière médicale* de Schwilgué; *The London dispensatory*, by Dr A. Todd Thomson; le *Traité de chimie* de M. Thénard; *l'Histoire naturelle des Médicamens* de M. Virey, etc..

aux caractères botaniques des plantes, est également applicable aux préparations officinales: en effet, ni leur composition exacte ni même leur nom ne sont indiqués par la plupart des pharmacologistes. C'est cependant une chose de première nécessité; car, lorsqu'on ordonne un médicament composé, ne faut-il pas connaître exactement les principes actifs qu'il renferme? Ainsi en administrant du Laudanum de Sydenham, ou de Rousseau, n'est-il pas essentiel de savoir que vingt gouttes du premier équivalent à un grain d'opium, tandis que dans le dernier, sept gouttes renferment la même quantité de ce médicament actif? On néglige trop souvent cette étude importante, et l'ennui de compulser les diverses pharmacopées empêche beaucoup d'élèves, de chercher ce qu'ils ne peuvent trouver cependant que dans ces ouvrages volumineux ou dans les extraits qu'on en a faits. En réunissant donc, à l'histoire de chaque médicament, l'indication des principales préparations officinales dont il fait partie, leur composition, et les doses auxquelles on les administre, nous avons cru faire une chose dont l'utilité sera généralement reconnue.

En décrivant chaque substance médicamenteuse, nous avons indiqué; 1° les noms les plus usités sous lesquels elle est connue, et spécialement les noms vulgaires, pharmaceutiques, et scientifiques, soit botaniques, soit chimiques;

2° Son origine;

3° Lorsque c'est une substance végétale, les caractères botaniques de la famille à laquelle appartient la plante qui la fournit, et ceux de cette plante elle-même. Quant aux caractères qui peuvent servir à faire reconnaître les médicamens tirés du règne minéral, nous les avons reunis dans des tableaux synoptiques pour éviter les répétitions;

4° Ses propriétés physiques, et sous ce titre, nous comprenons toujours la description de l'état dans lequel on la trouve le plus habituellement dans le commerce;

5° Ses propriétés chimiques;

6° Les substances avec lesquelles on ne doit jamais l'unir dans une préparation pharmaceutique;

7° Sa préparation;

8° Son mode d'action et ses usages thérapeutiques;

9° Enfin, les doses auxquelles on l'administre; les différentes formes sous lesquelles on peut l'employer, soit à l'intérieur, soit à l'extérieur; les principales préparations officinales des pharmacopées de Paris, de Londres, d'Edimbourg et de Dublin dans lesquelles elle entre, leurs compositions et leurs doses.

Dans les prolégomènes, nous avons réuni ce qu'il y a de plus important à savoir sur les médicamens en général; nous les avons considérés sous le rapport de leurs propriétés physiques et chimiques, de leurs affinités naturelles, de leur mode d'action sur l'économie animale, des préparations que le pharmacien leur fait subir, des formes sous lesquelles on les emploie, et enfin des règles que l'on doit suivre dans leur administration et dans leur mélange, ce qui constitue l'art de formuler.

Prolégomènes.

§ Ier. La MATIÈRE MÉDICALE OU PHARMACOLOGIE (de φάρμακον, remède, et de λόγος, discours), a pour objet la connaissance des médicamens ou substances employées dans le traitement des maladies, et qui jouissent de la propriété de modifier l'état actuel d'un ou de plusieurs de nos organes. Elle comprend l'étude des propriétés physiques et chimiques de ces corps, celle de leur nature intime, de l'action qu'ils exercent sur l'économie animale, des cas dans lesquels leur usage peut être avantageux, et enfin l'indication de la manière dont on les prépare, et de leur mode d'administration.

§ II. Il est difficile d'établir une distinction rigoureuse entre les médicamens et les alimens; en effet, leur origine est commune; leur action sur l'économie détermine des changemens dans son état actuel, et leur usage peut être utile pour ramener les malades à l'état de santé. M. Barbier donne comme caractère distinctif des médicamens, de n'être point décomposés et transformés en chyle par l'action de l'estomac, mais de modi-

les mains d'un praticien habile, des médicamens précieux; car on peut répéter avec Pline : *ubi virus, ibi virtus.*

§ IV. Les substances médicamenteuses nous sont fournies par les trois règnes de la nature. Leurs propriétés physiques ne peuvent pas toujours nous éclairer sur le genre d'action qu'elles exercent sur l'économie animale; mais, dans un grand nombre de cas, l'examen de leur couleur, de leur odeur et de leur saveur peut nous fournir des données approximatives sur ce point. Nous étudierons donc ces différentes propriétés.

De la couleur des médicamens.

§ V. La couleur des substances minérales ne peut fournir aucun indice du degré ou de la nature de l'influence qu'elles sont susceptibles d'exercer sur l'économie animale; ainsi le sublimé corrosif, l'un des poisons les plus violens, est blanc, de même que le sulfate de magnésie, purgatif très-doux, et l'hydro-chlorate de soude, ou sel commun, qui est un excitant employé tous les jours comme condiment. Il en est de même des médicamens tirés du règne animal. Mais les végétaux nous offrent à cet égard des différences très-remarquables. En effet, la couleur *blanche* n'appartient que rarement aux végétaux doués de propriétés très-actives. Elle existe, au connent parties intégrantes du corps, tandis que les autres ne contribuent point d'une manière directe à la nutrition. Les premières sont les alimens, les secondes les médicamens. Il est cependant un certain nombre de substances nutritives qui sont rangées parmi les médicamens; mais ce sont celles dont on ne fait pas un usage habituel comme aliment, ou qui possèdent en même temps d'autres propriétés dont on peut tirer parti dans le traitement des maladies. Les fruits acides, les graines des céréales, l'albumine, la gélatine, etc. sont dans ce cas.

§ III. Les différences qui existent entre les médicamens et les poisons ne sont pas plus tranchées; car elles ne consistent souvent que dans l'intensité plus ou moins grande de leur action sur l'économie. Les uns et les autres modifient l'état actuel de nos organes; mais on donne le nom de médicamens à ceux qui peuvent être utiles dans le traitement des maladies, tandis que l'on appelle poisons « tout corps qui détruit la santé ou anéantit « entièrement la vie, lorsqu'il est pris intérieure- « ment, ou appliqué de quelque manière que ce « soit sur un corps vivant, et à très-petite dose. » (*Orfila, Leçons de méd. lég.* t. 2, p. 3). Aussi, voit-on souvent la même substance agir comme médicament ou comme poison, suivant qu'on l'emploie en plus ou moins grande quantité; et les poisons les plus violens deviennent, entre les mains d'un praticien habile, des médicamens précieux; car on peut répéter avec Pline : *ubi virus, ibi virtus.*

§ IV. Les substances médicamenteuses nous sont fournies par les trois règnes de la nature. Leurs propriétés physiques ne peuvent pas toujours nous éclairer sur le genre d'action qu'elles exercent sur l'économie animale; mais, dans un grand nombre de cas, l'examen de leur couleur, de leur odeur et de leur saveur peut nous fournir des données approximatives sur ce point. Nous étudierons donc ces différentes propriétés.

De la couleur des médicamens.

§ V. La couleur des substances minérales ne peut fournir aucun indice du degré ou de la nature de l'influence qu'elles sont susceptibles d'exercer sur l'économie animale; ainsi le sublimé corrosif, l'un des poisons les plus violens, est blanc, de même que le sulfate de magnésie, purgatif très-doux, et l'hydro-chlorate de soude, ou sel commun, qui est un excitant employé tous les jours comme condiment. Il en est de même des médicamens tirés du règne animal. Mais les végétaux nous offrent à cet égard des différences très-remarquables. En effet, la couleur *blanche* n'appartient que rarement aux végétaux doués de propriétés très-actives. Elle existe, au contraire, presque toujours dans les médicamens mucilagineux, fades et émolliens. On peut même dire, en thèse générale, que, parmi les plantes qui constituent des variétés d'un même genre, celles dont les couleurs sont les plus pâles sont aussi les moins actives. Il y a cependant plusieurs exceptions à cette règle; ainsi les crucifères, dont les fleurs sont blanches, sont doués de propriétés médicinales plus puissantes que les espèces de la même famille dont les fleurs sont jaunes.

La couleur *jaune* se rencontre dans un grand nombre de plantes; mais, quoiqu'elle soit propre à plusieurs substances végétales insipides, sucrées, ou âcres, elle appartient plus spécialement à celles qui renferment des principes amers, et elle ne coexiste que très-rarement avec des acides libres. La plupart des végétaux dont la saveur a le plus d'amertume sont de cette couleur; par exemple, la coloquinte, la gentiane, la gomme-gutte, le colombo, la rhubarbe, etc. Cependant les principes immédiats auxquels ces substances doivent leur amertume, sont pour la plupart blancs; et, d'un autre côté, la racine de réglisse est d'une couleur jaune; quoique sa saveur, loin d'être amère ou âcre, soit fade et sucrée.

La couleur *rouge* accompagne presque toujours, dans les végétaux, des propriétés acides [illegible] gentes. Tous les fruits rouges contie[illegible] quantité plus ou moins grande d'acide. Il en est de même pour beaucoup de fleurs : ainsi, les pétales de roses rouges ont une saveur astringente très-prononcée, et contiennent un acide ; tandis que les pétales de roses blanches sont au contraire fades et mucilagineux. Enfin, dans les tiges et les racines, cette couleur accompagne encore, dans un grand nombre de cas, la saveur styptique due à l'acide gallique et au tannin. Les racines de ratanhia, de fraisier, etc., peuvent nous servir d'exemple ; mais ici encore il ne faut pas trop généraliser, car nous rencontrons de nombreuses exceptions, parmi lesquelles nous nous bornerons à citer la noix de galle.

La couleur *rouge-brune* se rapproche beaucoup de la précédente, et ne se rencontre aussi que très-rarement dans les substances qui ne possèdent pas à un plus ou moins haut degré les propriétés astringentes et toniques, dépendantes de la présence du tannin, ou d'un principe immédiat amer. Le quinquina, l'écorce de chêne, la gomme Kino, etc., sont dans ce cas. Quelquefois ces principes existent simultanément avec une huile volatile, dont la saveur chaude et piquante et l'action stimulante masquent plus ou moins complètement leurs propriétés ; c'est ce que nous voyons dans la cannelle, les clous de gérofle, etc.

L[illegible]uleur *verte*, qui est la plus généralement [illegible] dans le règne végétal, accompagne ordinairement une saveur acerbe et plus ou moins astringente ; cela est assez constant pour les fruits, mais beaucoup moins pour les feuilles.

La couleur *bleue* est en général l'indice de la présence d'un alcali libre. Quelques plantes, dont les fleurs sont d'un bleu vif, telles que la bourrache, n'ont point d'action vénéneuse ; mais, en général, celles dont les fleurs sont d'un bleu foncé, ou dont les feuilles participent à cette teinte, et sont d'un vert glauque, exercent une action très-puissante sur l'économie, et peuvent devenir des médicamens précieux ou des poisons énergiques ; tels sont les ellébores, les papavéracées, etc. On a aussi observé que les champignons dont le suc prend une couleur bleuâtre sont âcres et vénéneux. Mais l'épiderme de certains fruits, tels que les prunes et les raisins noirs, ont cette teinte, sans qu'elle soit l'indice d'aucune propriété malfaisante.

Enfin la couleur *noire* appartient encore plus spécialement aux plantes vénéneuses. Ainsi, celles dont les tiges et les feuilles sont tachées de noir contiennent en général des principes vénéneux, qui ne se rencontrent qu'en plus petite quantité, ou même pas du tout dans les espèces voisines. Enfin la couleur noire des fruits, la teinte brune noirâtre des fleurs, et l'aspect sombre et terne de toute la plante sont autant d'indices de ses propriétés âcres ou narcotiques.

La belladone, la morelle noire, la jusquiame, etc., en sont des exemples.

Nous voyons donc que la couleur des plantes peut servir à nous donner quelques indices de leurs autres propriétés. Mais, comme nous rencontrons à chaque instant des exceptions nombreuses, ces considérations ne peuvent jamais être d'une grande valeur.

Quant aux principes immédiats des végétaux que l'on emploie en médecine, leur couleur, qui est en général blanchâtre, ne peut rien nous faire préjuger sur leur nature ou sur leur mode d'action.

De la saveur des médicamens.

§ VI. La saveur des médicamens ne nous éclaire guère plus sur leur action thérapeutique, que les caractères déduits de leur couleur. En général, cependant, les corps qui n'affectent pas l'organe du goût sont sans action bien marquée sur l'économie, à moins toutefois qu'ils ne soient dans un état de division extrême. Les saveurs varient presque à l'infini, et il est souvent très-difficile ou même impossible de les définir. Quoi qu'il en soit, il en est un certain nombre qui qui sont assez franches, et assez généralement connues pour que nous puissions en parler ici.

La saveur *salée* est propre à certaines substances minérales et à quelques végétaux qui contiennent une grande proportion de principes salins, tels que le *Salsosa soda* et autres plantes qui croissent au bord de la mer. En général, les substances douées de cette saveur, irritent les parties avec lesquelles elles sont en contact.

La saveur *acide* est encore plus caractéristique; car elle dépend toujours de la présence d'un acide, c'est-à-dire d'un composé doué de la propriété de rougir le tournesol, et de former avec les bases salifiables des corps nouveaux, nommés sels. Les trois règnes de la nature nous fournissent des acides; ceux du règne minéral sont les plus énergiques; lorsqu'ils sont très-forts, leur saveur n'est plus seulement acide, elle devient caustique. Les acides peu énergiques agissent sur l'économie à la maniere des rafraîchissans ou tempérans, et leur usage, trop long-temps prolongé, détermine la pâleur, la maigreur, l'affaiblissement, etc., comme nous le verrons par la suite. (*voyez* chap. XI).

La saveur *caustique* résulte de l'action corrosive que certains corps exercent sur l'organe du goût; elle est propre aux acides concentrés, aux alcalis, à quelques autres substances minérales, et à un petit nombre de substances végétales et animales, telles que les cantharides, le garou, etc. La saveur *âcre* ne diffère guère de la précédente que par son degré d'intensité; elle est commune à un grand nombre de médicamens tirés des règne minéral et végétal; ceux de ces derniers qui ne la possèdent qu'à un faible degré, sont irritans, et peuvent agir à la manière des excitans généraux, des purgatifs ou des émétiques. Ceux, au contraire, dans lesquels elle est très-developpée, agissent en général comme les substances d'une saveur caustique, en désorganisant les tissus, ou en y déterminant une inflammation plus ou moins vive. Suivant l'intensité de cette action, on les nomme caustiques, vésicans, ou rubéfians (*voy*. chap. I et II).

La saveur *astringente* ou *styptique* est une des plus franches et des mieux caractérisées : elle est commune à un très-grand nombre de végétaux. Comme nous l'avons dit plus haut, elle coexiste ordinairement avec la couleur rouge, ou brun-rouge, et indique en général la présence de l'acide gallique et de substances tannantes. On la rencontre aussi, mais un peu modifiée, dans quelques substances métalliques, telles que l'alun, les sels de fer, etc. La plupart de ces corps agissent d'une manière assez semblable sur les tissus vivans, ainsi que nous le verrons au chapitre III.

La saveur *amère* n'appartient guère qu'aux substances végétales ou animales; cependant c'est une des plus communes dans la nature. Elle caractérise en général les médicamens toniques (*voy*. chap. IV). Mais on la rencontre aussi dans plusieurs substances dont l'action est très-différente, tels que la coloquinte, l'aloès, la noix vomique, etc.

La saveur *chaude* appartient aussi presque exclusivement aux substances végétales et animales, et notamment aux végétaux dits aromatiques, aux épices, etc. Elle est très-souvent combinée avec la saveur amère, et décèle presque toujours la présence d'une huile essentielle, dont l'action est éminemment stimulante.

La saveur *nauséeuse* est liée très-étroitement avec l'impression que les substances qui en sont douées produisent sur l'organe de l'odorat. Elle ne se montre que dans un petit nombre de corps, et ne peut d'ailleurs nous donner aucun indice sur leur mode d'action; cependant on peut dire, en général, qu'elle appartient plus spécialement aux végétaux narcotiques, quoiqu'elle existe aussi dans quelques médicamens excitans, purgatifs, ou émétiques.

La saveur *mucilagineuse* indique en général la présence de la gomme, de la fécule, de l'albumine ou de quelques autres principes immédiats, qui jouissent de propriétés nutritives, et dont l'action médicamenteuse est très-faible. La plupart des substances qui ont cette saveur sont employées comme émolliens (*voy.* chap. XII). Il en est de même de la saveur *sucrée:* on la retrouve cependant dans quelques purgatifs doux, et dans quelques préparations métalliques.

De l'odeur des médicamens.

§ VII. L'odeur des substances médicamenteuses peut servir quelquefois à nous faire connaître d'une manière approximative le genre d'action qu'elles exercent sur l'économie animale, si toutefois elles proviennent du règne végétal, car la plupart des substances minérales sont inodores. Il est peut-être encore plus difficile de définir et de classer les odeurs que les saveurs ; aussi, nous bornerons-nous, comme dans le paragraphe précédent, à parler de celles qui sont le plus généralement connues, et en même temps les plus caractéristiques.

L'odeur *aromatique* coïncide en général avec la saveur chaude et piquante, et, dans la plupart des cas, dépend comme elle d'un principe de nature huileuse, dont les molécules se répandent dans l'atmosphère avec une grande facilité, et à l'existence duquel la plupart des végétaux doivent leur action stimulante.

Les odeurs *musquée*, *balsamique*, *résineuse*, et autres, se rapprochent beaucoup de la précédente, et appartiennent aussi plus particulièrement aux substances excitantes ; il est cependant un certain nombre de ces corps dont l'odeur est presque nulle, tels que le capsicum, etc.

L'odeur *fétide* se retrouve dans plusieurs végétaux qui agissent d'une manière spéciale sur le système nerveux, et que l'on a nommés antispasmodiques. Il en est de même de l'odeur *camphrée*. L'odeur *vireuse* caractérise presque exclusivement les plantes narcotiques; cependant elle se rapproche de l'odeur *nauséabonde* de la plupart des végétaux qui agissent comme purgatifs, émétiques, etc.

Il est un certain nombre de substances telles que l'éther et l'acide hydro-cyanique, dont l'odeur *sui generis* suffit pour les faire reconnaître. Enfin la considération de cette propriété est souvent indispensable pour juger de la qualité des médicamens; en effet, un grand nombre d'entre eux doivent leur activité à un principe volatil qui les rend en même temps odorans; aussi lorsqu'ils sont devenus inodores, on peut être assuré qu'ils ont perdu leurs propriétés médicamenteuses.

§ VIII. Les médicamens peuvent être à l'état solide, liquide, ou gazeux. Ces conditions influent sur leur mode d'action. Il en est de même de leur degré de division, lorsqu'on les administre à l'état solide. Ainsi, l'azaret en poudre très-fine agit comme émétique; mais, lorsqu'il est grossièrement pulvérisé, il devient purgatif.

Du rapport qui existe entre les propriétés médicinales des plantes, et leurs formes extérieures.

§ IX. L'analogie qui existe entre les plantes, sous le rapport de leurs formes extérieures, peut souvent nous éclairer sur leur action thérapeutique. En effet, les plantes dont les caractères botaniques se rapprochent le plus contiennent, en général, les mêmes principes immédiats, et, comme c'est de leur composition chimique que dépendent leurs vertus médicinales, l'existence de principes analogues doit nécessairement entraîner une similitude d'action. Or, comme ces divers principes immédiats sont le résultat de la nutrition des plantes, et que cette fonction est étroitement liée avec la structure de leurs organes, il doit en général exister des rapports déterminés entre cette structure et les propriétés thérapeutiques des végétaux. L'expérience vient confirmer ici ce que la théorie fait présumer. En effet, on a reconnu que, dans la plupart des cas, les plantes qui ont entre elles une analogie assez grande pour être regardées comme des variétés d'un même genre possèdent toutes les mêmes vertus. On peut même aller plus loin, et dire qu'en général toutes les plantes d'une même famille agissent sur l'économie animale d'une manière analogue. Enfin, il semble probable que les anomalies qui, dans l'état actuel de la science, font exception à cette loi générale, disparaîtront lorsqu'on aura mieux étudié la structure de ces plantes, et qu'on leur aura assigné leur véritable place dans l'ordre naturel. Quoi qu'il en soit, nous voyons déjà que la plupart des familles les plus naturelles ne contiennent que des végétaux dont les propriétés sont à peu près semblables. Ainsi, les crucifères contiennent une huile âcre et volatile, qui leur donne des propriétés stimulantes, utilement employées dans le traitement des affections scorbutiques et des maladies atoniques en général. Les labiées renferment toutes, outre une huile essentielle aromatique, un principe extractif amer. Aussi, sont-elles en même temps toniques et stimulantes; mais l'une ou l'autre de ces propriétés domine, suivant que l'un ou l'autre de ces principes s'y trouve en plus grande proportion. La même analogie existe entre les plantes de la famille des ombellifères. La racine de toutes les violariées est plus ou moins émétique; les solanées sont narcotiques; les euphorbiacées, âcres et purgatives. Toutes les conifères renferment un suc résineux qui leur donne des propriétés particulières. Cependant, parmi les rubiacées, qui, pour la plupart, sont éminemment toniques, nous trouvons l'ipécacuanha, qui est essentiellement émétique.

Pour rendre ces observations plus évidentes encore, nous donnerons à la fin de cet ouvrage une table des substances médicamenteuses végétales, rangées d'après l'ordre des familles naturelles.

De la nature intime et des propriétés chimiques des médicamens.

§ X. Tous les corps de la nature sont simples ou composés. Les premiers, que l'on désigne encore sous le nom de corps élémentaires, sont ceux dont jusqu'à présent on n'a pu retirer que des molécules homogènes. Les seconds sont, au contraire, formés de plusieurs élémens, et, par conséquent, renferment des molécules hétérogènes.

Dans l'état actuel de la chimie, nous connaissons cinquante corps simples, savoir : l'oxigène, l'hydrogène, le bore, le carbone, le phosphore, le soufre, le sélénium, l'iode, le chlore, l'azote et quarante métaux, qu'on range en six classes, suivant leur affinité pour l'oxigène. On n'emploie en médecine qu'un petit nombre de ces corps, tels que le soufre, l'iode, le fer, le mercure, etc., et encore arrive-t-il souvent que, par l'influence de nos organes, ils s'unissent à d'autres élémens, et n'agissent sur l'économie qu'à l'état de combinaison. D'ailleurs, leur action diffère pour chacun d'eux, et l'on ne peut rien en dire de général.

Les corps composés sont divisés en deux grandes classes, suivant qu'ils appartiennent à la nature organique ou inorganique. Les premiers constituent le règne minéral; les seconds, les règnes végétal et animal.

Tous les corps simples peuvent, en se combinant, donner naissance à des composés inorganiques; dans les produits organiques, au contraire, on ne trouve qu'un petit nombre de corps élémentaires. Ainsi, presque toutes les substances végétales sont formées exclusivement d'oxigène, d'hydrogène et de carbone, et la plupart des substances animales sont constituées par ces trois élémens, plus de l'azote: on trouve encore dans quelques corps organiques du soufre, du phosphore, du fer, etc., mais en quantités infiniment petites. Les corps formés ainsi directement par la combinaison de ces élémens, et qui, à leur tour, servent à former les différentes parties des plantes et des animaux, portent le nom de *principes immédiats*.

Parmi les corps composés, fournis par le règne minéral, ceux qu'on emploie le plus généralement en médecine sont les acides, les oxides métalliques, certains sulfures et chlorures métalliques, et les sels.

Au nombre des principes immédiats des végétaux ou des minéraux qui servent également à des usages thérapeutiques, les uns jouissent de propriétés acides ou alcalines, et d'autres, au contraire, ne possèdent ni les unes ni les autres, et sont, pour ainsi dire, neutres.

§ XI. On donne le nom d'acide à tous les corps ayant la propriété, 1° de produire sur l'organe du goût une impression particulière, que l'on désigne sous le nom de saveur aigre ou caustique, 2° de rougir la teinture bleue de tournesol; et 3° de se combiner avec les bases salifiables, plus particulièrement avec les alcalis, pour former des sels neutres. Les acides minéraux peuvent être solides ou gazeux. La plupart d'entre eux sont solubles dans l'eau. Leur composition varie; car tantôt ils sont formés d'oxigène et d'un autre corps simple; tantôt d'hydrogène et d'un second principe élémentaire, autre que l'oxigène. Les acides végétaux sont formés de carbone, d'oxigène et d'hydrogène dans les rapports convenables pour former de l'eau, plus de l'oxigène en excès. Ils sont incolores et solides par eux-mêmes. La plupart d'entre eux sont inodores, plus pesans que l'eau, et solubles dans ce liquide, ainsi que dans l'alcool. Les acides, que l'on rencontre tout formés dans les animaux, ou que l'on peut obtenir en traitant les substances animales par divers corps, sont composés, tantôt d'azote, de carbone, d'oxigène et d'hydrogène, tantôt d'hydrogène, de carbone et d'azote, ou de ces deux derniers élémens, unis au chlore.

On n'administre jamais les acides concentrés à

l'intérieur; on les applique quelquefois sur la peau, comme escarrotiques ou comme irritans. Etendus d'eau, plusieurs d'entre eux deviennent propres aux usages thérapeutiques, et peuvent être donnés à l'intérieur. Ils agissent alors, en général, comme tempérans ou rafraichissans, ou même comme astringens. Il en est cependant qui produisent des effets particuliers, comme nous le verrons plus tard.

§ XII. Les *bases salifiables* sont de trois espèces : 1° les oxides métalliques; 2° l'ammoniaque et 3° les alcalis organiques. Les oxides métalliques sont des composés résultant de l'union de l'oxigène avec un métal, et qui peuvent presque tous, à un certain degré d'oxidation, se combiner avec les acides, pour former des sels. Ils sont solides, plus pesans que l'eau, cassans, et ternes lorsqu'ils sont réduits en poudre. A l'exception d'un seul, ils sont tous inodores, et un petit nombre d'entre eux seulement sont sapides, et solubles dans l'eau. Les oxides de la première section, c'est-à-dire, ceux que l'on n'est pas encore parvenu à réduire, portaient autrefois le nom de *terres*. Ceux de la seconde section appartiennent aux métaux qui décomposent l'eau à la température ordinaire, et absorbent l'oxigène à toutes les températures. Les protoxides de calcium, de strontium, de barium, de sodium et de potassium, qui en font partie, portent plus spécialement le nom d'*alcalis*. Ils sont blancs, sapides, solubles dans l'eau, verdissent le sirop de violettes, et ramènent au bleu le tournesol rougi par un acide. Les oxides des quatre autres classes sont, pour la plupart, diversement colorés, insipides, insolubles dans l'eau, et sans action sur les réactifs dont nous venons de parler. En médecine on ne se sert que de certains alcalis, des oxides de fer, de mercure, de zinc, etc.; mais chacun de ces corps agit sur l'économie d'une manière différente.

Quant à l'ammoniaque, nous dirons seulement ici qu'elle est composée d'hydrogène et d'azote, et qu'elle jouit de toutes les propriétés des alcalis, (*voy.* son Histoire, *page* 11).

Les *bases salifiables organiques* sont des produits immédiats végétaux, ayant la propriété de s'unir aux acides, de les saturer plus ou moins complètement, et de former ainsi des sels. Elles sont toutes solides, blanches, d'une saveur plus ou moins amère ou âcre. La plupart sont inodores et susceptibles de cristalliser. Elles sont peu ou point solubles dans l'eau froide, mais, au contraire, solubles dans l'alcool. La quantité d'acide qu'elles peuvent saturer est très-petite; enfin elles sont toutes composées de carbone, d'azote, d'hydrogène et d'oxigène; se décomposent par l'action du calorique, et se transforment ainsi en eau, en acide carbonique, en ammoniaque, en huile empyreumatique, etc. A cause de leur peu de solubilité, on ne les emploie guère qu'à l'état de sels. Leur action varie, en général, suivant les plantes qui les fournissent.

§ XIII. Les *sels* sont des corps composés d'un acide et d'une base, dans lesquels ces deux élémens neutralisent plus ou moins complètement leurs qualités respectives. Tous les sels sont solides (excepté le fluate acide de silice, et le sous-fluo-borate d'ammoniaque), et plus ou moins susceptibles de prendre des formes régulières, ou de cristalliser, en passant de l'état liquide ou gazeux à l'état solide. La forme de leurs cristaux varie; en général ils renferment une quantité plus ou moins grande d'eau interposée, pour ainsi dire, entre leurs molécules. On l'appelle *eau de cristallisation*. Les sels formés d'un acide et d'une base incolores sont également sans couleur; mais, dans le cas contraire, ils sont presque toujours colorés. La plupart des sels sont inodores; ceux qui ne se dissolvent pas dans l'eau sont insipides; ceux, au contraire, qui y sont solubles sont plus ou moins sapides.

Les sels peuvent être neutres avec excès d'acide ou avec excès de base. Chaque genre de sels contient toujours une quantité d'acide déterminée: et cette quantité est telle, que la proportion d'oxigène qu'elle renferme est dans un rapport constant avec celle de l'oxigène contenu dans la base.

Ainsi, dans tous les sulfates neutres, l'acide contient trois fois autant d'oxigène que la base ; dans les carbonates neutres l'acide contient quatre fois autant d'oxigène que la base ; dans les sous-carbonates, cette proportion est comme 2 est à 1. Les exemples suivans serviront à faire mieux comprendre cette loi remarquable.

Dans les sous-carbonates on trouve :

100 p. d'acide carbonique, contenant	Oxigène 72,32,	Soude,	141,38	Contenant Oxigène 36,15.
		Potasse,	218,37	
		Baryte,	343,83	
		Protoxide de plomb,	506,06	
		etc.		

Dans les carbonates neutres on trouve :

100 p. d'acide carbonique, contenant	Oxigène 72,32,	Soude,	70	Contenant Oxigène 18,07.
		Potasse,	109	
		etc.		

Dans les sulfates neutres on trouve :

100 p. d'acide sulfurique, contenant	Oxigène 60,87,	Soude,	78,46	Contenant Oxigène 20,07.
		Potasse,	120,27	
		Chaux,	70,92	
		Magnésie	51,94	
		Zinc,	101,96	

La solubilité des sels dans l'eau dépend non-seulement de leur affinité pour ce liquide, mais encore du degré de cohésion de leurs molécules. En général, ils se dissolvent dans une moindre quantité d'eau chaude que d'eau froide. Les sels avec excès de base sont insolubles, lorsque leur base est elle-même insoluble ; les sels avec excès d'acide sont, au contraire, plus ou moins solubles.

Par l'action du calorique, les sels cristallisés, qui contiennent beaucoup d'eau de cristallisation, fondent dans cette eau, et se dessèchent ensuite. Ceux qui n'en contiennent qu'une petite quantité décrépitent, c'est-à-dire, sont brisés en petits fragmens par la force élastique de la vapeur d'eau qui se forme dans leur intérieur. Chauffés plus fortement, les sels fondent, se volatilisent ou se décomposent. Enfin, lorsqu'ils sont humides, ils peuvent tous être décomposés par un courant électrique. Exposés à l'action de l'air atmosphérique, quelques-uns absorbent de l'oxigène, d'autres se décomposent et se volatilisent ; mais ces exemples sont en petit nombre. Les sels, qui sont doués d'une grande affinité pour l'eau, attirent l'humidité de l'air, et tombent en *deliquium*. Les sels cristallisés, qui n'ont pas une grande affinité pour l'eau, et qui en contiennent une grande proportion à l'état d'eau de cristallisation, la cèdent à l'atmosphère par l'effet de l'évaporation, perdent leur transparence, et deviennent pulvérulens. On dit alors qu'ils sont *efflorescens*.

L'action que les sels exercent sur l'économie varie beaucoup, suivant leur nature ; mais, en général, elle dépend plutôt de la base que de l'acide.

§ XIV. L'analogie qui peut exister entre les propriétés de corps de différente nature, ne peut que rarement servir à nous faire connaître *à priori* l'influence qu'ils exercent sur l'économie. En effet, nous voyons les médicamens qui se ressemblent le moins, sous le rapport de leurs caractères chimiques, déterminer des médications analogues. Ainsi, la manne et la crême de tartre sont toutes deux laxatives, et n'ont entre elles aucun autre rapport. D'un autre côté, la baryte et la strontiane, par exemple, sont deux oxides métalliques, dont les propriétés chimiques sont tellement semblables, que pendant long-temps on les a confondus, et cependant l'un est un poison violent, tandis que l'autre n'a que peu d'action sur l'économie, comme le prouvent les expériences récentes de M. Gmelin. Quoi qu'il en soit, on observe en général que, lorsqu'une substance est douée de propriétés thérapeutiques ou vénéneuses assez marquées, autres que celles qui dépendent de son action chimique sur les tissus, son action n'est ni changée ni détruite par les combinaisons qu'elle peut former; pourvu, toutefois, que ces dernières ne soient pas insolubles dans l'eau. Ainsi, le mercure et toutes ses préparations exercent une médication analogue, mais dont l'intensité varie suivant leur degré de solubilité, etc. Lorsque, au contraire, c'est de l'action chimique que la substance médicamenteuse exerce sur les tissus avec lesquels elle est en contact, que dépend son activité, elle peut être complètement détruite par l'effet de la combinaison. La potasse et l'acide sulfurique concentré, par exemple, sont tous deux des caustiques très-énergiques; mais, lorsqu'ils sont combinés, et qu'ils forment du sulfate de potasse, leur contact détermine à peine une légère irritation.

De l'action des médicamens.

§ XV. Les médicamens, considérés sous un point de vue général, peuvent agir sur l'économie animale d'une manière chimique ou physiologique; locale, générale, ou spéciale; immédiate ou secondaire; absolue ou relative.

§ XVI. Les changemens que les médicamens déterminent dans l'état actuel des tissus avec lesquels on les met en contact, peuvent, disons-nous, dépendre de l'action chimique de ces corps, ou bien de l'influence particulière et inconnue dans sa nature, qu'ils exercent sur les propriétés vitales des organes. Les acides minéraux concentrés, par exemple, décomposent les parties vivantes qu'ils touchent, et les transforment en escarres, de la même manière qu'ils décomposeraient ces tissus privés de vie. L'opium, au contraire, est presque sans action chimique sur nos organes; mais il en modifie les propriétés vitales de la manière la plus remarquable. Cette action physiologique détermine quelquefois des changemens dans les propriétés physiques des tissus : ainsi, certains médicamens, appliqués sur la conjonctive, y déterminent de la rougeur, etc. ; d'autres fois, au contraire, elle ne se manifeste que par les modifications qu'elle occasionne dans l'exercice des fonctions de ces mêmes organes ; l'urée, par exemple, lorsqu'elle est portée dans le torrent de la circulation, exerce sur les reins une influence très-marquée, mais seulement appréciable par l'augmentation de la sécrétion urinaire, qui en est la suite.

§ XVII. L'action des médicamens est locale ou générale. L'action locale est celle qu'ils exercent directement sur les tissus auxquels on les applique. Les substances que l'on administre en très-petite quantité ne produisent, en général, que des changemens de ce genre. Ces effets peuvent varier, non-seulement d'après la nature du médicament employé, mais aussi suivant qu'on l'applique sur tel ou tel organe : en effet, on voit quelquefois la même substance produire des phénomènes différens sur la conjonctive, la langue, la membrane muqueuse intestinale, etc. L'action des médicamens peut, jusqu'à un certain point, se propager par continuité d'organes ; mais, lorsqu'elle devient générale, et qu'elle s'exerce sur toute l'économie, c'est par suite de l'absorption de leurs molécules médicamenteuses, par les sympathies qu'elles réveillent, ou enfin par les révulsions qu'elles déterminent.

§ XVIII. Les expériences récentes, qu'on a faites sur l'absorption, ont démontré que les tissus sont perméables aux liquides pendant la vie. Il est donc facile de concevoir comment certains médicamens peuvent étendre la sphère de leur action à une certaine distance autour du point sur lequel ils sont appliqués, ou, en d'autres mots, propager leur influence par contiguité d'organes, sans produire les mêmes effets sur toute l'économie. Ainsi, nous voyons les fomentations et les cataplasmes émolliens que l'on applique sur les parois de l'abdomen, dans des cas d'inflammation d'un des organes renfermés dans cette cavité, déterminer d'abord le relâchement de la peau, et porter ensuite leur action, de proche en proche, sur les parties situées plus profondément.

§ XIX. Les phénomènes d'imbibition dont nous venons de parler constituent, pour ainsi dire, le premier degré de l'absorption. Les molécules des liquides pénètrent ainsi dans l'intérieur des vaisseaux, se mêlent au sang, et sont portées avec lui dans toutes les parties de l'économie. Diverses circonstances influent sur la rapidité de l'absorption; elles dépendent, d'une part, de l'état de l'individu, de la structure des parties avec lesquelles les substances étrangères sont en contact; et de l'autre, des propriétés physiques et chimiques de ces mêmes substances.

Sous le rapport de l'état physiologique de l'individu, on sait que, toutes choses égales d'ailleurs, l'absorption est d'autant plus lente, que la masse des liquides actuellement en circulation est plus grande, et *vice versâ*. Ainsi, telle substance qui ne sera absorbée que lentement, et, dont par conséquent, les effets seront peu marqués chez un individu dans un état de pléthore générale, le sera beaucoup plus rapidement, et agira avec plus d'énergie, si, d'une manière quelconque, on diminue la masse des humeurs en circulation. D'après des expériences que nous avons faites sur ce point, il paraîtrait aussi que la rapidité de la circulation influe sur la promptitude avec laquelle se manifestent les effets dépendant de l'absorption d'une substance médicamenteuse.

La perméabilité plus ou moins grande des différens tissus, et leur degré de vascularité, si on peut se servir de cette expression, doivent encore tendre à favoriser ou à ralentir l'absorption, dont ils sont le siége. On a constaté que c'est dans les cellules aériennes du poumon, que l'absorption se fait avec le plus de rapidité; elle est également très-prompte à la surface des membranes séreuses; mais elle l'est bien moins par les membranes muqueuses, et notamment par celle qui tapisse la vessie. Enfin, la peau s'oppose encore davantage au passage de ces substances dans le système vasculaire.

Quant à l'influence de la nature des médicamens sur leur absorption, on peut dire, en thèse générale, que plus ils sont solubles dans l'eau, plus ils pénètrent facilement dans le torrent de la circulation. M. Ségalas a démontré que les liquides sont absorbés indifféremment, quelle que soit leur nature, pourvu qu'ils soient miscibles avec le sang, et sans action corrosive sur nos organes. Ainsi, toutes choses égales d'ailleurs, l'eau, l'alcool affaibli, les poisons narcotiques dissous dans l'eau, etc., sont absorbés avec la même rapidité. Les substances qui ne sont pas miscibles avec le sang ne sont que très-difficilement absorbées, lors même qu'elles sont à l'état liquide; en effet, l'huile injectée dans la cavité péritonéale d'un chien, s'y retrouve plusieurs jours après, sans avoir diminué sensiblement de volume, tandis que l'eau y disparaît au bout de quelques minutes. Ce phénomène paraît dépendre d'une cause mécanique, et pouvoir être rapporté aux propriétés physiques de ces substances; car M. Magendie a constaté que, lorsque l'on injecte de l'huile dans les veines, elle s'arrête dans les vaisseaux capillaires, les obstrue, et y empêche la circulation du sang. Il n'est donc pas étonnant qu'elles n'y pénètrent à travers les tissus qu'avec la plus grande difficulté.

Les substances dont l'action chimique détermine la désorganisation des parties avec lesquelles elles sont en contact, ne sont pas absorbées; ce qui doit être attribué aux obstacles que ce phénomène lui-même oppose à l'imbibition.

§ XX. Les molécules des substances médicamenteuses, ainsi portées dans le torrent de la circulation, pénètrent avec le sang dans toutes les parties de l'économie, et vont agir directement sur les différens organes. Nous examinerons plus tard les phénomènes qu'elles déterminent alors; et nous nous bornerons à dire ici que, par des expériences physiologiques, on est parvenu à démontrer leur présence dans le tissu cellulaire et le parenchyme de toutes les parties du corps, et qu'elles sont expulsées, soit par la transpiration pulmonaire ou cutanée, soit par la sécrétion urinaire: ce qui arrive le plus généralement.

§ XXI. L'action que les médicamens exercent sur nos organes peut quelquefois se propager à toute l'économie, sans que leurs molécules soient absorbées, et par le seul intermédiaire du système nerveux. On dit alors qu'ils agissent par *sympathie*. En interrompant la communication nerveuse entre les parties sur lesquelles on applique le médicament et le système cérébro-spinal, on empêche les phénomènes dont nous venons de parler d'avoir lieu.

Il y a un assez grand nombre de substances qui agissent d'abord par sympathie, et ensuite par absorption; les liqueurs alcooliques, par exemple : aussitôt qu'elles pénètrent dans l'estomac, elles transmettent au cerveau une impression excitante, qui de là se propage dans toute l'économie. Mais bientôt après ces liquides sont absorbés, et alors c'est directement qu'ils vont exciter tous les organes. C'est surtout entre certaines parties, telles que l'estomac et les poumons, l'estomac et le cerveau, que ces influences sympathiques sont les plus évidentes; car elles n'existent pas au même degré entre tous les organes. L'état de la sensibilité de la partie avec laquelle le médicament est en contact, influe aussi d'une manière remarquable sur les effets sympathiques qu'il détermine. Enfin, il n'est donné qu'à un certain nombre de médicamens d'agir de cette manière.

§ XXII. Quant à l'action générale que les médicamens peuvent produire par révulsion, nous en parlerons en traitant de leurs effets secondaires (*voyez* § XXV.)

§ XXIII. L'influence des médicamens peut se faire sentir d'une manière à-peu près égale sur tous nos organes. Ainsi, l'action tonique du quinquina se porte en même temps sur les organes digestifs, les poumons, le système musculaire, etc.; mais il est un certain nombre de substances qui, bien qu'elles modifient l'état actuel de toute l'économie, portent plus spécialement leur influence sur un ou plusieurs de nos organes. Une certaine quantité de tartrate d'antimoine et de potasse, par exemple, détermine toujours les mêmes effets sur l'estomac et sur les muscles abdominaux, quelle que soit la manière dont elle est portée dans la masse du sang. En effet, soit qu'on l'introduise dans l'estomac, soit qu'on le mette en contact avec le tissu cellulaire dans une partie quelconque du corps, ou enfin qu'on l'injecte directement dans les veines, ce sel occasionne toujours des efforts de vomissement. Cette action est si marquée que, malgré l'extraction de l'estomac chez un animal soumis à l'influence de cette substance, les nausées et les contractions des muscles abdominaux, qui contribuent si puissamment au vomissement, ne laissent pas d'avoir lieu. Le tartre stibié exerce donc une action spéciale.

D'autres substances dirigent particulièrement leur action sur le système nerveux en général, ou même sur une de ses parties seulement. Telles sont la strychnine, qui, portée d'une manière quelconque dans le torrent de la circulation, semble concentrer son action stimulante sur la moëlle épinière. En effet, l'ablation du cerveau ne l'empêche pas de produire des convulsions générales et le tétanos, comme il arrive lorsqu'on irrite mécaniquement le cordon rachidien.

L'opium, dont l'action sur le système nerveux n'est pas moins évidente, semble, au contraire, porter plus spécialement son influence sur le cerveau. Il en est de même de la belladone, de la jusquiame, etc.

L'iode, bien qu'il agisse comme stimulant sur toute l'économie, n'en produit pas moins des effets spéciaux, qui ne sont nullement en rapport avec cette influence générale. Le travail qu'il suscite dans le corps thyroïde et dans les glandes mammaires ne laissent aucun doute à cet égard. Nous pourrions multiplier ces exemples; mais nous croyons que ceux que nous venons de rapporter suffisent pour prouver la spécialité d'action de certaines substances médicamenteuses.

§ XXIV. Les effets des médicamens peuvent être primitifs ou secondaires. Les premiers sont les changemens déterminés par l'action directe de ces corps sur nos organes. Les seconds sont les phénomènes qui résultent de ces mêmes changemens, et qui en sont, pour ainsi dire, les conséquences. Ainsi, l'effet primitif des caustiques est la désorganisation du tissu sur lequel ils sont appliqués; l'inflammation et la suppuration, à l'aide desquelles l'escarre est détachée, en sont les effets secondaires.

Les changemens que les médicamens déterminent dans l'état actuel des organes, entraînent toujours des modifications correspondantes dans l'exercice des fonctions que ces parties sont appelées à remplir. Ainsi, un médicament qui excite, par le contact de ses molécules, l'organe sur lequel il porte son action, augmente sa sensibilité et les sécrétions dont il peut être le siége. C'est même d'après ces derniers phénomènes que l'on juge du genre de médication qui appartient aux diverses substances employées en médecine; et pour les bien connaître, il faut examiner successivement l'influence qu'elles exercent sur les fonctions les plus importantes, telles que la circulation, la respiration, la digestion, les sécrétions, etc.

Les effets produits par l'action des médicamens, avons-nous dit, sont primitifs ou secondaires: les premiers sont absolus; les seconds sont au contraire relatifs. Ainsi, une substance excitante, portée dans le torrent de la circulation, stimulera toujours nos organes; mais elle pourra faire couler la sueur, ou augmenter la sécrétion de l'urine, suivant que l'individu est exposé à une température chaude ou froide. Ces effets secondaires varient encore, suivant l'état de l'individu; par exemple, chez une personne en proie à une fièvre intermittente, l'usage des toniques peut faire cesser les symptômes qui caractérisent cette maladie; chez une autre, affectée d'un catarrhe chronique des bronches, l'administration de ces mêmes médicamens peut faciliter l'expectoration, tandis que chez une troisième, dont la peau est couverte de taches scorbutiques, elle peut les faire disparaître. Mais ce sont toujours des effets secondaires qui dépendent de la médication tonique, et qui ne se manifestent que dans telle ou telle condition. Aussi, lorsque l'on parle des vertus fébrifuges, antiscorbutiques, antiscrophuleuses, d'une substance médicamenteuse, sont-ce les effets secondaires que l'on désigne.

§ XXV. L'observation nous a appris que, lorsqu'il existe une inflammation aiguë dans un organe quelconque, le développement d'une irritation plus vive encore dans une autre partie de l'économie, diminue l'intensité de la première affection, et peut même la faire disparaître complètement. C'est cet effet que l'on cherche à obtenir quand on emploie les médicamens que l'on nomme *révulsifs*, et dont l'action primitive, purement locale, peut être suivie des effets secondaires dont nous venons de parler. Les vésicatoires, que l'on applique sur la peau, et qui y déterminent une inflammation plus ou moins vive, agissent de cette manière. Aussi, les emploie-t-on avec avantage dans le traitement de certaines inflammations internes; en effet, ils peuvent en diminuer l'intensité, et semblent, pour ainsi dire, les appeler au dehors.

§ XXVI. C'est par suite des modifications que les médicamens déterminent dans l'état actuel de nos organes, que leur usage peut être utile dans le traitement des maladies. Aussi, est-ce d'après des considérations tirées de la nature de ces changemens que l'on doit en général se guider dans leur emploi thérapeutique. Il est cependant un petit nombre de substances dont l'efficacité contre certaines maladies ne peut être révoquée en doute, bien que, dans l'état actuel de nos connaissances, nous ne puissions apercevoir aucun rapport de cause et d'effet entre la médication qu'elles déterminent, et l'influence qu'elles exercent sur les symptômes qui constituent ces états pathologiques; on les appelle *médicamens spécifiques*. Le mercure peut nous servir d'exemple : en effet, le succès que l'on obtient de son administration dans les cas de siphilis constitutionnelle, ne peut être expliqué par aucun des changemens que nous voyons survenir à la suite de son action immédiate sur nos organes. Cependant, il est probable que c'est ainsi qu'il doit agir, et que ces anomalies disparaîtront lorsque nous connaîtrons mieux la nature de la diathèse siphilitique.

§ XXVII. Le pouvoir de l'habitude influe, en général, d'une manière très-marquée sur les effets que produisent les médicamens. Les organes semblent s'accoutumer peu à peu au contact de leurs molécules, et devenir de moins en moins sensibles à leur influence. Aussi, lorsqu'on emploie pendant long-temps et d'une manière continue la même substance, faut-il en augmenter progressivement la dose, pour que l'impression qu'elle fait sur nos organes soit suivie des mêmes effets; c'est surtout parmi les médicamens qui portent plus spécialement leur action sur le système nerveux que ce phénomène est remarquable. Ainsi, lorsque, dans les dernières périodes des affections cancéreuses, on cherche à calmer, par le moyen de l'opium, les douleurs atroces auxquelles le malade est en proie, faut-il en augmenter journellement la dose pour en obtenir l'effet désiré. L'influence de l'habitude sur l'action des liqueurs alcooliques n'est pas moins prononcée. Comme chacun le sait, une personne qui est accoutumée à leur usage peut en prendre des quantités considérables, sans éprouver de symptômes d'ivresse, tandis que, lorsqu'on n'en a pas l'habitude, une très-petite quantité suffit pour les déterminer.

Il est cependant un certain nombre de substances dont l'action lente et graduelle a besoin d'un certain temps pour se développer, et ne se manifeste que lorsqu'on en a continué l'usage pendant long-temps Aussi, les effets qu'elles produisent sont-ils bien moins affaiblis par l'habitude que ceux des substances dont l'action est plus prompte. Cependant, après quelque temps, on peut, sans déterminer des accidens fâcheux, en administrer des quantités dont l'usage aurait d'abord été suivi des symptômes les plus alarmans.

De l'administration des médicamens.

§ XXVIII. Nous devons examiner ici l'administration des médicamens sous le rapport, 1° des parties du corps avec lesquelles on les met en contact ; 2° des doses auxquelles on les prescrit ; 3° de leur mélange, ou de l'art de formuler ; 4° de leur choix et des préparations pharmaceutiques qu'on leur fait subir ; 5° enfin des formes sous lesquelles on les emploie.

Des parties du corps sur lesquelles on applique les médicamens.

§ XXIX. Lorsque les substances médicamenteuses n'ont d'action bien marquée que sur les organes avec lesquels elles sont en contact, c'est sur la partie malade qu'on les applique, à moins toutefois qu'on ne cherche à obtenir de leur action locale des effets généraux par révulsion. Dans ce dernier cas, c'est toujours sur une partie saine, plus ou moins éloignée de l'organe malade, que l'on détermine l'irritation par suite de laquelle on espère diminuer l'intensité d'une phlegmasie fixée sur un organe plus important. C'est ainsi que, dans le traitement de certaines affections inflammatoires internes, on applique des caustiques ou des vésicatoires sur la peau, comme moyens révulsifs.

Lorsque l'influence du médicament peut se propager par continuité d'organes, on le fait agir sur la partie la plus voisine du point affecté, afin que ses effets soient aussi marqués que possible; car l'influence de ces substances est d'autant moins évidente, que les parties sur lesquelles on les applique sont plus éloignées de celles dont on veut changer l'état actuel.

Quant aux médicamens qui agissent par sympathie, on les ingère en général dans l'estomac; car c'est ce viscère qui a les liaisons sympathiques les plus étroites avec les autres organes importans. Enfin, lorsque les substances médicamenteuses agissent par suite de l'absorption de leurs molécules, tantôt on les administre à l'intérieur, tantôt on les applique sur la peau. C'est principalement quand on redoute l'action irritante que ces corps pourraient exercer sur la surface gastro-intestinale, qu'on les fait pénétrer dans l'économie à travers les pores de la peau, au moyen de frictions; c'est ce qu'on appelle la méthode *itrialeptique*.

Des doses des médicamens.

§ XXX. Les doses auxquelles on administre les substances médicamenteuses varient, suivant la nature du médicament, les effets que l'on désire en obtenir, l'âge, le sexe, le tempérament, la force du malade, etc.

La plupart des médicamens, administrés en petite quantité, ne déterminent que des effets locaux; mais le contraire a lieu pour d'autres substances. Ainsi les toniques ne portent leur action directe que sur les parties avec lesquelles ils sont en contact, lorsqu'on les emploie en petite quantité; mais à plus hautes doses, ils étendent leur influence fortifiante sur toute l'économie. La digitale, au contraire, administrée à petite dose, produit des effets généraux très-marqués; tandis qu'une plus grande quantité ne donne lieu qu'à des évacuations alvines ou à des vomissemens.

En général, plus un malade est faible et au-dessous de l'âge viril, plus les effets produits par une quantité déterminée d'un médicament quelconque sont marqués. Il s'en suit que, pour obtenir la même médication chez un homme adulte et chez un enfant, il faut employer des doses très-différentes. Ainsi, pour un enfant au-dessous d'un an, on ne prescrit qu'environ 1/15 ou 1/12 de la dose qu'on donnerait à un adulte. En général, pour les femmes on diminue aussi un peu la dose. D'ailleurs, une foule de circonstances doivent faire varier les règles de la posologie; aussi dans le cours de cet ouvrage indiquerons-nous seulement les doses que l'on administre aux adultes.

Du mélange des médicamens, et de l'art de formuler.

§ XXXI. On divise les médicamens en simples et en composés. Les premiers sont ceux que l'on peut administrer tels que la nature nous les offre, comme le quinquina, la rhubarbe, etc., ou qui ne sont formés que d'une seule substance, dont la nature intime peut d'ailleurs être plus ou moins complexe, comme les éthers, l'acétate de morphine, le cyanure de mercure, etc. Les seconds résultent, au contraire, du mélange de deux ou de plusieurs médicamens simples.

On mêle les médicamens pour atteindre divers buts : 1° pour augmenter l'action du médicament principal qu'on se propose d'administrer; 2° pour diminuer l'action trop irritante d'un médicament, et prévenir les effets qui l'empêcheraient de remplir l'indication qu'on a en vue; 3° pour obtenir en même temps les effets de deux ou de plusieurs médicamens différens; 4° pour obtenir un médicament nouveau dont les effets ne pourraient être produits par aucune des substances employées isolément ; 5° enfin, pour rendre l'administration des substances médicamenteuses plus facile. Nous allons examiner chacun de ces cas en particulier.

§ XXXII. *L'action d'un médicament peut être augmentée :*

1° *En combinant diverses préparations de la même substance.* Lorsque tous les principes actifs d'un médicament ne sont pas solubles dans le même liquide, et qu'on ne peut pas l'administrer en substance, on doit avoir recours à ce genre de combinaison. C'est ainsi que la plupart des infusions ou décoctions de substances végétales sont rendues beaucoup plus actives par l'addition d'une certaine quantité de teinture ou d'extrait de la même plante ;

2° *En combinant des médicamens du même genre, c'est-à-dire, ceux qui, pris isolément, peuvent produire des effets immédiats semblables, mais avec moins d'énergie que lorsqu'ils sont ainsi réunis.* Cette augmentation d'activité n'est bien évidente que pour un certain nombre de médicamens. D'après les observations de Valisnieri, douze gros de pulpe de casse produisent un effet purgatif à peu près équivalent à celui de quatre onces de manne. Mais si l'on réunit huit gros de casse et quatre de manne, on obtient alors des effets beaucoup plus marqués, et qui peuvent même aller jusqu'au double. Le mélange de substances aromatiques diffusibles est également susceptible de modifier l'action de chacune d'elles. Il en est encore de même des médicamens antispasmodiques, émétiques, cathartiques, etc., comme on le voit d'une manière évidente par l'action d'un mélange d'ipécacuanha et de tartre émétique, et il arrive même quelquefois que le mélange de deux ou de plusieurs purgatifs diminue les inconvéniens qui pourraient résulter de l'administration de chacun d'eux en particulier, en même temps qu'il rend leur action plus certaine et plus énergique. Ainsi, l'extrait de coloquinte composé des pharmacopées anglaises, qui contient plusieurs médicamens drastiques, est plus actif, et cependant beaucoup moins irritant qu'aucune des substances qui le composent, prises isolément;

3° *En unissant le médicament avec une substance d'une nature différente, qui n'exerce sur lui aucune action, mais qui, comme le prouve l'expérience, rend l'économie en général, l'estomac ou tout autre organe, plus sensibles à son influence.*

Il est beaucoup plus facile de prouver cette vérité que d'en donner l'explication; aussi nous bornerons-nous ici à en rapporter quelques exemples. Le mélange de l'ipécacuanha avec le jalap rend l'effet purgatif de ce dernier beaucoup plus énergique. On augmente l'action de certains purgatifs en y associant un principe amer. L'élatérium, par exemple, d'après les expériences du docteur Paris, contient un principe purgatif *sui generis*, et une matière amère. Cette dernière est presque inerte par elle-même ; mais, unie au principe actif, elle paraît en augmenter considérablement l'énergie. Cullen a encore observé qu'en faisant infuser les feuilles du séné avec une substance amère, on obtient les mêmes effets par l'administration d'une dose moins forte de ce purgatif, que lorsqu'il est employé seul. L'influence que l'opium exerce sur l'action du mercure est encore très-remarquable. Il paraîtrait même que, dans quelques cas, les effets généraux du mercure, après avoir cessé complètement de se manifester, ont reparu à la suite de l'administration de l'opium. On en trouve un exemple très-remarquable dans le neuvième volume du Journal de Hufeland. Une vieille femme qui avait été soumise à un traitement mercuriel assez prolongé, éprouvait une salivation considérable chaque fois qu'elle faisait usage de l'opium ; et cependant, tous les symptômes qui caractérisent l'action générale du mercure avaient complètement disparu depuis assez long-temps.

§ XXXIII. *L'action trop irritante d'un médicament peut être diminuée, et, pour ainsi dire, corrigée :*

1° *Par son mélange avec une substance qui*

en augmente ou qui en diminue la solubilité. C'est ainsi que l'addition d'une petite quantité d'alcali diminue la tendance qu'ont certains drastiques à produire des coliques, et qu'en incorporant la gomme-gutte avec une substance insoluble, on l'empêche de produire des nausées, en rendant sa solution plus difficile ;

2° *Par son mélange avec une substance susceptible de préserver l'estomac ou l'économie en général de ses effets délétères.* Il est un grand nombre de substances qui, lorsqu'elles irritent trop vivement le canal digestif, sont rejetées au-dehors, sans être absorbées, et sans avoir produit les effets qu'on en attendait. La scille et les préparations antimoniales, par exemple, n'agissent plus comme diurétiques ou diaphorétiques, lorsqu'elles déterminent des vomissemens ou des déjections alvines. Il devient donc très-souvent nécessaire de savoir les associer à des substances capables d'obvier à cette action locale, et de corriger ainsi leurs effets. L'opium remplit souvent cette indication ; d'autres fois ce sont les stimulans aromatiques que l'on met en usage ; enfin, les mucilages et les substances émollientes, en général, sont également très-utiles pour envelopper, en quelque sorte, les substances actives, et diminuer ainsi l'action locale que l'on redoute. C'est dans cette vue qu'on administre toujours le sublimé corrosif mêlé avec de la gomme ou dans un véhicule mucilagineux, et qu'on unit les sels alcalins à l'opium, lorsqu'on veut empêcher leur action purgative, et obtenir ainsi des effets diurétiques.

§ XXXIV. *On mélange les médicamens pour obtenir en même temps les effets de deux ou plusieurs d'entre eux :*

1° *En employant des substances qui, bien qu'elles exercent des médications différentes, en définitive, produisent souvent le même résultat.*

Pour augmenter la sécrétion de l'urine, par exemple, on associe souvent des médicamens dont le mode d'action sur l'économie est entièrement différent, tels que le calomel et la scille. Le premier agit, comme les préparations mercurielles en général, en activant l'absorption, tandis que la dernière porte principalement son action sur les organes sécréteurs de l'urine.

2° *En combinant des substances dont l'action est entièrement différente, et qui sont destinées à remplir plusieurs indications à la fois.*

C'est dans cette vue que l'on unit fréquemment les purgatifs avec les antispasmodiques, les narcotiques, les toniques, les mercuriaux, etc. En effet, l'usage des toniques occasionne souvent de la constipation ; aussi est-il très-souvent utile d'y adjoindre un médicament purgatif, pour contrebalancer cet effet. Souvent, dans le traitement de l'ascite et des hydropisies chroniques en général, on cherche en même temps à soutenir les forces du malade, et à déterminer d'abondantes évacuations. On arrive à ce double résultat en associant les toniques et les excitans aux purgatifs drastiques. Le mélange des purgatifs et des narcotiques est encore employé avec le plus grand succès dans le traitement de la colique de plomb. Nous croyons inutile d'accumuler ici un plus grand nombre d'exemples.

§ XXXV. *On combine deux ou plusieurs substances médicamenteuses pour obtenir des effets qui ne seraient le résultat d'aucune d'elles, prises isolément :*

1° *En unissant des médicamens dont l'action est essentiellement différente, et qui, par leur réunion, produisent sur l'économie des effets autres que ceux qu'ils détermineraient isolément, sans cependant agir chimiquement les uns sur les autres.* Cet effet nous paraît inexplicable ; mais les exemples en sont trop nombreux pour qu'on puisse conserver aucun doute à cet égard. Ainsi, nous voyons l'opium et l'ipécacuanha, administrés d'une manière convenable, ne produire ni les effets narcotiques de l'un, ni les effets émétiques de l'autre, mais agir comme un puissant diaphorétique ;

2° *En combinant des substances qui agissent chimiquement les unes sur les autres, et qui donnent ainsi naissance à des composés nouveaux, ou mettent à nu les principes actifs de l'une d'elles.* En faisant agir l'acide acétique sur l'ammoniaque, par exemple, on obtient un produit nouveau, dont l'action est très-différente de celles de ces deux corps pris isolément. Dans la potion antiémétique de Rivière, on mélange du suc de citron et du carbonate de potasse. Ce dernier est décomposé par l'acide citrique, et laisse ainsi dégager l'acide carbonique qu'il renfermait ;

3° *En mêlant des substances qui augmentent ou diminuent la solubilité des principes dans lesquels résident leurs propriétés médicamenteuses.* On peut remplir cette indication à l'aide de substances qui agissent ou chimiquement ou mécaniquement. Ainsi, le tartrate acide de potasse, ou crême de tartre, devient plus soluble et par conséquent plus actif par l'addition de l'acide borique. L'aloès agit avec plus de rapidité et irrite moins le gros intestin, lorsqu'on l'associe au savon ou à un sel alcalin.

§ XXXVI. *Enfin on a souvent pour but, dans le mélange des médicamens, de leur donner une forme plus agréable ou plus efficace.*

Les substances que l'on mêle aux médicamens, soit pour rendre leur goût ou leur odeur moins désagréables aux malades, soit pour empêcher une décomposition spontanée trop prompte, ou enfin pour faciliter leur action, varient suivant la nature des médicamens qu'on emploie, leur degré de solubilité, le but que l'on se propose, et, jusqu'à un certain point, le caprice du malade. Cependant on doit, en général, les choisir telles que leur action ne nuise pas à l'efficacité des médicamens principaux. Nous aurons occasion de revenir sur ce sujet, en traitant de la manière d'administrer les médicamens.

§ XXXVII. Tels sont les divers objets que l'on a en vue, lorsqu'on mélange plusieurs médicamens simples pour en former un médicament composé. Suivant le rôle que ces diverses substances sont appelées à remplir, on leur donne le nom de *base*, *d'adjuvant ou d'auxiliaire*, *de correctif et d'excipient ou intermède*. La base est le médicament principal ; les adjuvans sont ceux qui facilitent et accélèrent son action ; les correctifs sont destinés à adoucir l'action trop énergique de la base ; enfin les excipiens lui servent de véhicule, et l'intermède, qui est une espèce d'excipient, est destiné à la rendre miscible à l'eau.

Il est souvent inutile d'employer à la fois ces divers élémens dans la formation d'un médicament composé. En effet, plusieurs substances médicamenteuses n'ont pas besoin de l'addition d'un adjuvant pour faciliter leur action, et d'autres s'administrent très-bien sans correctif, ou même sans véhicule. Il arrive aussi que la même substance peut remplir à la fois plusieurs de ces indications. L'adjuvant, par exemple, peut servir en même temps de correctif ou de véhicule. Ces dernières considérations sont d'autant plus importantes que la simplicité est une des conditions les plus essentielles dans la composition des préparations pharmaceutiques.

On ne doit jamais réunir que les substances dont on connaît bien l'action réciproque et l'influence sur l'économie animale, et on peut dire, en général, que plus un médicament est compliqué, plus ses effets sont incertains; aussi ne doit-on combiner que des médicamens susceptibles de remplir d'une manière évidente les indications dont nous avons parlé plus haut, et avoir toujours présent à l'esprit cette maxime importante : *Superflua numquàm non nocent.*

§ XXXVIII. Les préparations pharmaceutiques sont divisées en deux grandes classes :

1° Celles dont la composition est indiquée dans les pharmacopées, et qui, en général, se trouvent toutes préparées dans les officines; on les nomme pour cette raison *préparations officinales*;

2° Celles dont la composition est indiquée par le médecin, et que les pharmaciens préparent d'après la formule qu'il donne; on les appelle *préparations magistrales.*

§ XXXIX. La *formule*, ou prescription pharmaceutique est l'indication des noms et des doses des substances qui doivent entrer dans la composition d'une préparation magistrale. On y ajoute souvent la manière de la faire et de l'administrer.

La clarté et la concision sont deux conditions très-essentielles dans la rédaction des formules. On doit les écrire lisiblement, soit en latin, soit en langue vulgaire. On place en général au commencement de la première ligne le signe suivant: ℞, qui, aujourd'hui, est généralement regardé comme l'abréviation du mot latin *recipe*, *prenez*; mais qui n'est qu'un reste des superstitions astrologiques du moyen âge. On attribuait alors une grande importance à la prétendue influence des planètes, et l'on plaçait toujours en tête des formules le symbole de celle sous la prédominance de laquelle on devait recueillir les médicamens qu'on y indiquait. Or, le signe ℞ est celui par lequel on désignait Jupiter.

Chaque substance doit ensuite être indiquée par son nom scientifique ou pharmaceutique, suivant que l'un ou l'autre est plus généralement connu, et moins susceptible d'être confondu avec un autre. Il faut toujours placer les noms des médicamens les uns au-dessous des autres, en ayant soin de n'en mettre qu'un seul sur la même ligne. L'ordre dans lequel on les range est peu important ; cependant il vaut mieux indiquer d'abord les ingrédiens les plus actifs. La désignation de la dose doit toujours suivre le nom du médicament, et être placée sur la même ligne, en laissant toutefois un petit intervalle entre eux. On peut l'écrire en toutes lettres ; mais ordinairement on se sert des signes suivans, que l'usage a consacrés : la livre, ℔ ; l'once, ℥ ; le gros ou drachme, ʒ ; le scrupule, ℈, etc. (*voyez le tableau des abréviations, page* XCIV). La quantité de chacun de ces poids est indiquée par des chiffres romains. Lorsque l'on emploie la même quantité de plusieurs substances différentes, on les réunit par une accolade, et on place le mot *ana* ou *āā* devant la désignation de la dose commune à toutes. Enfin, on termine la formule par l'indication du mode de préparation du médicament, et de la manière dont on doit l'administrer. Lorsque la préparation ne présente rien de particulier, on se borne à désigner le nom pharmaceutique qu'elle doit porter, précédé des lettres F. S. A. (*fiat secundùm artem*). Dans le cas contraire, on indique le mode de préparation aussi succintement que possible ; l'on date et l'on signe.

Les poids et mesures dont on se sert en médecine varient dans les différens pays, comme on peut le voir dans le tableau comparatif que nous en donnons, page 80.

§ XL. Nous devrions examiner actuellement

les diverses préparations pharmaceutiques que l'on fait subir aux médicamens, ainsi que les formes sous lesquelles on les administre ; mais auparavant nous croyons nécessaire d'appeler un instant l'attention sur les erreurs que l'on peut commettre dans la composition des préparations magistrales. On peut les rapporter à trois sources principales, savoir :

1° *L'association de substances qui ne peuvent se mêler, ou former des composés d'une consistance uniforme et convenable.* Beaucoup de substances insolubles dans l'eau ne peuvent être administrées sous forme liquide, qu'à l'aide d'un intermède, tel que le mucilage ou l'albumine, qui sert à tenir leurs molécules en suspension. Si l'on omettait de prescrire l'intermède, la formule n'atteindrait pas le but qu'on s'était proposé. Il en serait de même si l'on ordonnait le camphre et le baume de copahu en pilules, sans y joindre un intermède convenable. Car ces deux substances, broyées ensemble, prennent une consistance sirupeuse, et il serait impossible d'en faire une masse pilulaire ; mais, au moyen d'un peu de jaune d'œuf coagulé, cette opération devient facile ;

2° *L'association de substances qui se décomposent mutuellement, et dont l'action est ainsi changée, ou entièrement détruite.* Toutes les fois qu'on mêle deux sels en dissolution, qui, par l'échange de leur base et de leur acide, peuvent former un sel soluble et un sel insoluble, ou deux sels insolubles, leur décomposition a nécessairement lieu. Il serait difficile d'indiquer ici toutes les substances qui sont incompatibles les unes avec les autres ; aussi aurons-nous soin d'en parler à l'histoire particulière de chaque médicament ;

3° *La méthode indiquée pour la préparation des médicamens est insuffisante pour atteindre le but qu'on se propose, ou est de nature à changer ou à détruire l'action des substances employées.* Certains médicamens ne sont solubles que dans l'alcool, l'éther ou l'huile ; d'autres sont solubles dans l'eau, mais seulement à l'aide du calorique ; enfin il en est d'autres, qui, par le seul effet de l'ébullition, perdent leurs propriétés actives. Il est donc de la plus haute importance de ne pas ordonner en infusion, dans l'eau froide, une substance qui n'est soluble dans ce liquide qu'à chaud, et de ne pas prescrire en décoction les médicamens qui sont altérés par l'ébullition, ou qui perdent ainsi leurs vertus, etc. A la description de chaque substance, nous indiquerons les menstrues qui leur conviennent, et la forme sous laquelle on doit les employer.

Du choix des médicamens simples.

§ XL. La composition des substances minérales étant toujours la même, il importe peu au médecin d'où elles proviennent; mais les propriétés médicinales des plantes pouvant varier considérablement, suivant une foule de circonstances, il est nécessaire de donner ici les règles générales qui doivent présider à leur choix.

Toutes les plantes, dans les premiers temps de leur existence, présentent une composition à peu près analogue, et ne contiennent guère que du mucilage. Il en est de même lorsqu'elles sont privées de l'influence vivifiante de la lumière solaire. Dans ce cas, leurs feuilles ne présentent point la couleur verte qui leur est naturelle; elles sont presque inodores et insipides; en un mot elles sont *étiolées*.

Il faut donc bien se garder de les recueillir à cette époque ou dans cet état maladif, lorsqu'on veut se servir des principes actifs qu'elles peuvent renfermer à une époque plus avancée ou dans leur état naturel.

Les racines annuelles et bisannuelles doivent être récoltées en automne; les racines vivaces, au contraire, doivent être recueillies au printemps.

Les tiges ligneuses contiennent le plus de principes actifs avant le développement des bour-

f.

geons, ou après la chute des feuilles. Dans les tiges herbacées, les propriétés médicinales sont au contraire plus développées après l'apparition des feuilles, et avant celle des fleurs.

Les écorces doivent toujours être prises sur les arbres parvenus à leur entier développement, et être récoltées en automne ou au printemps.

Les fleurs doivent, en général, être recueillies avant leur entier développement; du reste, comme l'époque de la floraison varie pour les différentes plantes, nous l'avons indiquée en faisant l'histoire de chacune d'elles.

Quant au choix des substances médicamenteuses qui se trouvent dans le commerce, il faut se guider sur les caractères qui sont propres à chacune d'elles, et que nous aurons soin d'indiquer par la suite.

La plupart des plantes ne perdent pas leurs propriétés médicinales par la dessication: il en est même dont l'activité semble être augmentée par cette opération. Mais elle doit être faite avec soin, et on observe, en général, qu'elle est d'autant meilleure qu'elle est plus prompte. C'est à l'air ou dans les étuves que l'on dessèche les plantes, suivant que la quantité d'humidité dont on veut les priver est plus ou moins grande.

De la préparation pharmaceutique des médicamens, et des formes sous lesquelles on les administre.

§ XLI. La préparation des médicamens consiste dans la modification que l'on fait subir à une substance, pour y développer les propriétés médicinales qu'elle renferme, ou pour lui en communiquer de nouvelles par sa combinaison avec d'autres corps. C'est au moyen de la division, de l'extraction, de la solution, du mélange ou des combinaisons que l'on remplit ces indications.

§ XLII. La division mécanique d'une substance médicinale peut se faire, 1° par concassation; 2° par section; 3° par râpure ou limation; 4° par mouture, et 5° par pulvérisation.

On *concasse* un médicament, lorsqu'à l'aide du pilon ou de tout autre corps contondant, on le réduit en fragmens plus ou moins volumineux, afin de rendre plus facile l'action dissolvante du liquide auquel on veut le soumettre. La *section* ou division à l'aide d'un instrument tranchant ou d'une scie, la division, que l'on opère avec la lime ou la râpe, et que l'on nomme en pharmacie *rasion* et *limation*, et la *mouture*, qui se fait par le moyen d'un moulin, sont autant d'opérations analogues que l'on fait dans le même but.

La *pulvérisation*, ou réduction d'un corps

solide en poudre plus ou moins fine, peut être effectuée par la *concussion*, la *trituration*, la *porphyrisation*, le *frottement* et l'*intermède*. Pour pulvériser les corps très-durs, tels que les bois, les racines, les écorces, etc., on a recours à la *concussion;* pour cela on les place dans un mortier, et on les réduit en poudre à coups de pilon. Les substances qui, telles que les résines et les gommes-résines, sont très-fragiles, et pourraient se ramollir et s'agglutiner par suite de l'augmentation de température qu'occasionnerait une percussion violente, doivent au contraire être broyées entre le mortier et le pilon; dans le premier cas, on fait agir ce dernier instrument perpendiculairement, tandis que, dans le second, celui de la pulvérisation par trituration, on se borne à le promener circulairement sur les parois du mortier.

La *porphyrisation* ou *lévigation*, est l'opération par laquelle on réduit en poudre impalpable un corps très-dur, tel que le fer, les yeux d'écrevisse, etc., en le broyant entre une molette et une table de porphyre ou de marbre; mais il faut auparavant le pulvériser grossièrement. Lorsque la substance que l'on porphyrise n'est ni altérée, ni dissoute par l'eau, on y ajoute une certaine quantité de ce liquide pour faciliter l'opération; mais il faut porphyriser à sec les corps qui sont dans le cas contraire.

La *pulvérisation* par frottement se fait en usant, pour ainsi dire, sur un tamis de crin les corps que l'on veut réduire en poudre. Cette opération ne convient que pour un petit nombre de médicamens, tels que la magnésie, dont les particules n'ont qu'un très-faible degré de cohésion. Enfin, pour faciliter la pulvérisation de certains corps, on y mêle une substance étrangère, destinée soit à en absorber l'humidité, soit à s'interposer entre leurs molécules, et que l'on nomme *intermède*. Ce corps doit toujours être de nature à n'altérer ni les propriétés médicinales, ni les propriétés chimiques de la substance que l'on veut réduire en poudre. Sans intermède, il serait presque impossible de pulvériser le camphre, par exemple; mais, à l'aide de quelques gouttes d'alcool, rien n'est plus facile. Le sucre est l'intermède que l'on emploie pour pulvériser la vanille, les feuilles d'argent, etc.; enfin, pour obtenir le calomel en poudre impalpable, on le réduit en vapeur, et on le fait arriver ainsi dans de l'eau.

On administre sous forme de poudre les médicamens, 1° qui sont insolubles, et qui, pendant leur trajet dans le canal alimentaire, n'éprouvent que difficilement les altérations nécessaires pour produire leurs effets thérapeutiques; 2° ceux dont les divers principes actifs ne sont pas solubles dans le même véhicule; 3° ceux qui, s'ils n'étaient pas dans un état de division extrême, pourraient irriter trop vivement les surfaces avec lesquelles ils sont mis en contact.

Le degré de finesse des poudres influe beaucoup sur leur mode d'action. Ainsi, comme l'a observé M. Virey, l'ellébore non pulvérisé fait vomir; tandis que, pulvérisé, il agit comme purgatif. En général, le degré extrême de pulvérisation facilite l'action de toutes les substances dont les principes actifs ne sont pas solubles; tandis qu'il nuit à l'activité de celles dont les principes actifs sont de nature volatile, ou qui se combinent facilement à l'oxigène.

Les poudres peuvent être simples ou composées.

§ XLIII. L'EXTRACTION est l'opération par laquelle on sépare une substance simple ou composée du corps dont elle fait partie. Elle peut se faire par calcination, carbonisation, torréfaction, sublimation, clarification, expression, lavage, cristallisation, inspissation et distillation.

En exposant, pendant un certain espace de temps, un corps solide à une température très-élevée, ou, en d'autres mots, en le *calcinant,* on cherche à le dépouiller des principes volatils qu'il peut contenir ou qui peuvent résulter de la décomposition de quelques-uns de ses principes fixes; ainsi on calcine l'alun pour le priver d'eau; le carbonate de magnésie pour le réduire à l'état d'oxide, et en chasser l'acide carbonique ; la corne de cerf pour détruire toutes les substances organiques qu'elle renferme, et laisser à nu les matières calcaires qui entrent dans sa composition.

La *carbonisation* est une opération semblable, mais poussée moins loin ; elle a pour but la décomposition d'une substance organique, et sa réduction en une masse charbonneuse. L'éponge calcinée, par exemple, est préparée de cette manière. Il en est encore de même de la *torréfaction*, qui est un commencement de carbonisation, et qu'on emploie pour changer les propriétés de certaines substances, ou pour en chasser l'humidité, et déterminer une combinaison plus intime entre les principes qui les composent. Ainsi, la rhubarbe perd, par la torréfaction, une grande partie de son principe purgatif, qui est volatil, et devient essentiellement astringente ; le café, au contraire, acquiert plus d'activité par l'effet de cette opération.

Le but de la *sublimation* est le contraire de celui de la calcination ; en effet, par cette dernière opération, on cherche à obtenir les parties fixes d'un corps en chassant ses parties volatiles, tandis que, par la seconde, c'est le produit volatil, dont la préparation est l'objet que l'on a en vue. La sublimation se fait en soumettant à l'action du calorique, dans des vaisseaux clos, les substances sur lesquelles on agit.

et dont les principes volatils viennent se condenser, sous forme solide, à la partie supérieure de l'appareil. C'est ainsi que l'on prépare les fleurs de soufre, le sublimé corrosif, etc.

La *clarification*, ou séparation des substances étrangères qui troublent la transparence d'un liquide, peut se faire par *dépuration*, *filtration* ou *coagulation*. Dans la première de ces opérations, on laisse le liquide dans un repos parfait, jusqu'à ce que les particules qui y sont en suspension, se soient précipitées, et alors on le décante. Ce mode de clarification ne peut être mis en usage, que lorsque la substance sur laquelle on agit est en masse assez grande, qu'elle n'est pas de nature à s'altérer pendant le temps nécessaire pour achever l'opération, et enfin que sa pesanteur spécifique est moindre que celle des particules qui en troublent la transparence. La filtration est l'opération par laquelle on fait passer un liquide à travers un corps dont les interstices sont assez petits pour s'opposer au passage des particules solides qui s'y trouvent. On peut employer à cet usage les filtres de laine, de toile, de papier, de verre pilé, de sable ou de charbon, suivant que le liquide est plus ou moins dense, ou de nature à attaquer l'un ou l'autre de ces corps. Enfin la clarification par coagulation se fait à l'aide de l'albumine contenue dans le liquide, ou que l'on y ajoute, et qui, par l'action du calorique, des acides, etc., se solidifie, se prend en masse et entraîne ainsi avec lui les substances étrangères. C'est, en général, le blanc d'œuf que l'on emploie à cet usage.

Le *lavage* est employé pour séparer des corps déjà réduits en poudre, et dont la pesanteur spécifique est différente. On délaie le mélange dans de l'eau qu'on laisse ensuite reposer; au bout de quelques minutes, la poudre la plus pesante se précipite au fond du vase, tandis que l'autre reste en suspension; on décante alors, et on renouvelle l'opération une ou deux fois, si cela est nécessaire.

La *cristallisation* est l'opération dans laquelle les molécules d'un corps liquide ou gazeux se rapprochent de manière à donner naissance à un solide régulier, que l'on nomme *cristal*. Elle peut se faire au moyen du calorique ou des liquides, tels que l'eau ou l'alcool; dans ce dernier cas, les cristaux se déposent, soit par le refroidissement du liquide qui en est saturé et qui ne peut en dissoudre autant à froid qu'à chaud, soit par l'évaporation plus ou moins lente du liquide qui sert de dissolvant. Ce procédé peut être employé non-seulement pour purifier certaines substances, telles que les sels, mais aussi pour séparer celles qui ne sont pas douées du même degré de solubilité, car toujours celles qui sont les moins solubles cristallisent les premières.

L'*expression* est une opération mécanique au moyen de laquelle on retire d'une substance quelconque le suc qu'elle contient. Tantôt il suffit de piler les végétaux dont on veut extraire le suc, et de les soumettre ensuite à une pression graduelle ; tantôt il faut y mêler une petite quantité d'eau.

L'*inspissation* consiste dans l'évaporation d'une portion de l'eau qui tient en dissolution des principes médicamenteux ; c'est par ce moyen qu'on prépare les *extraits* et les *gelées.*

Les extraits sont des préparations dans la composition desquelles entrent tous les principes solubles de la substance dont ils sont formés, et qui ont acquis par l'évaporation une consistance sèche ou pilulaire. On les obtient, 1° en faisant évaporer le suc exprimé des plantes fraîches, après toutefois l'avoir clarifié ; 2° en faisant dissoudre dans un véhicule quelconque, par macération, digestion ou infusion, et jamais par décoction, les parties solubles des substances sèches, et en soumettant ensuite le produit ainsi obtenu à l'évaporation, soit au bain-marie, soit à l'aide de la vapeur.

On emploie comme véhicule tantôt l'eau et tantôt l'alcool. Les extraits prennent alors le nom d'*extraits aqueux* ou *alcooliques.*

On connaît, sous le nom de gelées, des préparations mucilagineuses qui se liquéfient par l'action du calorique, et qui reprennent une certaine consistance par le refroidissement. Elles sont peu solubles dans l'eau froide, et solubles dans l'eau bouillante. On les prépare avec des matières végétales ou animales.

La *distillation* est une opération assez analogue à la sublimation dont nous avons déjà parlé, et dont on se sert pour séparer les liquides qui se réduisent en vapeurs à des températures différentes. Les appareils que l'on emploie pour distiller les liquides varient; mais ils sont toujours composés de deux parties, l'une dans laquelle on chauffe le liquide pour le réduire en vapeurs; l'autre dont on abaisse, au contraire, la température pour condenser les vapeurs et les faire repasser à l'état liquide. On emploie ce procédé pour purifier l'eau et pour préparer les eaux distillées, les alcoolats, certaines huiles essentielles et le vinaigre distillé. On donne encore le nom de distillation à l'opération par laquelle on décompose, par l'action du calorique, certaines substances, telles que le succin et la corne de cerf, pour recueillir les produits volatils qui en résultent.

Les *eaux distillées* des plantes se font en distillant de l'eau sur une plante ou sur une de ses parties. Ce liquide se charge ainsi d'une certaine quantité de principes volatils, qui, en général, sont des huiles essentielles. Ce sont les plantes les plus odorantes qui donnent ainsi à l'eau les propriétés médicinales les plus marquées.

Les *alcoolats* ou *esprits* sont des préparations analogues aux précédentes; seulement on emploie de l'alcool au lieu d'eau, comme dissolvant des principes volatils odorans dont on veut s'emparer. Les alcoolats ont une odeur moins prononcée que les eaux distillées ; mais elle devient très-forte par l'addition d'un peu d'eau, qui, dans la plupart des cas, ne doit pas en troubler la transparence. On les divise en *simples* ou en *composés*, suivant qu'ils ont été préparés avec une ou plusieurs substances.

La *solution* est le changement d'état qu'éprouve un corps solide par suite de la division et de la désagrégation de ses molécules par l'interposition d'un liquide quelconque, sans cependant qu'il y ait changement dans leur nature intime. Les liquides employés comme dissolvans sont l'eau, l'alcool, l'éther, le vin, le vinaigre et les huiles.

La dissolution peut se faire :

1° Par *macération*, c'est-à-dire, en laissant agir, pendant un certain temps, à la température ordinaire, le liquide sur le corps que l'on veut dissoudre ;

2° Par *digestion*, opération qui ne diffère de la précédente que par sa plus longue durée, et par l'élévation de la température à 35° ou 40° centig. ;

3° Par *infusion*, qui se fait en versant le liquide chauffé à une température plus ou moins élevée, sur le corps dont on veut extraire les principes médicamenteux. La température et la durée du contact doivent varier suivant la nature des substances ;

4° Par *décoction*, c'est-à-dire en faisant bouillir plus ou moins long-temps la substance avec le liquide.

C'est à l'aide de l'une ou de l'autre de ces opérations que l'on obtient les tisanes, les bouillons, les eaux minérales artificielles, les vins médicinaux simples ou composés, les vinaigres médicinaux, les teintures alcooliques et éthérées, les huiles médicinales, les sirops, oximels, etc.

L'eau, peu chargée de principes médicamenteux, et que l'on prescrit aux malades comme boisson habituelle, porte le nom de *tisane*. L'action des tisanes est en général peu marquée ; et elles ne servent guère que comme moyens auxiliaires. Comme leur usage doit être continué pendant un certain temps, il faut les changer souvent et les rendre le moins désagréables possible. C'est pourquoi il est souvent nécessaire de les clarifier et de les édulcorer, pour corriger leur insipidité ou leur saveur désagréable.

Les tisanes s'obtiennent par décoction, lorsqu'on emploie des substances vertes et inodores, telles que la racine de bardane, les feuilles de chicorée, etc., ou des substances dures, telles que l'orge, le riz et autres graines.

On fait infuser les fleurs sèches et les substances aromatiques; mais, lorsqu'on veut en extraire les principes extractifs et les principes odorans, on combine ces deux modes de manipulation.

Enfin on fait macérer les substances solubles dans l'eau froide, telles que la gomme, la rhubarbe, etc.

Les *apozèmes* ne diffèrent des tisanes, qu'en ce qu'ils sont plus chargés de principes médicamenteux, et qu'ils ne servent jamais de boisson habituelle aux malades. Ils se préparent d'ailleurs de la même manière.

Les *bouillons médicinaux* sont des solutions aqueuses de principes immédiats des animaux, obtenues par décoction, et préparées de manière à être peu nutritives, légères et rafraîchissantes.

Les *eaux minérales artificielles* s'obtiennent en faisant dissoudre dans de l'eau une substance gazeuse ou saline en quantité suffisante pour lui communiquer des propriétés médicinales. On cherche, en général, dans leur composition à imiter la nature le plus exactement possible.

On donne le nom de *teintures alcooliques* aux solutions des principes actifs des médicamens dans de l'alcool. On les prépare toujours par digestion, dans des vases clos. Le degré de concentration de l'alcool que l'on emploie à cet usage varie de 22° à 40° de l'aréomètre de Baumé, suivant les différentes substances sur lesquelles on le fait agir. Ces dernières doivent en général être desséchées, pour que l'eau qu'elles contiennent n'affaiblisse pas l'alcool, et concassées ou pulvérisées, pour faciliter l'action dissolvante de ce liquide.

Les teintures sont simples ou composées, suivant qu'il entre une ou plusieurs substances dans leur composition. La proportion d'alcool employée dans la préparation des teintures, varie beaucoup; d'après la pharmacopée de Paris, on doit employer 4 p. d'alcool et 1 de la substance médicamenteuse, pour faire toutes les teintures simples, excepté celles de cantharides, de camphre, d'opium et de succin. Dans les pharmacopées de Londres et d'Edimbourg, ces proportions varient davantage. Quant à la composition des teintures composées, nous l'indiquerons en traitant de chaque substance en particulier.

Les *teintures éthérées* ne diffèrent des précédentes, qu'en ce qu'au lieu d'alcool, on emploie l'éther sulfurique concentré comme dissolvant. Dans la plupart des teintures éthérées simples, le Codex de Paris prescrit les mêmes proportions que pour les teintures alcooliques.

Le vin agit sur les substances médicamenteuses, à peu près comme le fait un mélange d'alcool et d'eau, et peut dissoudre ainsi les principes actifs d'un grand nombre de médicamens. Ces solutions portent le nom de *vins médicinaux*. On choisit toujours pour cet usage les vins généreux blancs ou rouges. De même que dans la préparation des teintures, on emploie toujours les substances desséchées, à moins, toutefois, que la dessication n'altère leurs propriétés, comme il arrive pour les plantes crucifères; dans ce cas, on ajoute une certaine quantité d'alcool pour contre-balancer l'effet de l'eau qu'elles contiennent. C'est toujours par macération et à vases clos qu'on doit préparer les vins médicinaux. Pour remédier aux inconvéniens qui peuvent résulter de la décomposition spontanée du vin, et des différences qu'il présente sous le rapport des proportions d'alcool qu'il contient, Parmentier a proposé de préparer les vins médicinaux en y mélangeant une quantité déterminée de teinture alcoolique de la substance médicamenteuse. Les vins médicinaux peuvent être simples ou composés.

Lorsqu'on emploie le vinaigre comme dissolvant des principes actifs des médicamens, on obtient *les vinaigres médicinaux*. Les règles que nous avons exposées pour la préparation des vins sont applicables aux vinaigres.

Les *huiles médicinales* se préparent en faisant

dissoudre les principes actifs d'une ou de plusieurs substances médicamenteuses, dans une huile fixe ou essentielle. L'huile d'olive est la plus généralement employée; on y fait macérer les substances, lorsqu'elles sont odorantes; mais la décoction ou la digestion sont nécessaires, quand elles sont à l'état frais.

Les *sirops* sont des liquides visqueux, dans la composition desquels on fait entrer ordinairement deux parties de sucre sur une partie d'un liquide quelconque. C'est, en général, l'eau chargée des principes médicamenteux des plantes que l'on emploie à cet usage. Les procédés dont on se sert pour préparer les sirops varient suivant la nature des médicamens qu'on fait entrer dans leur composition; ainsi on peut les faire à chaud ou à froid. Ces préparations sont encore simples ou composées.

Les *mellites* n'en diffèrent que par le miel, qui remplace le sucre. Les *oximels* sont encore des espèces de sirops, formés de miel et de vinaigre.

§ XLV. La MIXTION, ou mélange, est l'opération par laquelle on unit plusieurs substances qui ne se combinent pas chimiquement pour obtenir ainsi un médicament composé. La composition de ces produits varie beaucoup, et on ne peut guère les classer que d'après leur degré de consistance. Les mélanges peuvent être, 1° *soli-*

des ; ce sont les espèces, les poudres, les trochisques, les pastilles et les tablettes; 2° *liquides ;* telles sont les émulsions, les loochs, les potions, les gargarismes, les collyres, les fomentations, les lotions et les injections; 3° *mous*, savoir, les électuaires, les marmelades, les pâtes et les cataplasmes; 4° enfin *gras*, tels que les cérats, les pommades, les onguens, les baumes et les emplâtres.

1° *Mélanges solides.*

On donne le nom d'*espèces* au mélange de plusieurs plantes ou parties de plantes desséchées ayant des propriétés plus ou moins semblables. Suivant la nature de ces mélanges, on les nomme espèces astringentes, amères, aromatiques, pectorales, émollientes, etc. Ainsi, parties égales de sommités desséchées de sauge, de mélisse, de thym, de serpolet, d'origan, d'absinthe, d'hysope, de menthe poivrée, etc., constituent les espèces aromatiques. Les espèces émollientes sont composées de feuilles sèches de mauve, de guimauve, de bouillon blanc, de pariétaire et de seneçon. Ces mélanges servent en général à faire les tisanes, les apozèmes, les lotions, etc.

Les *poudres,* comme nous l'avons dit, peuvent être simples ou composées (voyez page LXX.) Ces dernières sont un mélange de plusieurs substances médicamenteuses pulvérisées, que l'on fait, soit pour faciliter la division du médicament principal, soit pour remplir une des indications dont nous avons parlé § XL. On ne doit jamais faire entrer dans ces préparations les substances salines qui, en attirant l'humidité de l'air, ou qui, à cause de la grande quantité d'eau de cristallisation qu'elles contiennent, peuvent se liquéfier et altérer le mélange.

Les poudres sont rarement administrées seules. En général on les suspend dans un liquide, ou on les incorpore dans du sirop ou dans du miel, pour en former des électuaires ou des bols.

En France, on donne le nom de *trochisques* à un mélange solide de médicamens escarrotiques, réunis au moyen de la gomme ou de la mie de pain, et uniquement destinés aux usages externes. Les seuls qu'on emploie aujourd'hui sont ceux de *minium*. Dans les pharmacopées anglaises, on donne plus d'extension à ce mot, et il est presque équivalent à celui de *tablettes*.

Les *pastilles* sont des mélanges médicamenteux, qui doivent uniquement leur consistance au sucre. Les tablettes n'en diffèrent que par le mucilage qu'on y ajoute.

2° *Mélanges liquides.*

Les *émulsions* sont des préparations magistrales, blanches et laiteuses, composées d'une certaine quantité d'huile fixe, tenue en suspension dans l'eau, au moyen de l'albumine, du sucre, etc. On emploie, pour les préparer, plusieurs graines huileuses, et plus spécialement les amandes douces.

La suspension dans l'eau d'une huile fixe ou volatile, d'une résine, d'une gomme-résine ou d'un baume, à l'aide d'un intermède quelconque, forme encore une sorte d'émulsion. Ces préparations servent très-souvent d'excipient aux substances insolubles dans l'eau, telles que le kermès, le camphre, etc. On doit avoir soin de n'y jamais mêler ni acides, ni alcool, qui en déterminerait la coagulation.

Les *loochs* ne diffèrent des émulsions, que par l'addition d'un mucilage qui augmente leur consistance.

Les *juleps* sont des mélanges d'une consistance visqueuse et oléagineuse, dans la composition desquels il entre en général une grande proportion de sirop. Ces préparations, ainsi que les *mixtures* et les *potions*, que l'on confond souvent sous le nom générique de *potions*, ne sont pas prescrites comme boissons habituelles, mais s'administrent, en général, à petites doses à la fois et à des intervalles déterminés.

Les *potions* résultent du mélange de divers liquides, tels que les eaux distillées, les infusions, décoctions, etc., et de sirops auxquels on ajoute des teintures, des électuaires, des sels, etc. Les *mixtures* ne sont formées que de liquides qui se mêlent facilement au moyen de l'agitation.

Les *gargarismes* sont des mélanges liquides, destinés à agir localement sur la bouche et l'arrière-bouche, et qu'en général, les malades ne doivent pas avaler. Sous le nom de *collyres* on comprend toutes les préparations pharmaceutiques destinées à agir sur les yeux. Ils peuvent être secs, mous ou liquides. Les premiers sont des poudres impalpables, les seconds des pommades, et les troisièmes se font avec des eaux distillées ou des dissolutions salines.

Les *fomentations* et les *lotions* sont des espèces de bains locaux. Les premières s'administrent toujours chaudes, à l'aide de linges ou de flanelles, qu'on laisse séjourner plus ou moins longtemps sur les parties; les secondes servent seulement à laver les parties malades.

On donne le nom d'*injections* aux médicamens liquides que l'on porte dans une cavité naturelle ou accidentelle du corps, à l'aide d'une seringue. Elles portent le nom de *lavemens* ou *clystères*, lorsqu'elles sont destinées à être introduites dans le gros intestin.

3° *Mélanges mous.*

On obtient les *électuaires* par le mélange de substances médicamenteuses pulvérulentes, amalgamées avec des pulpes, des sucs, des extraits, du sucre ou du miel. Ces préparations peuvent être simples ou composées. Les premières portent le nom de *conserves,* et sont formés de sucre et d'une seule substance végétale, réduite en poudre ou en pulpe. La composition des secondes varie beaucoup; on les nomme encore *confections* et *opiats*, lorsqu'on y fait entrer de l'opium.

Les *pâtes* sont des mélanges qui ont pour base la gomme et le sucre dissous dans une eau chargée de principes médicamenteux, et desséchées de manière à avoir une consistance molle et à pouvoir être maniées sans adhérer aux doigts.

Les *pilules* sont des masses d'un petit volume (de 1 à 6 grains), d'une consistance assez grande pour conserver la forme globulaire, mais pouvant cependant céder facilement à la pression. Il entre, en général, dans leur composition des substances réduites en poudre, dont les particules sont réunies à l'aide d'un extrait, d'un sirop, d'un mucilage, etc. Cette forme convient spécialement pour l'administration des substances, 1° dont la saveur et l'odeur sont très-désagréables; 2° qui peuvent agir à très-petites doses; 3° qui sont destinées à agir lentement et graduellement; 4° qu'on veut empêcher de se dissoudre trop rapidement; 5° qui ne doivent agir que lorsqu'elles sont parvenues dans le gros intestin; et 6° enfin, dont la pesanteur spécifique est trop grande pour qu'on puisse les suspendre dans un véhicule aqueux. On ne doit au contraire jamais administrer en pilules les médicamens, 1° qui n'agissent qu'à hautes doses; 2° qui attirent l'humidité de l'air; 3° dont la consistance est telle que l'on est obligé d'employer une grande quantité de poudre inerte pour former une masse pilulaire; et 4° enfin, qui sont si peu solubles que, donnés à l'état solide, ils traversent le canal digestif sans être altérés.

Les *bols* ne diffèrent des pilules que par leur volume plus grand et leur moindre consistance.

Les *cataplasmes* sont les mélanges pultacés, destinés à être appliqués à la surface du corps. Ils sont, en général, formés de farines, de poudres, ou de pulpes cuites ou délayées dans de l'eau, du lait ou un liquide quelconque. Ils portent le nom de *sinapismes*, lorsque la farine de moutarde en fait la base.

4° *Mélanges gras.*

On donne le nom de *cérats* aux mélanges d'huile et de cire fondue, auxquelles on ajoute souvent une certaine quantité d'eau, des extraits ou des sels, etc. Leur consistance est toujours molle.

Les *linimens* sont des préparations dans lesquelles une huile grasse sert d'excipient à un médicament plus actif, et qui sont employées en frictions ou en embrocations sur la peau.

Les *pommades* ne sont autre chose que de

l'axonge ou toute autre graisse animale, unie à certains principes médicamenteux. Les substances végétales ou animales y sont dissoutes; les substances minérales n'y sont en général qu'à l'état de mélange; aussi en pharmacie distingue-t-on les pommades par solution, qui se font à l'aide de la chaleur, et les pommades par mélange, qui se font par trituration.

Les *onguens* ou *baumes* résultent de la combinaison d'un corps gras, tel que l'axonge, et d'une substance résineuse. Leur consistance est plus grande que celle des pommades; mais la chaleur du corps suffit pour les liquéfier. Il est quelques pommades auxquelles on donne communément le nom d'onguens.

De même que les onguens, les *emplâtres* ont pour base un corps gras; mais ils sont solides et tenaces, et adhèrent à la peau, sans se liquéfier. Les uns résultent du mélange de la cire et des résines; les autres sont dus à une véritable combinaison chimique, qui a lieu entre les acides oléique et margarique qui se développent par la saponification des corps gras, et les oxides métalliques avec lesquels on les met en contact. Dans le Codex, les premiers sont désignés sous le nom d'*onguens solides,* et les seconds sous celui d'*emplâtres proprement dits.*

Enfin les *suppositoires* sont des médicamens solides, d'une forme conique, destinés à être introduits dans le rectum et à y demeurer un certain temps, comme calmans ou comme purgatifs. Ce sont ordinairemunt des onguens ou des pommades appliqués sur des mèches de charpie, ou du savon convenablement taillé, que l'on emploie à cet usage.

§ XLVI. Quant aux combinaisons chimiques à l'aide desquelles on prépare certains médicamens, nous ne pouvons en rien dire ici de général; aussi aurons-nous soin de les indiquer à l'histoire particulière de chacune de ces substances.

De la classification des médicamens.

§ XLVII. Les classifications ne sont vraiment utiles, que lorsqu'elles sont fondées sur les propriétés dont la connaissance est l'objet principal de la science à laquelle on les applique; mais, par cela même que, dans les diverses sciences naturelles, on envisage les corps sous des points de vue différens, il est évident que chacune d'elles doit avoir sa classification particulière. Les caractères physiques d'un corps n'ont souvent rien de commun avec ses propriétés chimiques ou thérapeutiques. C'est donc à tort que l'on a quelquefois appliqué la même classification à l'histoire naturelle, à la chimie ou à la pharmacologie; car la première a pour but l'étude des formes extérieures des corps; la seconde, celle de leur composition intime et leur réaction les uns sur les autres, et la troisième, celle des effets qu'ils produisent sur l'économie animale. On voit donc que, lorsqu'en pharmacologie on a pris pour base de la classification des médicamens, soit l'histoire naturelle, soit la chimie, on ne facilitait point l'étude de cette science, et que l'on manquait le but qu'on s'était proposé; car, ainsi que nous l'avons déjà dit, les propriétés physiques et chimiques des substances employées en médecine sont souvent loin d'être d'accord avec leur mode d'action sur l'économie animale, qui est l'objet de cette étude.

On a bientôt senti la nécessité de prendre ces dernières considérations pour bases de l'arrangement méthodique des médicamens; mais les diverses tentatives que l'on a faites dans cette vue n'ont pas été également heureuses. En effet, quelques auteurs les ont rangés d'après les vertus spécifiques qu'on leur attribuait pour combattre telle ou telle maladie; c'est ainsi qu'on a fait des classes de médicamens fébrifuges, antiarthritiques, antiscorbutiques, antisiphilitiques, etc. D'autres les ont classés d'après les effets secondaires qui peuvent résulter de leur action, et ont établi presque autant de divisions qu'il y a d'indications curatives à remplir, sous les noms d'emménagogues, d'expectorans, de béchiques, d'hydragogues, de sialagogues, etc., ils ont rassemblé des médicamens qui peuvent, en dernier résultat, favoriser l'écoulement menstruel, etc., quelle que soit du reste leur action primitive sur l'économie animale.

On a enfin cherché à arranger les médicamens d'après les changemens physiologiques qu'ils produisent dans l'action des organes. Cette méthode est, sans contredit, la plus rationnelle et la plus utile; mais malheureusement nos connaissances sous ce rapport ne sont pas assez avancées pour qu'il soit possible de fonder sur ces considérations une classification parfaitement rigoureuse. Quoi qu'il en soit, nous les avons prises pour base de celle que nous suivons dans le cours de cet ouvrage. Elle se rapproche beaucoup de celle de M. Barbier, et, quoique bien loin d'être à l'abri de reproches, nous croyons qu'elle peut faciliter l'étude de la matière médicale, et ne pas être sans quelque utilité dans la pratique.

Nous divisons donc les médicamens, d'après leurs effets primitifs en :

1° CAUSTIQUES, qui, par leur action chimique, désorganisent les parties du corps avec lesquelles ils sont en contact;

2° RUBÉFIANS et EPISPATIQUES, qui déterminent l'inflammation des parties auxquelles on les applique sans les désorganiser;

3° ASTRINGENS, qui, appliqués aux tissus vivans, produisent une sorte de resserrement fribrillaire, et n'agissent guère que localement;

4° TONIQUES, qui, par leur action générale, tendent à augmenter l'énergie des organes;

5° EXCITANS, qui stimulent le tissu des organes, et augmentent l'activité et la rapidité de leurs fonctions.

Nous les subdivisons en :

Généraux, dont l'action stimulante se fait sentir à toute l'économie.

Spéciaux, qui agissent plus particulièrement sur un ou plusieurs organes, tels que les reins, la peau, le système nerveux, etc.;

6° NARCOTIQUES ou STUPÉFIANS, qui agissent spécialement sur le système nerveux, et qui tendent essentiellement à diminuer son activité, ou même à suspendre momentanément ses fonctions;

7° EMÉTIQUES, qui excitent la contraction de l'estomac et des muscles abdominaux, et produisent ainsi des vomissemens;

8° PURGATIFS, qui déterminent à la surface interne des intestins une irritation passagère et modérée, d'où résultent des évacuations alvines;

9° LAXATIFS, qui produisent des évacuations alvines, mais en agissant plutôt comme émolliens que comme irritans;

10° TEMPÉRANS, qui modèrent la trop grande activité des organes, et plus spécialement la rapidité de la circulation;

11° EMOLLIENS, qui tendent à ramollir les tissus avec lesquels ils sont en contact;

12° ANTHELMINTIQUES, qui, sans agir d'une manière très-marquée sur l'économie, déterminent la mort ou l'évacuation des vers intestinaux.

Liste des Signes et Abréviations

EMPLOYÉS DANS LE COURS DE CET OUVRAGE.

C. B. Caractères botaniques.
Acotyl. Acotylédones.
Monocotyl. Monocotylédones.
Dicotyl. Dicotylédones.
Cal. Calice.
Sép. Sépale.
Div. Division.
Cor. Corolle.
Pét. Pétale.
Etam. Etamine.
fl. fleurs.
Lam. Lamark.
L. Linnée.
D. C. De Candolle.
Humb. Humboldt.
R. Richard.
M. Mutis.
Willd. Willdenovv.
P. U. Parties usitées.
P. P. Propriétés physiques.
Pes. spécif. Pesanteur spécifique.
P. C. Propriétés chimiques.
Sol. Soluble ou solution.
SUBS. INCOMP. Substances incompatibles.
PRÉP. Préparation.
U. Usages.
D. ET M. D'AD. Doses et modes d'administration.

℔ Livre.
℥ Once.
ʒ Gros.
℈ Scrupule.
g^r grain.
gout. gouttes.
Cochl. Cuillerée à bouche.
Manip. Poignée.
ana. De chaque.
ß Demi.
q. s. Quantité suffisante.
q. q. Quantité quelconque.
p. Partie.
p. é. Parties égales.
P. Pharmacopée de Paris.
L. Pharmacopée de Londres.
E. Pharmacopée d'Edimbourg.
D. Pharmacopée de Dublin.
F. de M. Formulaire de Magendie.
Liq. Liquide ou *Liqueur*.
Inf. Infusion.
Décoct. Décoction.
Lin. Liniment.
Tinct. Tinctura.
Teint. Teinture.
Comp. Composé.
Knâ. Quinquina.
Ung. Unguentum.
Ong. Onguent.

Nota. A la suite du nom français de chaque substance médicamenteuse, nous avons indiqué en lettres italiques, d'abord son nom pharmaceutique, et ensuite son nom scientifique, latin. Nous nous sommes servi du même caractère pour désigner les préparations officinales.

Poids et Mesures usités en Médecine.

Poids français.

Le kilogramme	égale	1000 gramm.	égale	2 livr. métriques.
La livre,	℔	=	500.	=	16 onces.
L'once,	℥	=	31,25 . . .	=	8 gros.
Le gros,	ʒ	=	3,90 . . .	=	3 scrupules.
Le scrupule,	℈	=	1,30 . . .	=	24 grains.
Le grain,	g^r	=	0,05 . . .	=	"

Mesures françaises.

Le litre ou décimètre cube, en pharmacie.	égale	2 ℔s.
La chopine ou 1/2 lit.	=	1 ℔.
Le setier ou 1/4 lit.	=	8 ℥.
Le 1/2 setier ou verre..	=	4 ℥.
La cuillerée à bouche, cochl. maj.	=	4 ʒ.
Id. à café, cochl. min.	=	1 ʒ.
La goutte.	=	1 g^r.

Poids anglais.

La livre anglaise (troy pound).	℔.	=	12 ounces.
L'ounce.	℥.	=	8 drachms.
Le drachm.	ʒ.	=	3 scruples.
Le scruple.	℈.	=	20 grains, g^r.

Mesures anglaises.

1 gallon, *congius*.	=	8 pints.
1 pint, *octarius*. o.	=	16 fluidounces.
1 fluidounce. . . f ℥.	=	8 fluiddrachms.
1 fluiddrachm. . f ʒ.	=	60 minims, ♏.

COMPARAISON ENTRE LES POIDS ET MESURES ANGLAIS ET FRANÇAIS.

Poids anglais.		*Poids français.*					
		gramm.		onc.	gros.	scrup.	gr.
1 ℔.	=	372,96.	égale	12	1	1	13,77
1 ℥.	=	31,08.	=	1	»	»	9,14
1 ʒ.	=	3,88.	=	»	1	»	1,13
1 ℈.	=	1,29.	=	»	»	«	0,37
1 gr.	=	0,06.	=	»	»	»	1,21

Mesures anglaises.	*Mesures françaises.*	
		lit.
1 gallon.	égale	3,7851.
1 O.	=	0,4799.
1 f ℥.	=	0,0295.
1 f ʒ.	=	0,0039.
1 ♏.	=	0,0006.

MANUEL

DE

MATIÈRE MÉDICALE.

CHAPITRE PREMIER.

SUBSTANCES CAUSTIQUES.

On désigne sous le nom de caustiques, *Caustici* (de *καίω*, *uro*, je brûle), ou de cautères potentiels les substances qui, par leur action chimique, désorganisent les parties du corps avec lesquelles elles sont en contact.

On les distinguait autrefois en escarrotiques, dont l'action est très-énergique, et en cathérétiques, dont l'action est beaucoup plus faible; mais cette division ne peut plus être admise aujourd'hui; en effet, l'action de ces corps varie suivant une foule de conditions, telles que leur degré de concentration, la durée de leur contact, etc.

Les caustiques, en général, agissent en décomposant chimiquement les tissus auxquels ils sont appliqués, en les privant de la vie, et en déterminant une sorte de gangrène locale et circonscrite, qu'on nomme *escarre*. Ceux qui agissent fortement, tels que la potasse caustique, l'acide sulfurique concentré, etc., produisent ces phénomènes avec une telle rapidité, que l'inflammation ne se manifeste qu'après la formation de l'escarre: l'inflammation est, au contraire, le premier effet de ceux dont l'action est moins énergique. Dans tous les cas, la suppuration s'établit plus ou moins promptement, et sépare la partie désorganisée de celles qui l'environnent.

La plupart des substances employées comme caustiques n'ont qu'une action purement locale; quelques autres, au contraire, sont susceptibles d'être absorbées, et d'occasioner ainsi des accidens plus ou moins graves: les préparations arsenicales sont de ce nombre.

L'usage des caustiques est restreint, de nos jours, à un petit nombre de cas; on leur préfère, en général, l'application du feu, ou cautère actuel, ou bien l'instrument tranchant. On s'en sert principalement pour établir des exutoires, surtout dans les cas où il convient de déterminer une dérivation puissante; pour arrêter les progrès de certaines affections gangréneuses, telles que l'anthrax, la pustule maligne, etc.; pour ouvrir certains abcès indolens; pour changer le mode de vitalité de la peau dans quelques ulcères cancéreux; pour réprimer les fongosités que présentent souvent les plaies; pour s'opposer à l'absorption du virus déposé à la surface des plaies envenimées, etc.

Potasse caustique. *Pierre à cautère. Potasse à la chaux.* Hydrate de protoxide de potassium.

P. P. En fragmens applatis, solides, secs, d'un blanc grisâtre, opaques, cassants; extrêmement caustiques; d'une odeur faible, *sui generis.*

P. C. Formée de protoxide de potassium 100, eau 25, et d'une petite quantité de sous-carbonate, de sulfate de potasse, et de chlorure de potassium. Très-déliquescente, et, par conséquent, très-soluble dans l'eau : exposée à l'air, elle en attire l'acide carbonique et se transforme en sous-carbonate; entre en fusion au-dessous de la chaleur rouge; verdit le sirop de violettes, et ramène au bleu la teinture de tournesol rougie par un acide.

Prép. En traitant la potasse du commerce (sous-carbonate de potasse impur) dissoute dans douze ou quinze fois son poids d'eau, par un excès de chaux vive; en filtrant la liqueur, la faisant évaporer rapidement et en la coulant sur une table de marbre chauffée, où elle se fige; on la concasse et on la conserve dans des flacons bien bouchés.

U. On l'emploie pour ouvrir les cautères; elle décompose le tissu de la peau et laisse une escarre grisâtre : à l'intérieur, on en a souvent obtenu de très-bons effets dans certains cas de coliques néphrétiques, de gravelle, etc. On l'a également conseillée dans le traitement des affections scrophuleuses.

D. ET M. D'AD. Comme caustique, en substance, gros comme une lentille. A l'intérieur, *Solution ou eau de potasse. P. Liquor potassæ. L.* (Contenant environ 1 p. de potasse caustique sur 10 p. d'eau); gouttes v à xx, dans ℥ vj de liq. mucilagineux.

SOUDE CAUSTIQUE. *Soda.* Protoxide de sodium.

Ses propriétés physiques sont semblables à celles de la potasse, et elle pourrait être employée avec avantage comme caustique. En effet, le sous-carbonate qui se forme pendant son action sur la peau n'est pas déliquescent, comme celui de potasse, et par conséquent, il n'est pas sujet à couler comme ce dernier. La soude unie à l'huile d'amandes douces, constitue le *Savon amygdalin médicinal.* (*Voyez ce mot.*)

NITRATE D'ARGENT FONDU. *Nitras argenti fusus. Pierre infernale.*

P. P. En petits cylindres de deux à trois pouces de long, et de la grosseur d'une plume; leur cassure offre de petits cristaux disposés en rayons;

d'une couleur grisâtre ou noirâtre, moins foncée à l'intérieur; d'une saveur extrêmement amère, métallique et très-caustique; inodores.

P. C. Formé de 100 acide nitrique et 214,38 argent; soluble dans son poids d'eau à 15°; cristallisant en lames minces, incolores, demi-transparentes; sa dissolution tache la peau en violet foncé.

Subs. incomp. Les alcalis fixes; les acides hydrochlorique, sulfurique et tartarique; les savons, l'arsenic, etc.

Prép. On traite l'argent métallique par l'acide nitrique, et on fait chauffer, avec précaution, le nitrate, ainsi obtenu, jusqu'à ce qu'il ait éprouvé la fusion ignée, pour en chasser toute l'eau; puis on le coule dans une lingotière de cuivre. La couleur noire que ce sel prend alors dépend d'une petite quantité d'oxide d'argent, ou d'argent métallique mis à nu par la décomposition du suif dont le moule est enduit.

U. La pierre infernale est le meilleur des cathérétiques; c'est celui qu'on emploie le plus fréquemment; elle n'agit que lentement sur la peau, mais très-rapidement sur les chairs vives; elle n'est pas absorbée; l'irritation qu'elle occasionne est légère et de peu de durée; l'escarre est mince, sèche et grisâtre. On s'en sert pour réprimer les chairs fongueuses; pour obtenir la cicatrisation des ulcères de la cornée, de certaines fistules, etc.; appliquée en poudre sur les ulcères compliqués de pourriture d'hôpital, elle en arrête les progrès;

dissoute dans l'eau, elle est recommandée comme collyre astringent dans certaines ophtalmies. On administre encore cette substance à l'intérieur comme tonique et antispasmodique, dans l'épilepsie et autres maladies nerveuses : elle occasionne de la chaleur à l'épigastre, une sécrétion abondante d'urine, des vertiges, etc. ; elle détermine quelquefois la coloration de la peau en bleu ou en brun.

D. ET M. D'AD. Comme caustique, à l'extérieur q. q. ; collyre gr. j dans ℥ ij d'eau. A l'intérieur, 1/5 de grain, trois fois par jour, en augmentant progressivement jusqu'à 12 ou 15 gr., uni à la mie de pain ou à des extraits narcotiques.

BEURRE D'ANTIMOINE. *Deuto-murias stibii sublimatus*. Chlorure d'antimoine. Muriate d'antimoine.

P. P. Masse épaisse, blanchâtre, demi-transparente, graisseuse, jaunissant à l'air, fondant à la température de l'eau bouillante, et se volatilisant ensuite.

P. C. Est composé de 1,5 d'antimoine et de 1 de chlore ; attire l'humidité de l'air, et se transforme, par l'action de l'eau, en sous-hydrochlorate d'oxide d'antimoine, pulvérulent et insoluble dans l'eau ; c'est la *Poudre d'algaroth*.

PRÉP. En faisant chauffer de l'hydrochlorate d'antimoine, obtenu en faisant agir un mélange d'acide nitrique et d'acide hydrochlorique sur l'antimoine métallique ; ou par la décomposition du sublimé corrosif, en le faisant chauffer avec partie égale d'antimoine; dans ces deux cas, le chlorure se sublime. *

U. Ce caustique agit avec énergie et promptitude; il produit des escarres plus sèches et plus exactement limitées que celles qu'occasionne la potasse. Il est très-usité, surtout lorsque les plaies qu'on veut cautériser sont étroites et sinueuses. On administrait autrefois la poudre d'algaroth comme émétique; mais ce médicament, dont l'action est très-incertaine, est entièrement abandonné.

M. D'AD. On l'applique sur un pinceau de linge et on en enduit des bourdonnets de charpie; mais auparavant il faut absorber avec soin le sang, car ce liquide décompose rapidement le chlorure d'antimoine.

OXIDE BLANC D'ARSENIC. *Oxidum album arsenici.* Acide arsenieux. Deutoxide d'arsenic, se trouve dans la nature, en Allemagne, en France, etc.

P. P. Masses blanchâtres ou jaunâtres, compactes, vitreuses, semi-transparentes, fragiles, inodores; d'une saveur âcre et corrosive, laissant sur la langue un arrière-goût douceâtre; pesanteur spécifique 5.

P. C. Composé d'arsenic 100 et d'oxigène 32, 28; chauffé, se volatilise, et produit une vapeur blanche, épaisse, d'une odeur alliacée; soluble dans 13 parties d'eau bouillante, et 53 d'eau froide; chauffé avec du charbon, se décompose, et l'arse-

P. C. Contient 100 p. de mercure et 8 d'oxigène; se dissout un peu dans l'eau ; verdit le sirop de violettes.

Prép. En décomposant le nitrate de mercure par la chaleur, ou en chauffant pendant dix ou quinze jours jusqu'à la température de l'ébullition, du mercure en contact avec l'air et contenu dans un vase à col très-étroit.

U. Comme escarrotique, principalement dans les maladies vénériennes, la teigne, les ophtalmies chroniques; pour détruire les morpions, etc. Mais il faut l'employer avec beaucoup de précaution, à cause des accidens qui peuvent résulter de son absorption.

D. et. M d'Ad. En poudre ou uni avec de la graisse. *Pommade de Régent*, contre l'ophtalmie chronique. (Oxide rouge 1,5 p., cire blanche 4 p. et beurre frais 24 p.) q. q.

On emploie aussi quelquefois comme escarrotique le Sublimé corrosif. (*Voyez ce mot.*)

Sulfate de cuivre. *Sulfas cupri.* Vitriol bleu. Sur-deuto-sulfate de cuivre.

P. P. Cristaux prismatiques à quatre ou huit pans, d'une couleur bleu foncé, efflorescens; saveur acide et styptique.

P. C. Soluble dans 4 p. d'eau froide et 2 p. d'eau bouillante.

Prép. En faisant agir 2 p. d'acide sulfurique sur 1 p. de limaille de cuivre.

U. Comme escarrotique dans les cas d'ulcères rongeans ou fongueux, de condylômes, etc.; comme styptique, dans les hémorragies, les blennorrhagies et leucorrées chroniques. A l'intérieur, on l'employait autrefois comme émétique très-prompt dans des cas d'empoisonnement. On l'a également conseillé dans certaines affections catarrhales, la danse de Saint-Guy, les fièvres intermittentes.

D. ET M. D'AD. A l'extérieur, en substance q. q.; en lotion ou injection de gr. j à viij dans ℔ j de véhicule. *Solut. sulph. cupri comp. E.* (Sulf. de cuivre et alun ana 3 p. acide sulfurique 1,5 et eau 32 p.) q. q. A l'intérieur, comme émétique, gr. j à iv dans ℥ vj d'eau; comme tonique et stimulant, gr. 1/4 à 1/2 par jour, en dissolution ou en pilules, et plus progressivement.

VERT-DE-GRIS. *Sub-acetas cupri. Ærugo.* Acétate de cuivre impur.

P. P. Poudre d'une couleur verte bleuâtre; sans odeur et d'une saveur forte et styptique.

P. C. Est formé de 43 p. d'acétate de cuivre neutre, de 37 d'hydrate de deutoxide de cuivre, etc. L'eau dissout l'acétate de cuivre et le sépare de l'oxide.

PRÉP. En laissant pendant un certain temps des lames de cuivre en contact avec du marc de raisin.

U. A l'extérieur, comme escarrotique, pour détruire les chairs fongueuses, les verrues; pour panser certains ulcères syphilitiques, scorbutiques, etc. On a proposé l'emploi de cette substance à l'intérieur comme excitant, au commencement de certaines phthisies, dans les affections cancéreuses; mais elle n'est plus employée.

D. ET M D'AD. à l'extérieur, *Onguent egyptiac*, *Mellitum de acet. cupri. P.* (Miel 14 p. acide acétique 7 p. et vert-de-gris, 5 p.) q. q. *Lin. æruginis. L.* (composé des mêmes substances.) *Ung. ærug. E.* (ong. résineux, 15 p., vert-de-gris, 1 p) q. q.

AMMONIAQUE LIQUIDE. *Ammonia liquida. Alcali volatil fluor.* Esprit de sel ammoniaque, solution de gaz ammoniaque dans l'eau.

P. P. Liquide incolore, d'une odeur *sui generis*, très-intense; saveur caustique; pesanteur spécif. 0,905, lorsqu'il contient 1 p. d'ammoniaque sur 3 p. d'eau en poids.

P. C. Le gaz ammoniaque est formé de 100 d'azote et 22,66 d'hydrogène en poids; à la température ordinaire, l'eau peut en dissoudre 430 fois son volume; mais il se dégage par l'ébullition; il verdit le sirop de violettes, et forme des sels avec les acides.

PRÉP. En décomposant le muriate d'ammoniaque par la chaux vive, et en faisant passer dans de l'eau le gaz qui se dégage.

U. Appliquée sur la peau, cette substance occasionne très-promptement une douleur vive, des phlyctènes, et peut même déterminer la formation d'une escarre; on l'emploie pour cautériser la peau d'une manière lente et douloureuse, dans certaines maladies cérébrales; dans des cas de morsures d'animaux vénimeux, de piqûres de certains insectes, etc.; elle est très-usitée comme rubéfiant dans les rhumatismes chroniques, les engorgemens récens des mamelles; étendue d'eau, on l'administre aussi à l'intérieur comme stimulant et diaphorétique dans des cas de morsures de vipères, de fièvres putrides, d'éruptions cutanées indolentes ou arrêtées brusquement, d'hydropisies, etc.; on emploie encore le gaz qui se dégage toujours de cette dissolution, pour irriter la membrane pituitaire, dans des cas de syncope.

D. ET M. D'AD. Comme caustique, à l'état liquide concentré, seul ou mêlé avec partie égale de suif (ce qui constitue le *Caustique ammoniacal de Gondret*).

Comme rubéfiant, *Liniment volatil. P.* (ammoniaque liq. 1 p. huile d'amandes douces, 8 p.)

A l'intérieur, gouttes xx à xl, dans ℥ vj de véhicule, par cuillerées. *Eau de Luce* (ammoniaque 16 p. huile de succin et baume de la Mecque ana 1 p.) gouttes xv à xx dans ℥ iv de véhicule.

LES ACIDES MINÉRAUX concentrés, tels que les acides sulfurique, hydrochlorique, nitrique, etc., sont des caustiques puissans qu'on emploie aussi dans quelques cas. (*Voyez leur histoire*).

CHAPITRE II.

SUBSTANCES ÉPISPASTIQUES ET RUBEFIANTES

Les médicamens rubéfians (*rubefacere*, rougir) sont ceux qui, appliqués sur la peau, y déterminent de la rougeur et les autres symptômes d'une inflammation légère; lorsque cette action est plus énergique ou plus long-temps prolongée, la rubéfaction est suivie d'une sécrétion de sérosité qui s'amasse sous l'épiderme, le détache, et détermine la formation de vésicules ou ampoules qu'on nomme phlyctènes; phénomènes tout-à-fait semblables à ceux que produit une brûlure légère. On donne aux substances susceptibles d'agir de cette manière, le nom de *vésicans* ou *épispastiques* (ἐπισπάω, j'attire). Ainsi ces noms divers n'expriment que des degrés différens d'une même action physiologique.

Quoique l'action immédiate de la plupart de ces medicamens soit purement locale, ils peuvent quelquefois produire une excitation générale plus ou moins vive; mais ces effets ne sont que sympathiques, et ne dépendent pas de l'influence qu'aurait la substance vésicante sur l'économie en général. Cependant il en est quelques-uns qui peuvent être absorbés et produire des effets généraux, indépendans de toute influence sympathique.

C'est presque toujours dans la vue de déplacer une irritation fixée sur un organe important, et de l'appeler, pour ainsi dire, au-dehors, en un mot, pour produire une dérivation, qu'on provoque ainsi l'inflammation de la peau, et qu'on entretient plus ou moins long-temps l'écoulement purulent qui en est la suite.

Dans certains cas, on profite de l'effet stimulant que les vésicans exercent sur l'économie en général, pour combattre la prostration des forces et autres symptômes adynamiques.

SUBSTANCES VÉSICANTES TIRÉES DU RÈGNE ANIMAL.

CANTHARIDES. *Cantharidæ. Cantharis vesicatoria* Geoff. *Meloe vesic.* L. *Litta vesic.* Fab. Insecte coléoptère, hétéroméré, famille des épispastiques, très-commune en Espagne, en Italie, en France, etc.; vit en général sur le frêne.

C. ENTOMOLOGIQUES. Longueur, huit à dix lignes; antennes noires, filiformes; élytres longues, molles et flexibles; d'un vert doré brillant; tarses d'un brun foncé.

P. P. Désséchées, légères, très-friables; odeur particulière, désagréable, pénétrante; saveur très-âcre.

P. C. D'après M. Robiquet, elles contiennent une substance blanche, cristalline, insoluble dans l'eau, soluble dans l'éther, l'alcool bouillant et les huiles, qu'on a nommée *cantharidine*, et qui est le principe vésicant de ces insectes; une huile verte, une matière noire insoluble dans l'eau, une matière jaune soluble dans l'eau, de l'acide urique, de l'acide acétique, des phosphates, etc.

PRÉP. On fait périr les cantharides en les plaçant dans des tamis au-dessus de vases contenant du vinaigre concentré en ébullition; puis on les dessèche au soleil.

U. Les cantharides sont les substances les plus généralement employées pour établir les vésicatoires. Elles peuvent cependant être absorbées, et donner lieu à des accidens dépendant de l'influence irritante qu'elles exercent alors sur l'économie en général, mais spécialement sur les organes génito-urinaires. C'est ainsi qu'on voit quelquefois se déclarer la strangurie, le priapisme, etc., à la suite de l'application d'un vésicatoire.

On emploie aussi les cantharides à l'intérieur dans un grand nombre de cas, comme stimulant très-énergique : on s'en sert avec avantage dans les hydropisies, certaines névroses, la paralysie, etc.; enfin on a profité de leur action spéciale sur les organes génito-urinaires pour combattre les paralysies de la vessie, les écoulemens blennorrhagiques très-anciens, l'anaphrodisie, etc.

D. ET M. D'AD. Comme épispastique, en poudre q. q., sur l'*Emplâtre de cantharides* (cantharides pulvérisées, cire jaune et graisse de mouton, ana 4 p., résine jaune, 1 p.). *Taffetas épispastique* (p. é. de cantharides, de myrrhe, d'euphorbe et d'écorce de Daphné). *Pommade épispastique verte P.* (cantharides 1/32 mêlées avec onguent populum, cire blanche, vert-de-gris et extrait d'opium). A l'intérieur, en poudre, gr j à iv. *Teinture* (cantharides pulv. 1 p., alcool 8 p. il s'y trouve 1/55 de principes solubles), gouttes x à xx. A l'extérieur, en frictions, q. q.

SUBSTANCES VÉSICANTES TIRÉES DU RÈGNE VÉGÉTAL.

Famille des Thymélées.

C. B. Dicotyl. apétales; étam. pérygines; tiges ligneuses; feuilles alternes, souvent persistantes; calice monosépale, tubuleux, quatre ou cinq div.; huit ou dix étam.; pistil simple; un style et un stygmate; ovaire supère, uniloculaire; fruit, baie monosperme ou akène.

GAROU. *Sain-bois. Daphne gnidium.* L. Arbuste qui croît dans le midi de la France, dans les lieux secs et incultes. P. U. L'écorce.

C. B. Feuilles lancéolées, aiguës; fleurs blanches, odorantes; fruit, baie globuleuse, sèche, noirâtre.

P. P. L'écorce du garou est en lanières menues, tenaces, grisâtres à l'extérieur, jaunes intérieurement; couvertes d'un duvet soyeux, et offrant des rides transversales; inodore; d'une saveur extrêmement âcre et brûlante.

P. C. Paraît devoir ses propriétés vésicantes à un principe particulier découvert par M. Vauquelin et qu'on a nommé *Daphnine.* Cette substance est volatile, alcaline, soluble dans l'eau; sa saveur, nulle d'abord, se développe peu à peu et devient très-âcre ; contient en outre du ligneux, des sels, etc.

U. Employée à l'extérieur pour établir des exutoires lorsqu'on redoute l'action des cantharides sur l'appareil génito-urinaire ; on l'a administrée à l'intérieur comme stimulant général et diaphorétique ; on en a conseillé l'usage contre les dartres, les scrophules, la syphilis constitutionnelle, le rhumatisme chronique, etc. Peu usité.

D. ET M. D'AD. A l'extérieur, comme vésicant, un morceau macéré dans du vinaigre et appliqué sur la peau ; en pommade, lotions, etc. A l'intérieur, poudre, g[r] j à x. *Décoction. E.* (Garou ʒ ij, réglisse ℥ ß, pour ℔ iij d'eau réduites à ℔ ij) ℥ iv à vj, trois fois par jour.

Le DAPHNE MEZEREUM et le D. LAUREOLA, voisins du précédent, possèdent les mêmes propriétés et peuvent très-bien le remplacer.

Famille des Crucifères.

C. B. Décotyl., polyp.; étam. hypogynes; tiges herbacées; feuilles alternes; cal. tétrasép. caduc; corol., quatre pét. onguiculés, disposés en croix; six étam., deux petites et quatre grandes; un style et un stygmate ; ovaire à deux loges; fruit, en général, une silique ou une silicule, polyspermes.

MOUTARDE. *Sinapios semina. Sinapis nigra,* L. Plante annuelle indigène qui croît dans les lieux un peu humides. P. U. Les graines.

C. B. Tige dressée, rameuse ; feuilles grandes, sessiles, glabres ; cal. étalé ; pétales dressés ; fleurs jaunes, petites, disposées en épis ; fruits, siliques grêles, tétragonales, graines brunâtres.

P. P. Entières, les graines sont presque inodores ; concassées, elles ont une odeur piquante et pénétrante ; une saveur âcre, mordante et un peu amère ; les molécules qui s'échappent de ces graines irritent les yeux et provoquent le larmoiement.

P. C. Suivant M. Thibierge, elles contiennent : 1° une huile fixe, douce, d'un jaune verdâtre, soluble dans l'alcool ; 2° une huile volatile, d'un jaune clair, pesante, d'une saveur âcre et piquante, soluble dans l'eau et contenant du soufre ; sa vapeur irrite les yeux ; elle détermine la rubéfaction de la peau ; 3° de l'albumine végétale ; 4° du mucilage ; 5° du soufre ; 6° de l'azote, et 7° des sels à base de chaux.

U. Employée généralement comme assaisonnement ; à plus hautes doses, très-excitante ; on l'a conseillée, unie au quinquina, dans les fièvres putrides pour combattre la stupeur, etc. ; dans les hydropisies et les fièvres intermittentes ; à l'extérieur, comme rubéfiant et même vésicant, quand on redoute l'emploi des cantharides, et qu'on veut obtenir un effet très-prompt. Très-usitée.

D. ET M. D'AD. A l'intérieur, graines entières, ℥ j à ij ; concassées, ʒ iij à iv dans ℔ j de lait (on passe pour séparer le caillot). En lavement, farine, cochl. ij à iij. A l'extérieur, en cataplasmes (*sinapismes*) humectée avec du vinaigre; en pédiluves de ℥ iv à viij. Cette substance entre dans la composition du vin antiscorbutique.

Famille des Conifères.

C. B. Dicotyl. apét., monoïques, dioïques ou unisexuées; tiges ligneuses; feuilles étroites, persistantes; fleurs en chatons; étam. nombre variable; anthères uniloculaires; ovaire conique, qui se change en akène. Ces végétaux sont remarquables par les sucs résineux qu'ils contiennent, et qui leur donnent une odeur aromatique.

Poix de Bourgogne ou Poix jaune. *Pix arida.* Suc résineux concret fourni par le *Pinus maritima*, et le *P. Sylvestris*, L., qui croissent dans les parties montueuses de la France.

C. B. Tronc élevé; rameaux étalés; feuilles lisses, d'un vert foncé, géminées; fleurs mâles en chatons écailleux; deux anthères attachées aux écailles; fleurs femelles, aussi en chatons plus petits; cônes ovoïdes, pyramidaux, contenant des amandes d'un goût de térébenthine.

P. P. Masses fragiles, opaques, d'une couleur jaunâtre ou d'un brun rougeâtre; odeur et saveur de térébenthine; s'amollissent à la chaleur de la main, et deviennent alors onctueuses et tenaces.

P. C. Se ramollit dans l'eau chaude; soluble dans l'alcool.

Prép. En faisant des incisions à l'écorce du Pin maritime. Le suc résineux se concrète; on le détache, et on le purifie en le fondant dans l'eau chaude, et en filtrant au travers d'un lit de paille. (*Voy. Résine de térébenthine.*)

U. On ne l'emploie qu'à l'extérieur pour rubéfier la peau : elle ne détermine jamais la vésication ; mais souvent elle donne lieu à une éruption de petits boutons ; on s'en sert dans les affections rhumatismales, dans la pleurodynie, etc. ; elle entre dans la composition de plusieurs emplâtres.

D. ET M. D'AD. Etendue sur un morceau de peau. q. q.

Famille des Renonculacées.

C. B. Dicotyl. polyp. ; étam. hypogynes ; tiges, en général, herbacées ; feuilles ordinairement alternes ; calice polysép. corolliforme ; corolle, cinq pétales, ou plus, manquent souvent ; étam. très-nombreuses ; pistils nombreux, réunis en forme de tête ; un style latéral ; un stygmate glanduleux ; fruits, akène ou capsule polysperme.

CLÉMATITE. *Clematis vitalba* ou *recta*. L., Arbuste indigène qui croît dans les haies. P. U. Les feuilles.

C. B. Tige sarmenteuse, anguleuse, grimpante ; feuilles opposées, pinnées à cinq folioles ovales : calice 4 sep. caducs ; fleurs blanches ; fruits surmontés d'une aigrette plumeuse.

P. P. Odeur nulle ; saveur très-âcre et caustique.

P. C. N'a pas été analysée ; paraît contenir un principe très-âcre.

U. On peut l'employer à l'extérieur comme vésicant, lorsque l'on redoute l'action générale des cantharides. Les habitans des campagnes s'en servent comme purgatif; Stork l'a conseillée à l'intérieur pour combattre les symptômes vénériens consécutifs, la gale rebelle, le cancer des mamelles, etc. On l'a tout-à-fait abandonnée.

D. ET M. D'AD. A l'intérieur, poudre, g[r] j à iij. Infusion, ʒ j à ij par ℔ j d'eau. *Extrait*, g[r] j à iij. A l'extérieur les feuilles fraîches, pilées en cataplasmes.

La plupart des autres plantes de cette sont remarquables par leur extrême âcreté, elles pourraient être employées à l'extérieur pour irriter la peau et déterminer même la vésication.

La DENTELAIRE, *Plumbago Europæa*. L. La JOUBARBE ACRE, *Sedum acre*. L. Les ORTIES, *Urticæ*, etc., peuvent également être employées comme rubéfiants.

L'HYDROCHLORATE DE SOUDE, ou sel de cuisine, est trop généralement connu pour qu'il soit nécessaire de le décrire ici, nous dirons seulement qu'on l'associe souvent à l'eau chaude comme pédiluve rubéfiant.

CHAPITRE III.

MÉDICAMENS ASTRINGENS.

Les médicamens astringens (*Astringere*, resserrer) sont ceux qui, appliqués aux tissus vivans, y produisent une sorte de resserrement fibrillaire, en même temps qu'ils exercent une action tonique passagère. C'est en vertu de la première de ces propriétés que les substances de ce genre, appliquées à la surface d'une plaie saignante, y déterminent une astriction qui arrête l'écoulement du sang fourni par les petits vaisseaux. Employées ainsi à l'extérieur, on leur donne le nom de styptiques.

Le goût peut, en général, faire reconnaître les substances qui jouissent de la propriété astringente. En effet, la sensation d'âpreté qu'elles laissent sur la langue est connue de tout le monde.

Les règnes végétal et minéral fournissent les médicamens de ce genre. Ceux du premier doivent, en général, leur activité à la présence de l'acide gallique et du tannin, que, jusqu'ici, on avait regardé comme étant un principe immédiat; mais qui, d'après M. Chevreul, est composé d'acide gallique, d'un principe colorant, et de quelques autres substances. Ces corps se dissolvent difficilement dans l'eau froide, mais très-facilement dans l'eau bouillante. Ils décomposent l'émétique, les sels de fer, et forment, avec la gélatine, un composé insoluble; par conséquent, ils ne doivent jamais être mêlés à ces subtances, dans les préparations pharmaceutiques. L'acide gallique est très-soluble dans l'alcool; mais le tannin ne s'y dissout pas toujours en entier.

Les astringens tirés du règne minéral sont des acides ou des sels avec excès d'acide. Appliqués sur les membranes muqueuses ou sur les surfaces dénudées, ils occasionnent tous une impression douloureuse, suivie d'engourdissement. En même temps, les parties se resserrent, et deviennent blanchâtres par suite de la contraction des capillaires. Mais, au bout d'un certain temps, l'afflux du sang augmente graduellement, et le réseau vasculaire paraît plus développé qu'auparavant.

Quelle que soit la nature des astringens, ils exercent tous une influence analogue sur l'économie animale. Ils resserrent les tissus avec lesquels ils sont en contact, augmentent leur tonicité et commencent par y produire une excitation locale; mais si leur emploi est trop long-temps prolongé, ils émoussent la sensibilité de ces parties et tendent à en augmenter la densité.

L'action continue de ces substances à l'intérieur diminue considérablement la sécrétion qui se fait á la surface interne des intestins. Elles paraissent aussi causer une action sympathique sur la transpiration cutanée, qu'elles diminuent, et c'est ainsi qu'elles produisent quelquefois un effet diurétique. Certains médicamens qu'on emploie ordinairement comme astringens, peuvent quand on les administre à hautes doses agir sur l'économie en général à la manière des toniques (*Voy.* chap. IV); mais alors ils produisent souvent la cardialgie, des vomissemens et autres accidens; ce qui empêche de s'en servir de cette manière.

D'après ce que nous venons de dire, on voit que la médication astringente doit être nuisible toutes les fois qu'il existe une inflammation assez intense; cependant on l'emploie quelquefois avec beaucoup d'avantages dans le début d'une inflammation externe telle que le panaris, etc.; mais c'est lorsque la phlogose est devenue chronique, qu'il n'existe plus de douleur, et que les sécrétions ne sont point revenues à leur état normal, comme dans certaines diarrhées chroniques, ou dans la dernière période des phlegmasies catarrhales du vagin ou de l'urètre, que les astringens, convenablement administrés, sont du plus grand secours. On les emploie encore avec succès dans la colique des peintres; mais alors on doit les donner à assez hautes doses.

On a beaucoup vanté l'efficacité de ces médicamens pour combattre les hémorragies passives telles que les ménorrhagies, les hématuries, etc., et en effet ils réussissent assez souvent. Mais dans l'hémoptysie, l'hémathémèse et autres, on doit craindre leur action stimulante ; car il est rare que ces accidens ne soient pas le résultat de lésions organiques qui pourraient être aggravées par toute excitation un peu forte. Aussi, dans ces derniers cas, on doit commencer par l'emploi des astringens les moins irritans ; tandis que dans les premiers on pourra se servir des plus énergiques.

Substances astringentes minérales.

Acide sulfurique. *Acidum sulfuricum.* Huile de vitriol.

P. P. L'acide sulfurique pur peut être obtenu à l'état solide ; mais celui du commerce, qui contient toujours de l'eau, lors même qu'il est le plus concentré, se présente sous la forme d'un liquide incolore, d'une consistance oléagineuse, inodore, d'une saveur acide et caustique très-intense. Pesant. spécif. 1, 85. Entre en ébullition à 327° centig.

P. C. L'acide sulfurique anhydre est composé de soufre 100 et oxigène 138 en poids. L'acide sulfurique liquide de la pesant. spécif. de 1, 85, contient 11 p. d'eau et 81 d'acide absolu sur 100 en poids. Il rougit fortement le tournesol, charbonne rapidement les substances végétales ou animales avec lesquelles il est en contact ; exposé à l'air, il en attire l'humidité et ensuite se noircit ; chauffé avec du charbon, il se décompose et donne des vapeurs d'acide sulfureux. Il est doué d'une très-grande affinité pour les bases salifiables.

Subst. incomp. Il décompose tous les carbonates, les nitrates, les hydrochlorates, les hydrosulfates, etc.

Prép. En chauffant dans une chambre de plomb un mélange de 8 p. de soufre et de 1 p. de nitre; le soufre se transforme en acide sulfureux aux dépens de l'oxigène de l'air et de l'acide nitrique, qui est transformé en acide nitreux. Ces deux acides se combinent et forment un composé solide qui est décomposé par l'eau et changé en acide sulfurique, qui se dissout, et en gaz nitreux, qui se dégage.

U. L'acide sulfurique concentré est un caustique très-énergique, ainsi que nous l'avons déjà dit. Affaibli, on l'emploie à l'extérieur comme astringent puissant; enfin, étendu d'une très-grande quantité d'eau, il peut être administré à l'intérieur. Il paraît alors activer les organes digestifs, augmenter la sécrétion de l'urine, etc., en même temps qu'il diminue la chaleur, étanche la soif et rallentit la circulation; ce qui le rapproche des médicamens tempérans, sans cependant nous permettre de le séparer des astringens.

On emploie, avec beaucoup de succès, cet acide sous forme de limonade dans les fièvres bilieuses et adynamiques, dans le scorbut, les diarrhées et dyssenteries anciennes et les hémorragies passives. Son usage trop long-temps prolongé peut occasioner la cardialgie, l'amaigrissement, etc.

A l'extérieur, on l'emploie comme escarrotique pour détruire les porreaux, et comme excitant de la peau dans quelques affections chroniques de ce tissu.

D. ET M. D'AD. A l'intérieur, limonade minérale (environ 1/300 d'acide dans de l'eau et du sucre de manière à être agréable au goût) q. q. *Eau de Rabel ou Acide sulf. alcoolisé*, *P.* (Mélange fait à froid d'alcool 3 p. et acide sulf. 1 p.; à la longue il s'y forme de l'éther), comme astringent, tonique, et excitant, ℈ j à ʒ j dans ℔ j à ij de véhicule mucilagineux. *Elixir vitriolique de Mynsicht. Tinct. aromatica cum acido sulfurico P.* (environ 13 d'acide sulf. 20 de médicamens aromatiques, et 8 de sucre sur 100 d'alcool); comme antiseptique puissant, gouttes xv à xxx, dans un véhicule convenable. A l'extérieur, comme escarrotique, très-concentré; comme astringent et irritant, en lotion ou onguent.

ALUN. *Alumen*. Sulfate acide d'alumine et de potasse, ou d'alumine et d'ammoniaque. Se trouve quelquefois dans les environs des volcans.

P. P. Cristaux octaédriques, incolores, d'une saveur très-styptique.

P. C. Les cristaux d'alun à base de potasse sont formés de sulfate d'alumine 36, sulfate de potasse 18, et eau 45. Chauffés, ils fondent dans leur eau de cristallisation, et, coulés dans cet état, constituent l'*Alun de roche*. Si, au contraire, on continue à les chauffer, ils se boursoufflent, deviennent opaques, et sont appelés alors *Alun calciné, Alumen ustum;* ils s'effleurissent un peu à l'air; sont solubles dans 15 parties d'eau froide et dans un peu moins d'une partie d'eau bouillante.

PRÉP. On peut faire de l'alun artificiel en exposant, pendant un long espace de temps, à l'action de l'air et de l'eau, une substance minérale qui contient du sulfure de fer et de l'argile; il se produit ainsi du sulfate de protoxide de fer et du sulfate acide d'alumine; on sépare le premier de ses sels par la cristallisation, et on transforme le second en alun, en le faisant bouillir avec du sulfate de potasse ou d'ammoniaque.

SUBST. INCOMP. Les alcalis, l'eau de chaux, le carbonate et l'hydrochlorate d'ammoniaque, le tartrate de potasse, les sels de mercure, les substances tannantes, etc., forment des précipités avec l'alun. Aussi l'addition d'alun, dans une décoction de quinquina, en diminue les propriétés astringentes et la préparation appelée *Pulv. sulph. aluminis comp. E.*, contenant de l'alun mêlé avec une substance végétale astringente est moins énergique qu'aucun des médicamens qui entrent dans sa composition.

U. Cette substance est un excellent astringent, et peut être employée avec avantage dans les hémorragies abondantes et passives de l'utérus, dans les écoulemens atoniques muqueux et séreux; dans l'inflammation de la conjonctive, de l'arrière-bouche et de la peau; dans certaines ulcérations superficielles et récentes, telles que les aphtes. On l'emploie avec beaucoup de succès à l'hôpital Saint-Antoine pour combattre la colique saturnine.

L'alun calciné est très-employé à l'extérieur comme escarrotique, pour réprimer les chairs fongueuses.

D. ET M. D'AD. En dissolution ou en pilules, g[r] vj à xij; dans la colique de plomb ʒ j à ij dans un julep gommeux. *Petit lait aluminé* (alun ʒ ij, lait ℔ ij), de ʒ iv à ℥ ij, plusieurs fois par jour. A l'extérieur, *Liq. d'alun comp. L.* (alun et sulf. de zinc ana ℥ß, eau ℔ ij). q q. Gargarisme ou injection, ʒß à j par ℔ j d'eau.

SULFATE DE FER. *Sulphas ferri. Ferrum vitriolatum. Sal martis*, mélange de proto-sulfate et de sous-trito-sulfate de fer.

P. P. Cristaux rhomboïdaux; d'une couleur verte (proto-sulfate), et plus ou moins recouverts d'une croûte opaque, jaunâtre (sous-trito-sulfate); saveur styptique, analogue à celle de l'encre.

P. C. Le proto-sulfate de fer s'effleurit à l'air; il est soluble dans deux parties d'eau froide et dans les trois quarts de son poids d'eau bouillante: cette dissolution, exposée à l'air, passe bientôt du vert au jaune rougeâtre; car il y a absorption d'oxigène et formation de sous-trito-sulfate jaune, qui est insoluble et qui se précipite, et de trito-sulfate acide rouge, qui reste en dissolution.

PRÉP. C'est un des produits qu'on obtient dans la préparation de l'alun que nous avons indiquée.

SUBST. INCOMP. Tout sel dont la base forme, avec

l'acide sulfurique, un composé insoluble, les oxides métalliques des deux premières classes, le borax, le nitre, le muriate d'ammoniaque, le tartrate de potasse et de soude, les acétates de plomb, les savons, etc. On regarde en général le tannin et les autres principes astringens végétaux comme ne pouvant être administrés avec ce sel; mais plusieurs auteurs modernes sont portés à croire que les précipités ainsi formés conservent les propriétés médicinales du sulfate de fer.

U. Astringent très-énergique, et, par conséquent, qui ne doit être employé à l'intérieur qu'avec beaucoup de ménagement. D'après M. Marc, il est très-utile dans certaines fièvres intermittentes; mais, administré à hautes doses, il peut déterminer l'insensibilité générale et la mort. On l'a encore conseillé comme anthelmintique. A l'extérieur, on s'en sert dans les hémorragies, la blennorrhée, etc.

D. ET M. D'AD. A l'intérieur, gr j à v uni à un extrait amer. *Eau minérale du docteur Marc* (sulf. de fer ʒ j, eau ℔ ij), environ un verre entre les accès. A l'extérieur, dissout dans l'eau, q. q.

TARTRATE DE FER ET DE POTASSE. *Tartras potassæ et ferri.* Tartre martial soluble. Tartre chalybé.

P. P. Peut cristalliser en aiguilles; mais, en général, se présente sous forme de poudre d'une couleur brune verdâtre; inodore; saveur légèrement styptique.

P. C. Contient, en général, du fer métallique et de l'oxide noir; très soluble dans l'eau.

Prép. En faisant bouillir dans de l'eau p. é. de limaille de fer et de crême de tartre.

Subst. incomp. Les acides forts, l'eau de chaux, l'hydrosulfure de potasse, etc.

U. A peu près les mêmes que ceux du précédent, mais cependant plus usité; il est quelquefois très-utile dans certaines diarrhées chroniques; à l'extérieur, on l'emploie en lotions, en douches dans les entorses.

D. et M. d'ad. En dissolution, g^r v à ʒ ß. *Teint. de Mars tartarisée*, *Tart. de potasse et de fer liquide*, P. (dissolution concentrée de ce sel avec une certaine quantité d'alcool) gouttes xx à xl. *Vin chalybé de Parmentier* (teinture de Mars tartarisée ℥ j, vin ℔ ij) ʒ ij, à ℥ j, deux ou trois fois par jour. *Vin chalybé du Codex* P. (obtenu en faisant digérer, limaille de fer, ℥ j dans vin blanc une bouteille) même dose. A l'extérieur, *Boules de Nancy* (tart. de potasse et de fer, avec excès de tritoxide de fer, de l'alcool, etc.) En lotion, *Eau de boule*, q. q.

Protochlorure de fer. *Murias ferri sublimatus.*

P. P. Cristaux brillans, très-petits, d'un brun clair; déliquescens.

P. C. Se dissout dans l'eau et passe à l'état d'hydrochlorate de fer.

Subs. incomp. Les alcalis, le nitrate d'argent, etc.

Prép. En chauffant au rouge-cerise de l'hydro-chlorate de fer qui se transforme en chlorure et se volatilise.

U. Astringent et tonique très-énergique, peu usité.

D. ET M. D'AD. *Teinture de muriate de fer, L.*, gouttes viij à xx, deux ou trois fois le jour. *Teint. de Bestuschef, P.*, (chlorure de fer, 1 p., éther sulf. alcoolisé 9 p.) comme antispasmodique.

OXIDE DE ZINC. *Oxidum zinci. Pompholix. Flores zinci.* Tuthie préparée.

P. P. Blanc, doux au toucher, insipide, inodore.

P. C. Composé de 100 p. de zinc et de 24 d'oxigène; se combine très-bien avec les acides, et se dissout dans la potasse, la soude et l'ammoniaque.

PRÉP. En exposant à l'action de l'air du zinc en fusion.

U. Comme astringent, antispasmodique et émétique; a été beaucoup vanté dans le traitement de l'épilepsie, de l'hystérie et de certaines névroses. Employé à l'extérieur contre l'ophtalmie, les flux muqueux chroniques, etc., et pour faire disparaître les taies de la cornée.

D. ET M. D'AD. A l'intérieur, g^r vj à ℨß par jour, en pilules; entre dans la composition du *Remède de Meglin* contre le tic douloureux. *Collyre sec de M. Dupuytren contre les taies* (p. é. de calomel, de sucre candi et d'oxide de zinc, le tout en poudre impalp.), une pincée.

Sulfate de zinc. *Sulfas zinci.* Couperose blanche. Vitriol blanc.

P. P. Prisme à quatre pans, incolores, efflorescens; saveur âcre et styptique.

P. C. Soluble dans 2,5 d'eau froide et dans une moindre quantité d'eau chaude. Dans le commerce contient souvent un peu de sulfate de fer.

Prép. En faisant griller à l'air un minerai appelé *blende*, qui contient du sulfure de zinc.

U. A l'intérieur comme astringent, tonique, antispasmodique et émétique; à l'extérieur comme topique astringent.

D. et M. d'ad. Comme émétique, gr x à xx dans de l'eau distillée; comme astringent gr j à v, deux ou trois fois par jour. En collyre, gr j à ij, dans ℥ j d'eau de roses.

Acétate de plomb. *Acetas plumbi in cristallos concretus.* Sel ou Sucre de Saturne. Sous-acétate de plomb.

P. P. Masses irrégulières, cristallines; d'une couleur blanche; saveur douce et astringente.

P. C. Soluble dans 25 p. d'eau et dans l'alcool.

Subs. incomp. L'acide sulfurique, les sulfates, les hydrochlorates, les alcalis et leurs carbonates, le borax, les savons, la gomme, le tannin, la plupart des substances animales.

Prép. En faisant bouillir de la litharge dans du vinaigre distillé.

U. Comme astringent, dessicatif et répercussif, à l'extérieur pour certaines inflammations érysipétaleuses et phlegmoneuses, les contusions; à l'intérieur, pour diminuer les sueurs colliquatives; pour arrêter les diarrhées entretenues par des ulcérations superficielles; dans les hémorragies passives, quelques cas de catarrhes chroniques, etc.

D. et M. d'ad. A l'intérieur, en pilules ou en dissolution dans de l'eau distillée, gr j à xij progressivement. A l'extérieur, en lotions, ʒ ij à ℥ ij, dans ℔ j d'eau. *L'Extrait de Saturne*, qui est une dissolution concentrée de ce sel, constitue l'*eau blanche* ou *de Goulard*, lorsqu'on l'étend d'eau, et l'*eau végéto-minérale*, lorsqu'on ajoute à l'eau un peu d'alcool. *Cérat de Saturne* ou *de Goulard*, *P.* (cérat blanc 125 p. et extrait de Saturne 1 p.), q. q. *Cérat de plomb comp.*, *L.* (environ 32 p. d'extrait de Saturne, et 1 p. de camphre sur 300 p.), q. q.

L'acétate de plomb neutre a les mêmes propriétés que le sous-acétate.

Litharge. *Oxidum plumbi fusum*. Protoxide de plomb fondu.

P. P. Lames cristallines et brillantes; d'une couleur jaune rougeâtre.

P. C. Composée de plomb 100 et oxigène 7,7; calcinée à l'air passe à l'état de deutoxide; est un peu soluble dans l'eau, très-soluble dans les alcalis minéraux, forme des sels avec les acides.

Prép. En laissant refroidir lentement du protoxide de plomb fondu.

U. A l'extérieur, comme astringent sur certains ulcères chroniques.

D. ET M. D'AD. *Emplâtre diapalme* ou *emplâtre simple*, *P.* (litharge, axonge et huile d'olives, p. é.) *Onguent de la Mère*, *P.* (litharge, 250 p., huile d'olives 500 p., axonge beurre et graisse de mouton, ana 250 p., cire jaune 180 p. et poix noire 80 p.) q. q.

OXIDE ROUGE DE PLOMB. *Oxidum plumbi rubrum*, *Minium*. Deutoxide de plomb.

P. P. Poudre pesante, d'une belle couleur rouge.

P. C. Contient, plomb 100 et oxigène 11,1 ; ne se combine pas avec les acides sans passer à l'état de protoxide.

PRÉP. En calcinant à l'air du protoxide.

U. etc. Entre dans la composition de l'*Emplâtre de Nuremberg*, P. (Ox. rouge 300 p., camphre 24 p. huile d'olives et cire jaune ana 500 p.), employé comme dessicatif dans quelques cas de gangrène, *Troschiques de minium*. (*Voyez* SUBLIMÉ CORROSIF.)

SOUS-CARBONATE DE PLOMB. *Sub-carbonas plumbi*. Céruse.

P. P. Cristaux en masses, d'une couleur blanche ; insipide.

P. C. Insoluble dans l'eau ; à moins qu'elle ne contienne de l'acide carbonique, qui le transforme en carbonate acide ; soluble dans la potasse.

Prép. En décomposant le sous-acétate de plomb par un carbonate alcalin.

Usage. Entre pour 1/5 dans la composition de l'*Onguent d'oxide de plomb blanc*, que l'on applique quelquefois sur des excoriations, des gerçures de la peau, etc.

Sous-borate de soude. *Sub-boras sodæ.* Borax. Se trouve dans la nature.

P. P. Cristaux hexaèdres incolores; légèrement efflorescens; saveur styptique et alcaline.

P. C. Soluble dans 8 p. d'eau froide et 2 d'eau bouillante; les cristaux contiennent 49/100 d'eau de cristallisation.

U. On ne l'emploie que comme détersif dans quelques cas d'aphtes, d'ulcères, etc.

D. et M. d'ad. En gargarisme ʒß à ʒ j. *Miel de Borax. L.*, (borax 1 p., miel 8 p.)

Chaux. *Calx.* Oxide de Calcium.

P. P. Substance d'un blanc grisâtre, lorsqu'elle est anhydre, blanche lorsqu'elle est délitée ou à l'état d'hydrate; saveur âcre et caustique. Pesant. spécif. 2,3.

P. C. Attire l'humidité et l'acide carbonique de l'air; peut solidifier une quantité assez considérable d'eau, se réduit alors en poudre et se dissout dans environ 400 p. d'eau; verdit le sirop de violettes.

Prép. En calcinant le carbonate de chaux.

L' etc. On n'emploie plus la chaux vive comme caustique ; mais on se sert de l'eau de chaux, comme topique astringent, dans le traitement des engorgemens des articulations, la teigne, certains ulcères atoniques, etc. Le *Liniment d'eau de chaux*, *L.*, (eau de chaux et huile d'olives, p. é.), est employé pour prévenir l'inflammation dans les cas de brûlure. A l'intérieur, on administre l'eau de chaux à la dose de ℥ iv dans ℔ j de lait, comme astringent, anti-acide, et pour combattre la formation de la gravelle.

Substances astringentes végétales.

Famille des Légumineuses.

C. B. Dycotyled. polyp.; étam. périgynes; feuilles alternes, ordinairement composées; cal. monosép., en général campaniforme; corol. régulière ou anomale; souvent papillionacée; dix étamines distinctes ou réunies en deux faisceaux; fruit, gousse polysperme.

Cachou, *Catechu. Terra Japonica*, extrait préparé avec le bois et les fruits encore verts du *Mimosa catechu*, et de plusieurs autres arbres de la même famille, qui croissent aux Indes-Orientales, et surtout au Bengale. On prépare encore dans ces pays un cachou avec la noix d'un palmier, *Areka catechu*. L.; mais il n'est pas versé dans le commerce.

C. B. du M. *Catechu*; feuilles grandes, bipinnées, composées d'environ 12 paires de feuilles pinnées, composées elles-mêmes d'un grand nombre de folioles lancéolées, aiguës; deux épines un peu recourbées; fleurs en épis cylindriques, au nombre de 2 ou 3 à l'aisselle des feuilles; fruits planes, allongés contenant 5 ou 6 graines.

P. P. On distingue deux espèces de cachous : l'une d'une couleur brune rougeâtre, friable, d'une texture uniforme, d'une cassure inégale, d'une pesanteur spécifique d'environ 1,39, en morceaux carrés; c'est celui de Bombay : l'autre, d'une couleur de chocolat foncé à l'intérieur, de couleur de rouille au-dehors, plus friable, d'une pesanteur spécifique de 1,28, en pains arrondis, et du poids de trois à quatre onces; c'est celui du Bengale. Tous deux sont inodores, d'une saveur astringente, ensuite douce et agréable; ils ne sont ni déliquescens ni fusibles.

P. C. Le cachou de Bombay est formé de tannin 109, extractif 68, mucilage 13, matière insoluble, sable et chaux 10. L'autre espèce contient moins de tannin; solubles dans l'eau chaude et l'alcool.

Subst. incomp. Les alcalis détruisent l'astringence de cette substance; les sels métalliques, et surtout ceux de fer, la gélatine, etc., y déterminent des précipités.

U. C'est un des meilleurs astringens que possède la matière médicale; on l'emploie avec succès dans les diarrhées chroniques, les hémorragies passives utérines, les flueurs blanches, les vieux catarrhes, etc.; à petites doses, il agit comme tonique. Très-employé.

D. et M. d'ad. En poudre ou pilules, gr vj à ʒß. Décoct.

ʒ j à ℥ ß par ℔ ij d'eau. *Teinture. P.* (Cachou 30 p. alcool 130 p.) ʒ j à iij. *Électuaire de cachou. E.* (cachou 64 p. kino 48, canelle et muscade ana 16, opium 3, et sp. de roses rouges 560 parties) ʒ ß à j. *Pastilles de cachou simples. P.* (contenant 1/6 de cachou). *Tablettes de cachou et de magnésie. P.* (contenant cachou 1/7, et magnésie 1/3) n° iij à x de 12 grains chaque.

Sang-Dragon. *Sanguis draconis,* résine fournie par le *Pterocarpus draco.* L., arbre qui croît aux environs de Santa-Fé, en Amérique.

C. B. Feuilles alternes pinnées, à 8 folioles alternes, ovales; fleurs jaunâtres, en longues grappes à l'aisselle des feuilles supérieures; cal. turbiné, court, persistant, 5 div. inégales; cor. papillionnacée à 5 pétales; étam. diadelphes; fruit en gousse comprimée orbiculaire.

P. P. Masses de forme ovale, bâtons, ou masses informés, enveloppées dans des feuilles de roseau; dures; opaques, fragiles, d'une cassure nette, luisante; d'une couleur rouge très-foncée; poudre d'un rouge vif; inodores; d'une saveur très-légèrement astringente.

P. C. Le sang-dragon est insoluble dans l'eau, soluble en presque totalité dans l'alcool qui se colore en rouge; on croit qu'il contient de l'acide benzoïque, du tannin, etc.; il brûle avec une fumée piquante lorsqu'on le projète sur des charbons ardens.

Subst. incomp. L'eau précipite cette substance de sa dissolution alcoolique.

U. Astringent, très-peu actif, employé dans les

hémorragies passives, la leucorrhée, etc; entre dans la composition des poudres et des opiats dentifrices.

D. et M. d'ad. Poudre, gr x à ʒ ß. Teinture, ℈ j à ʒ ß; entre pour 1/3 dans les pilules d'alun téint.

Bois de Campêche. *Lignum Campechianum. Hæmatoxylon Campechianum.* L., grand arbre épineux qui croît au Mexique.

C. B. Cal. rougeâtre, 5 div. profondes; corol. 5 pét. égaux, étalés; 10 étam. libres; fleurs jaunes en épis à l'aiselle des feuilles, odorantes; gousse allongée, ensiforme, contenant 2 ou 3 graines applaties.

P. P. Bûches plus ou moins grosses, brunâtres extérieurement, d'un rouge foncé à l'intérieur; dures, compactes, pesant. spéc. plus grande que celle de l'eau; d'une odeur agréable, d'une saveur douceâtre, puis amère et astringente.

P. C. D'après M. Chevreul, il contient une huile volatile, du tannin, une matière colorante rouge cristalline, soluble dans l'eau bouillante, nommé *hématine*, des sels de chaux et de potasse. L'eau et l'alcool s'emparent de ses principes actifs et de la matière colorante.

Subst. incomp. Les acides concentrés, la solution d'alun, les sulfates de fer et de cuivre, l'acétate de plomb, l'émétique.

U. Astringent, peu employé en France; en Angleterre, on le prescrit vers la fin des dyssenteries, dans les diarrhées, etc.

D. ET M D'AD. Décoction, ℥ ß dans ℔ ij d'eau réduites au 1/8. *Extrait*, ʒ j à ij dans un véhicule convenable.

ACACIA VRAI. *Succus Acaciæ veræ*, et ACACIA NOSTRAS. *Succus Acaciæ nostratis*, le premier est un suc concret que l'on obtient des gousses encore vertes du *Mimosa nilotica*. L. (*Voy. Gomme arabique*), et le second est fourni par les fruits verts du prunellier, *Prunus spinosa*. L., de la famille des Rosacées, arbre indigène qui croît dans les bois et dans les haies.

P. P. L'acacia vrai est en petits pains, du poids de 4 à 8 onces, enveloppés dans des morceaux de vessie; solide, d'une couleur rouge brune; saveur très-astringente, puis douceâtre. L'acacia nostras est d'une couleur plus foncée et d'une saveur plus austère.

P. C. Le premier paraît formé d'acide gallique de tannin et de mucilage; le second contient de l'acide malique : ils se dissolvent dans l'eau froide.

SUBST. INCOMP. Les mêmes que pour le cachou, ainsi que leurs usages; très-peu employés.

D. ET M. D'AD. De ℈ j à ʒ j. Ils entrent dans la composition de la thériaque.

On employait, et on emploie encore dans le midi de la France, sous le nom de *Suc d'hypocyste*, aux mêmes usages que les précédens, l'extrait des fruits du *Cytinus hypocistus*. L., plante parasite de la famille des aristolochiées. Il entre dans la composition de la thériaque.

Famille des Cupulifèrées.

C. B. Dicotyléd., apétales; étam. idiogynes, didymes; tiges ligneuses; feuilles simples; fleurs unisexuées, monoïques; fleurs mâles en chatons allongés; 20 à 25 étamines; fleurs femelles, ovaire infère, charnu intérieurement, à 2 ou 3 loges; fruit *gland* indéhiscent, enveloppé, en tout ou en partie, dans une capsule.

Chêne. *Quercus robur* L. arbre indigène. P. U. Ecorce et excroissances.

C. B. Fl. mâles en chatons grêles; écaille calliciforme plane, lobé; 6 ou 8 étamines insérées à son centre; fl. femelles, 3 styg. spatulés; involucre uniflore, imbriqué; le fruit est un gland entouré à sa base d'une capsule écailleuse.

Ecorce de Chêne. P. P. Epaisse, raboteuse; couleur foncée à l'extérieur, rougeâtre intérieurement; saveur très-styptique.

P. C. Contient une grande quantité de tannin, et de plus une matière extractive. Ces principes sont solubles dans l'eau froide.

U. C'est un des astringens les plus énergiques; aussi ne faut-il l'administrer à l'intérieur qu'avec retenue; employé dans la dyssenterie, mais surtout comme moyen topique; a été vanté comme fébrifuge, mais ne paraît pas susceptible de remplacer le quinquina; à assez haute dose pour exercer une influence tonique générale, détermine de la cardialgie, etc.

D. M d'ad. Poudre, ʒ iv à ℥ j. Décoct. ʒ ij à ℥ß par ℔ j d'eau.

Noix de Galle. *Gallæ turcicæ.* Excroissances qui se développent sur les feuilles du chêne par suite de la piqûre d'un insecte du genre *Cynips*, qui y dépose ses œufs. Celles qui viennent d'Alep, et qui ne sont pas percées sont les plus estimées.

P. P. Corps charnus, arrondis, raboteux, de la grosseur d'une cerise.

P. C. Contiennent 185/500 de matières solubles dans l'eau, dont 130 p. de tannin, 31 d'acide gallique, uni à un peu d'extractif, 12 de mucilage devenant insoluble par l'évaporation, et 12 de matières salines.

U. Employée dans les mêmes cas que l'écorce de chêne; à hautes doses, occasionne des vomissemens; en gargarisme, peut être utile pour arrêter la salivation mercurielle.

D. et M. d'ad. Poudre, g^r viij à ℈ j. Inf. ʒ j à ij par ℔ ij d'eau. *Teinture: D.* (Noix de Galle, 1 p. alcool 8 p.)

Famille des Polygalées.

C. B. Dicotyl. polyp.; étam. hypogynes; tiges herbacées ou ligneuses; feuilles alternes; cal. 3, 4 ou 5 div.; corolle 3 à 5 pét.; ordinairement 8 étam. diadelphes, insérées sur les pét.; anthères uniloculaires; ovaire supère, à 1 ou 2 loges; 1 style; 1 stygmate; fruit, capsule bivalve.

Ratanhia. *Radix ratanhiæ. Krameria triandra.*

Ruiz. Arbuste originaire du Pérou. P. U. L'écorce de la racine.

C. B. Racine traçante; tige rameuse, velue, blanchâtre; feuilles petites, ovales, coriaces; cal. 4 div. profondes; corol. irrégulière, 4 pétales; 3 étam., libres et ascendentes; fleurs placées à l'aisselle des feuilles supérieures, accompagnées de deux bractées; fruit globuleux, hérissé de pointes, contenant deux graines dépourvues d'endosperme.

P. P. Racine formée de ramifications cylindriques de la grosseur du petit doigt; d'une couleur brune rougeâtre à l'extérieur; le corps ligneux intérieur est beaucoup moins foncé; il est dur, inodore, et presque sans saveur, tandis que la partie corticale jouit d'une saveur extrêmement astringente et un peu amère.

P. C. D'après M. Vogel, l'écorce de cette racine contient: tannin modifié 40; gomme 1, 50; fécule 0, 50; ligneux 48; acide gallique une trace, et suivant M. Peschier un acide particulier qu'il nomme *Kramérique*. L'eau et l'alcool s'emparent des principes actifs du ratanhia, qui leur communique une couleur rouge.

Subs. Incomp. Les sels de fer, la gélatine, les acides minéraux, etc.

U. C'est un astringent très-énergique : on l'emploie avec succès pour combattre les hémorragies passives, les diarrhées chroniques, la leucorrhée, les blennorrhagies anciennes, et en général dans les mêmes cas que le cachou. Très-usité; il entre dans la composition de poudres dentifrices.

D. ET M. D'AD. Décoction, ℥ß à j dans ℔ ij d'eau réduites à j. *Extrait aqueux* ou *alcoolique*, ℈ j à ℥ß.

LE RATANHIA DES ANTILLES, *Krameria ixina* est employé dans les mêmes cas.

Famille des Rubiacées.

C. B. Dicotyl., monopét.; étam. épigynes, distinctes; tiges herbacées ou ligneuses; feuilles alternes; cal. adhérent à l'ovaire; corolle régulière, 4 ou 5 div.; 4 ou 5 étam.; ovaire infère; fruit, capsule ou baie, ou 2 petites coques sèches monospermes.

GOMME KINO. *Gummi kino; Gummi gambiense*. Suc épaissi, ou extrait des tiges et des branches du *Nauclea Gambeer*. Hunter. Arbuste qui croît dans l'Inde.

C. B. Feuilles opposées; fleurs axillaires infundibuliformes.

P. P. Masses opaques, dures, fragiles, d'une cassure brillante, quelquefois celluleuses; d'une couleur rouge très-foncé; la poudre est d'un rouge plus clair; inodore; d'une saveur extrêmement styptique suivie d'un goût douceâtre.

P. C. Contient beaucoup de tannin et de l'extractif. Peu soluble dans l'eau froide, soluble, en grande partie, dans l'eau chaude et dans l'alcool: la solution aqueuse se trouble par le refroidissement.

SUB. INCOMP. La gélatine, le sulfate de fer, les sels d'argent, de plomb, etc.

U. Fortement astringente. Employée dans les

mêmes cas, mais moins fréquemment que le cachou.

D. ET M. D'AD. Poudre, g^r x à ʒ ß. Décoct. ʒ j à ij, par ℔ ij d'eau. *Teinture.* (Kino 1, j p. alcool. 21 p.) ʒ ß à ij.

GARANCE. *Rubia Tinctorum.* L., plante vivace indigène, P. U. La racine.

C. B. Calice 4 à 5 dents; corolle petite, subcampanulée, à 4 ou 5 lobes; 4 ou 5 étamines; fruit didyme, légèrement charnu.

P. P. Racine noueuse, d'une grosseur moyenne, rougeâtre à l'extérieur, jaunâtre à l'intérieur; saveur âpre, styptique, un peu amère.

P. C. Contient une matière amère; une matière azotée; un principe colorant jaune; un principe colorant rouge; une résine odorante; du sucre, de l'amidon, du mucilage, etc. Les principes actifs sont solubles dans l'eau.

U. Conseillée dans le rachitis, la dyssenterie, les toux chroniques, etc., mais presque généralement abandonnée aujourd'hui.

D. ET M. D'AD. Poudre, ʒ ß à j. Décoction, ʒ ij à ℥ j dans ℔ ij d'eau, plusieurs fois par jour.

ASPÉRULE. *Rubia cynanchica. Asperula cynanchica.* L. Plante vivace indigène; croît dans les bois; fleurit aux mois d'août et septembre.

Employée autrefois comme astringente au début des inflammations de la gorge. Peu usitée.

D. ET M. D'AD. En gargarismes.

Il en est de même du caille-lait, *Galium verum*. L. Plante vivace, indigène, très-voisine de la précédente, léger astringent et antispasmodique.

Famille des Polygonées.

C. B. Tiges ordinairement herbacées ; feuilles alternes, engaînantes ; cal. monosép. ; étam. rarement plus de 15 ; ovaire simple uniloculaire ; 2 ou 3 stygmates sessiles ou surmontant autant de styles ; fruits petits, en général 1 akène triangulaire.

Bistorte, *Bistortæ radix. Polygonum bistorta*. L. Plante vivace indigène, qui croît dans les prés élevés. P. U. La racine.

C. B. Tige droite, de 1 ou 2 pieds de haut ; feuilles radicales cordiformes blanches en dessous ; feuilles caulinaires, moins grandes, presque sessiles, semi-amplexicaules ; fleurs roses, en épi ovoïde ; fruit ovoïde, triangulaire, lisse, à une seule graine.

P. P. Racine de la grosseur du doigt, deux ou trois fois contournée sur elle-même et présentant à chaque coudure une espèce d'articulation ; d'une couleur brune à l'extérieur, rougeâtre à l'intérieur ; inodore, d'une saveur acerbe et astringente.

P. C. Contient une très-grande quantité de tannin, de l'acide gallique, de l'amidon et de l'acide oxalique. L'eau et l'alcool dissolvent les principes actifs.

SUBS. INCOMP. Le sulfate de fer, la gélatine, etc.

U. C'est un des meilleurs astringens indigènes que possède la matière médicale. On l'emploie dans les flux chroniques ; les hémorragies passives du poumon, des intestins ; on l'a conseillé dans les fièvres intermittentes, uni à la gentiane.

D. ET M. D'AD. Poudre, ʒß à j. Décoct. ℥ j à ij par ℔ ij d'eau. Suc, ℥ ij à iij. *Extrait*, ℈ j à ʒ j.

Famille des Myrtinées.

C. B. Dicotyl. polyp.; étam. périgynes ; tiges ligneuses ; feuilles en général opposées et persistantes ; cal. monosép., adhérent à l'ovaire, 4 ou 5 div. peu profondes ; corol. régulière ; étam. très-nombreuses ; ovaire, 1 ou plusieurs loges ; style simple ; 1 stygmate ; fruits charnus ou secs.

GRENADIER. *Punica granatum*. L. Arbrisseau originaire du nord de l'Afrique, cultivé dans le midi de l'Europe. P. U. Les pétales des fleurs, *Balaustes, Balaustiorum flores ;* l'écorce du fruit, *malicorum. Granati cortex.*

C. B. Tronc irrégulier, couvert de petites épines ; feuilles elliptiques, luisantes ; calice coloré, campanulé ; corolle 5 pétales ; ovaire infère à plusieurs loges ; fleurs d'un beau rouge, terminales ; fruit arrondi, sec, coriace, d'un jaune rougeâtre, contenant un grand nombre de graines charnues.

P. P. Pétales rouges ; inodores ; d'une saveur amère et astringente ; écorce du fruit d'un jaune rougeâtre ; même saveur.

P. C. Paraissent contenir beaucoup de tannin et de l'acide gallique. Les principes actifs sont solubles dans l'eau chaude.

SUBS. INCOMP. Le sulfate de fer, etc.

U. Astringentes; employées dans les mêmes cas que les précédens; dans ces derniers temps, on a employé, avec beaucoup de succès, l'ecorce de la racine du grenadier contre le tænia.

D. ET M. D'AD. Inf. ℥ ß à ij par ℔ ij d'eau, *Péricarpe*. Poudre, ʒ ß à j. Inf. ʒ ij à ℥ j ß par ℔ ij d'eau. *Sirop*, ʒ ij à ℥ ij. Poudre d'écorce la racine, ʒ j à ij, comme anthelmintique.

On employait autrefois dans les flux muqueux et atoniques, les feuilles et l'écorce du MYRTE COMMUN, *Myrtus communis*. L. Arbrisseau très-voisin du précédent et qui croît spontanément dans le midi de la France; leur usage est aujourd'hui presque abandonné. — Il en est de même de la SALICAIRE, *Lythrum salicaria*. L. de la famille des Salicaires, qui se rapproche beaucoup de la précédente et des Rosacées : on peut l'administrer en poudre de ℈ j à ʒ j, et en infusion de Pinc. ij à viij dans ℔ ij d'eau.

Famille des Rosacées.

C. B. Dicotyl. polyp.; étam. périgynes; feuilles alternes; cal. monosép., 5 div.; corolle, 5 pét. égaux; étam. Icosandriques; pistils, nombre variable; ovaires uniloculaires; style latéral; stigmate simple.

ROSES ROUGES OU DE PROVINS. *Rosæ rubræ flores. Rosa Gallica*. L. Arbrisseau qui croît dans le midi de la France. P. U. Les pétales.

C. B. Tiges ligneuses, dressées, rameuses, garnies de nombreux aiguillons rougeâtres ; feuilles pétiolées, composées de 5 ou 7 folioles ovales, sessiles ; calice urcéolé, persistant, globuleux ; fruits, akènes renfermés dans le tube du calice ; fleurs d'un rouge cramoisi.

P. P. Folioles d'un beau rouge cramoisi ; peu odorantes ; d'une saveur amère et styptique.

P. C. Suivant M. Cartier elles contiennent : 1° du tannin ; 2° de l'acide gallique ; 3° une matière colorante ; 4° une huile essentielle ; 5° une matière grasse ; 6° de l'albumine ; 7° des sels solubles à base de potasse ; 8° des sels insolubles à base de chaux ; 9° de la silice ; 10° de l'oxide de fer. L'eau, l'alcool et le vinaigre s'emparent des principes actifs.

SUBS. INCOMP. Les sulfates de fer et de zinc, etc.

U. Astringentes, toniques ; employées avec avantage dans les hémorragies passives ; les écoulemens muqueux, etc.

D. ET M. D'AD. Inf. pincée ij à iv, par ℔ ij d'eau. *Eau distil.* ℥ j à ij. *Sirop*, ℥ ß à j. *Conserve*, ʒ ß à j. *Vinaigre*, ʒ j à ℥ ij ; *Miel*, ℥ j à ij en lavement, en gargarisme La conserve de roses est très-usitée comme excipient d'une foule de médicamens.

ROSIER SAUVAGE. *Églantier. Rosa canina*. L. Très-voisin du précédent, croît abondamment dans les buissons et les haies, et fleurit en mai. P. U. Les fruits parfaitement mûrs.

P. P. Ils sont rouges lorsqu'ils sont mûrs, ovoïdes, de la grosseur d'une olive; inodores, d'une saveur astringente et acide.

P. C. Paraissent contenir de l'acide citrique libre.

U. On ne s'en sert que pour préparer une conserve nommée *Cynorrhodon*, qui jouit de propriétés astringentes, et qu'on emploie dans la diarrhée chronique, etc.

D. ET M. D'AD. *Conserve*, ʒ ij à ℥ j.

TORMENTILLE. *Tormentillæ radix. Tormentilla erecta*. L. Plante vivace indigène, croît dans les prés, les bois. P. U. La racine.

C. B. Tige herbacée, étalée, stolonifère; feuilles pinnées, 3 ou 5 folioles; cal. 8 div.; corol. 4 pét.; fleurs jaunes, petites, axillaires, solitaires; fruits arrondis, nus, fixés à un réceptacle sec.

P. P. Racine noueuse, épaisse, oblongue, d'une couleur brune en dehors, rougeâtre en dedans; d'une odeur légèrement aromatique; d'une saveur très-astringente et un peu amère.

P. C. Elle contient une très-grande proportion de tannin; l'eau bouillante et l'alcool dissolvent les principes actifs.

SUBS. INCOMP. La gélatine, les sels de fer.

U. Très-astringente; s'emploie à peu près dans les mêmes cas que le cachou, savoir, les diarrhées chroniques, les hémorragies passives; à l'extérieur, en gargarismes et en lotions.

D. ET M. D'AD. Poudre, ʒ ß à j. Décoct. ʒ ij à ℥ ij, par ℔ ij d'eau. *Extrait*, ℈ j à ʒ ß.

LA POTENTILLE ANSÉRINE ou argentine. *Potentilla anserina*, L., et LA QUINTE-FEUILLE. *P. reptans*, qui sont très-voisine de la précédente, contiennent aussi beaucoup de tannin, et peuvent avantageusement la remplacer.

FRAISIER. *Fragariæ radix*. *Fragaria vesca*. L. Plante vivace, très-commune dans les bois.

C. B. Tige herbacée, stolonifère, velue; feuilles radicales trifoliolées; fleurs blanches, à l'extrémité des rameaux; cal. à 10 div.; étam. insérées à la base des divis. du calice; fruits, akènes petits, durs, portés sur un receptacle charnu.

P. P. Racine cylindrique, rameuse, brunâtre, inodore; saveur amère et un peu astringente.

P. C. La décoction est d'une couleur rouge, elle paraît contenir du tannin.

SUBS. INCOMP. Le sulfate de fer.

U. Faible astringent et diurétique, peu employée; on la conseille dans les hémorragies et la dyssenterie.

D. ET M. D'AD. Décoction, ℥ j à ij, par ℔ ij d'eau.

BÉNOITE. *Caryophyllatæ radix. Geum urbanum.* L., plante vivace, indigène, croît dans les bois et les lieux couverts. P. U. La racine.

C. B. Tige dressée, velue; feuilles radicales, composées de 9 folioles profondément dentées; feuilles caulinaires presque sessiles, composées de trois folioles, accompagnées de deux stipules; cal. étalé à 5 div. profondes; étam, 30; fleurs petites, jaunes, terminales; fruits, akènes, surmontés d'une pointe formant un crochet à leur extrémité.

P. P. Racine de la grosseur d'une plume à écrire, d'où partent un grand nombre de fibrilles; brune au-dehors, rouge pâle intérieurement; d'une odeur approchant de celle du girofle, lorsqu'elle est fraîche; d'une saveur astringente, aromatique, un peu amère.

P. C. Contient, suivant M. Trommesdorff, tannin 410; résine 40; huile volatile 0, 39; adragantine 92; matière gommeuse 158; ligneux 300; l'eau et l'alcool dissolvent les parties actives.

SUBS. INCOMP. Les sels de fer; la gélatine, etc.

U. Astringente, tonique. On la recommande dans les fièvres intermittentes, dans les diarrhées chroniques, vers la fin de la dyssenterie; les catharres chroniques; les hémorragies utérines passives, etc.

D. ET M. D'AD. Poudre, ℈ j à ʒ ij. Décoction ℥ j, par ℔ ij d'eau réduites au tiers. *Vin*, ʒ j à iv. *Teint.* ℥ ß, 3 fois par jour.

Le *Geum rivale* possède à peu près les mêmes

vertus, et il peut remplacer la benoite officinale : il n'en diffère que par sa racine, qui est blanche intérieurement.

AIGREMOINE. *Herba Agrimoniæ. Agrimonia eupatoria.* L., plante indigène, vivace, commune au bord des chemins ; fleurit pendant tout l'été. P. U. Toute la plante.

C. B. Tige herbacée, dressée, hérissée de poils ; feuilles pinnées, folioles lancéolées, accompagnées de stipules foliacées ; 2 pistils ; ovaire arrondi, monosperme ; fruit, deux akènes ; fleurs jaunes en épi terminal.

P. P. Odeur agréable, légèrement aromatique lorsque la plante est fraîche ; saveur amère et astringente.

P. C. Contient une huile essentielle ; les autres principes ne sont pas connus ; l'eau et l'alcool dissolvent les principes actifs.

SUBS. INCOMP. Le sulfate de fer noircit son infusion aqueuse.

U. Astringent faible, tonique ; conseillé dans les engorgemens du foie et de la rate ; dans les hémorragies passives, dans les flux muqueux chroniques ; on l'emploie aujourd'hui en gargarisme comme détersif dans les inflammations et ulcérations des amygdales.

D. ET M. D'AD. Poudre, ʒ ß à j. Infusion, pincée, j à iij, par ℔ ij d'eau. *Eau distillée*, ℥ ij à iv.

On employait autrefois, dans les mêmes cas et aux mêmes usages, l'ALCHEMILLE OU PIED DE LION,

Alchemilla vulgaris. L., et la PIMPRENELLE, *Poterium sanguisorba*. L., plantes vivaces indigènes, qui sont très-voisines de la précédente.

On range encore parmi les substances astringentes :

Les feuilles de la RONCE COMMUNE, *Rubus fruticosus*. L., en décoction, dans les angines legères. La pulpe des fruits du COIGNASSIER, *Pyrus cidonia*. L., avec laquelle on prépare un sirop très-employé pour édulcorer les décoctions astringentes administrées dans la diarrhée chronique, etc. ;

Les fruits du NÉFLIER COMMUN, *Nespilus germanica*. L., qui, mangés en assez grande quantité, occasionnent de la constipation ;

Les fruits et bois du CERISIER MAHALEB OU BOIS DE SAINTE-LUCIE, *Cerasus mahaleb*. Mil. presque entièrement inusités.

L'ULMAIRE, *Spirea ulmaria*. L., et la FILIPENDULE, *S. filipendula*. L., dont les feuilles sont légèrement amères et astringentes, et qui jadis étaient employées contre les flueurs blanches ; généralement inusitées aujourd'hui : seulement elles entrent dans la composition du thé suisse.

Toutes ces plantes appartiennent à la famille des Rosacées.

LE SUMAC, *Rhus coriaria*. L., famille des térébinthacées, contient beaucoup de tannin et d'acide gallique, par conséquent, est un astringent très-puissant, mais cependant peu usité, si ce n'est à l'extérieur, en lotions et en injections.

Les cônes ou fruits du cyprès, *Cupressus sempervirens*. L., de la famille des conifères, sont employés, comme astringens, en gargarisme, ou, à l'extérieur, en lotions dans les cas de contusions, d'ulcères atoniques, etc.

L'Herbe a Robert, *Geranium Robertianum*. L., et le bec de grue, *G. gruinum*, étaient autrefois employés comme légers astringens en gargarismes, dans les cas d'angines tonsillaires, etc.

Le Plantain, *Plantago major*. L., de la famille des plantaginées, possède quelques vertus astringentes; on peut l'administrer dans les hémorragies passives et le scorbut; en infusion dans l'eau ou dans le vinaigre, manip. j à ij dans ℔ ij d'eau; suc exprimé de ℥ ij à iij; l'eau distillée de cette plante, qui entre dans les collyres résolutifs, n'a aucune vertu astringente.

+ de liquide

CHAPITRE IV.

MÉDICAMENS TONIQUES.

Les toniques ou fortifians sont des médicamen qui, par l'action générale qu'ils exercent sur l'é nomie, tendent à augmenter l'énergie des orga. Il n'y a pas de ligne de démarcation bien tranchée entre ces médicamens et les astringens ; en effet, administrés à de petites doses, les toniques n'agissent guère que localement et à la manière des astringens ; il n'en est pas de même lorsqu'on les emploie à plus hautes doses, ils exercent alors sur la plupart des fonctions vitales une influence directe et indépendante de leur action locale. Dans ces cas, on voit les contractions du cœur devenir plus énergiques, sans cependant augmenter de fréquence, et le pouls en même temps qu'il acquiert de la force, devient plus dur, plus serré, plus plein ; le teint ne s'anime pas, et la chaleur animale n'est pas augmentée à moins que la médication tonique ne soit long-temps prolongée ; alors ces phénomènes, ainsi que l'accélération de la circulation qui les accompagne ne sont que des effets secondaires qui dépendent de l'augmentation d'activité de la nutrition et non de l'influence directe des toniques sur le système nerveux. Ces médicamens activent la nutrition non-seulement par leur action sur l'économie en général, mais encore par les modifications qu'ils impriment aux organes digestifs. Ils rendent la digestion plus rapide et plus complète; les matières fécales plus consistantes; en diminuent la quantité, et vont même jusqu'à produire la constipation.

L'action des toniques sur les organes sécréteurs est également très-marquée. Ils tendent toujours à les fortifier, et à augmenter leur énergie; cependant il peut résulter de cette action des effets diamétralement opposés. Ainsi, lorsque la surabondance des produits de la sécrétion dépend de la faiblesse de l'organe, ces médicamens tendent évidemment à les diminuer, en ramenant le tissu sécréteur à l'état normal; lorsque les sécrétions sont diminuées au contraire par l'inertie des organes, on les voit augmenter sous l'influence des toniques. C'est ainsi qu'ils agissent souvent comme diurétiques, diaphorétiques, emménagogues, expectorans, etc.

Les médicamens toniques sont en général tirés des règnes végétal et minéral; les toniques végétaux sont remarquables par les principes amers qu'ils contiennent, et auxquels ils doivent en grande partie leurs propriétés thérapeutiques; dans plusieurs d'entre eux ce principe amer offre tous les caractères de l'alcalinité, telles sont la quinine, la cinchonine, la gentianine, etc. Il y a quelques années on confondait toutes ces substances amères différentes sous le nom de principe extractif; on sait aujourd'hui que l'extractif est un produit dont la composition varie suivant la nature de la plante qui a servi à sa préparation ; quoi qu'il en soit, dans l'analyse de beaucoup de végétaux, on désigne encore sous ce nom une substance amère, azotée, soluble dans l'eau et dans l'alcool. En outre, ces médicamens contiennent souvent des substances tannantes, de l'acide gallique, etc., ce qui les rapproche des astringens; mais en général, la proportion de ces substances est faible, et ce n'est pas à elles qu'on doit rapporter l'action directe des toniques sur l'économie animale ; les toniques fournis par le règne minéral se rapprochent encore d'avantage des astringens ; il n'y a pas de caractères chimiques qui puissent les faire distinguer : quant aux substances animales toniques, il n'y a guères que la bile de bœuf qui ait été employée.

On profite de l'influence fortifiante que les toniques exercent sur toute l'économie pour relever les forces générales, et augmenter l'énergie des organes dans un grand nombre de maladies ; c'est surtout dans le traitement des fièvres intermittentes et de certaines affections périodiques, telles que les névralgies, que l'emploi des toniques est, pour ainsi dire, universellement adopté. Leurs effets dans ces cas sont tellement marqués que plusieurs d'entre eux ont pendant long-temps été regardés comme spécifiques et désignés sous les noms de fébrifuges et d'anti-périodiques ; c'est à leur action tonique qu'on doit rapporter ces résultats heureux ; en effet, administrés pendant l'apyrexie ils s'opposent au retour de la maladie, en imprimant à toute l'économie une énergie et une activité insolites ; tandis que si on les donne pendant l'accès, ils augmentent nécessairement l'intensité des symptômes, et deviennent nuisibles par la même raison qu'ils sont utiles dans le premier cas.

L'emploi des toniques est encore indiqué dans les maladies essentiellement atoniques, telles que les fièvres adynamiques, les affections gangréneuses, scorbutiques et scrophuleuses. On s'en sert également avec avantage, vers la fin de la plupart des inflammations chroniques, lorsqu'il n'existe plus ni fièvre ni douleur ; dans les cas d'affaiblissement des organes digestifs, etc.

D'après ce que nous venons de dire, on voit qu'on doit s'abstenir de l'usage de ces médicamens toutes les fois que le canal digestif ou quelqu'autre organe important est le siége d'une inflammation plus ou moins aiguë.

Les toniques sont employés à l'extérieur dans beaucoup de cas, et notamment dans ceux d'ulcères atoniques et de gangrène. Leur action alors se rapproche beaucoup de celle des astringens.

Substances minérales toniques.

Fer. *Ferrum. Chalybs.* Métal généralement connu.

Limaille de fer. *Ferri scobs, ramenta.*

P. P. Le fer est solide, d'un gris bleuâtre, d'une structure granuleuse, très-ductile et très-dur; pesanteur spécif. 7,788, d'une saveur particulière; attirable à l'aimant; réduit en poudre par l'action de la lime, il est presque toujours mêlé à un peu de rouille.

P. C. Exposé à l'air, il absorbe l'oxigène, et se transforme en partie en oxide et en carbonate; peut décomposer l'eau.

Prép. La limaille, telle qu'on la trouve dans les ateliers est en général mêlée à du cuivre et à d'autres matières étrangères dont on doit la séparer au moyen de l'aimant, après quoi on la porphyrise.

U. Voy. sous-carbonate de fer, p. 62.

D. et M. d'ad. gr v à ʒ j, en pilules.

Deutoxide de fer. *Oxide noir de fer. Æthiops martial. Oxidum ferri nigrum.*

P. P. D'un gris noir quand il est en masse, brun foncé lorsqu'on le précipite de sa dissolution; pés. spécif. 5,107.

P. C. Contient fer 100, oxigène 38; insoluble dans l'eau, se combine avec les acides et forme des sels.

Prép. En soumettant la limaille de fer à l'action prolongée de l'eau, à l'abri du contact de l'air.

U. Voy. p. 62.

D. et M. d'ad. de gr v à xx.

Tritoxide ou Peroxide de fer. *Oxidum ferri rubrum. Colcothar. Crocus martis astringens.*

P. P. D'une couleur rouge violette ; inodore, insipide, n'est pas attirable à l'aimant.

P. C. Contient : fer 100, oxigène 56 ; insoluble dans l'eau, soluble dans certains acides.

Prép. En décomposant le sulfate de fer par la potasse.

U. Voy. Sous-carbonate.

D. et M. d'ad. Les mêmes que ceux du précédent.

Sous-carbonate de tritoxide de fer. *Carbonas ferri.* Oxide de fer brun. Rouille. *Crocus martis aperiens.*

P. P. Poudre d'un brun chocolat, inodore, d'une saveur légèrement styptique.

P. C. La composition de cette substance n'est pas toujours identique et varie suivant le mode de préparation employé pour l'obtenir ; en général elle contient une plus ou moins grande quantité de proto et de deutoxide de fer ; insoluble dans l'eau ; légèrement soluble dans un excès d'acide carbonique.

Prép. En soumettant la limaille de fer à l'action de l'air humide, ou en décomposant le sulfate de fer par un carbonate alcalin.

U. L'action tonique des préparations de fer que nous venons d'indiquer est très-lente. Elles déterminent d'abord, l'augmentation des forces digestives, et de l'appétit, produisent la constipation et la coloration des matières fécales en noir, ce qui fait présumer qu'elles sont toutes ramenées à l'état de deutoxide par l'action des organes digestifs ; bientôt après, leur influence sur la circulation se manifeste ; c'est même cette action qui caractérise plus spécialement leur médication, quoique d'ailleurs elle se fasse sentir sur toute l'économie. On en fait un très-grand usage dans les affections chlorotiques, dans l'amménorrhée dépendant d'une faiblesse générale, dans les engorgemens chroniques des viscères abdominaux qui succèdent aux fièvres intermittentes, enfin dans toutes les affections caractérisées par la faiblesse, la pâleur de la peau, etc. Le sous-carbonate de fer a depuis peu été employé avec beaucoup de succès en Angleterre comme antipériodique, dans le tic douloureux de la face et autres névralgies intermittentes.

D. ET M. D'AD. En substance, gr xv à ʒ j, et comme antipériodique ʒ ij à iij par jour. Eau rouillée (dissolution de sous-carbonate fer, dans de l'eau chargée d'acide carbonique). *Voy.* Eaux minérales ferrugineuses, page 64.

HYDROCHLORATE DE FER ET D'AMMONIAQUE. *Murias ammoniæ et ferri. Ferrum ammoniacale. Flores salis ammoniaci martiales. Ens veneris.*

P. P. Grains cristallins, d'un jaune orangé, saveur styptique, odeur ayant quelque analogie avec celle du safran.

P. C. Sa composition varie suivant le degré de chaleur employé dans sa préparation et la durée de l'opération ; est formée d'hydrochlorate d'ammoniaque mêlé avec un peu de chlorure de fer ; très-soluble dans l'eau et dans l'alcool.

Prép. En chauffant jusqu'au rouge 3 p. d'hydrochlorate d'ammoniaque avec 1 p. de trito-hydrochlorate de fer.

U. Tonique et stimulant ; a été employé comme emménagogue, anti-scrophuleux et anthelmentique.

D. et M. d'ad. gr iij à xv, en pilules. *Teinture. L.* (Hydrochlorate de fer ammoniacal 1 p. alcool 4 p.) gr xij à ℨ j, 2 ou 3 fois par jour.

Eaux minérales toniques.

Les eaux appelées minérales sont celles qui tiennent en dissolution une matière étrangère en quantité suffisante pour exercer une action marquée sur l'économie animale. Les eaux minérales naturelles sortent de la terre en formant des sources ; les eaux minérales artificielles sont au contraire faites dans nos laboratoires. Les eaux qui possèdent des vertus toniques renferment en général une proportion assez grande de fer, et ont reçu pour cette raison le nom de ferrugineuses ; leur saveur est styptique et métallique ; la plupart sont inodores. Toutes ces sources sont froides, car les eaux ferrugineuses thermales agissent comme purgatives et ne contiennent qu'une très-petite proportion de fer. Exposées à l'action de l'air, ces eaux se recouvrent d'une pellicule irisée et déposent après un certain temps, des flocons d'un jaune d'ocre, elles sont principalement formées d'oxide ou d'un sel de fer, en général tenu en dissolution à l'aide de l'acide carbonique ; de sels de soude, de magnésie, de chaux et même de manganèse ; avec les réactifs elles se comportent comme les autres dissolutions de fer.

Ces eaux minérales augmentent le ton des organes digestifs, rendent la circulation plus énergique, et, en un mot, agissent de même que les autres préparations martiales ; on les emploie ordinairement en boisson, dans des cas de chlorose, de leucorrhée ancienne, d'engorgemens des viscères abdominaux, etc.

Les plus usitées sont les eaux minérales de :

Spa (Belgique, près de Liége). Elles contiennent d'après M. Jones, sur 231 pouces cubes d'eau, 262 p. c. de gaz acide carbonique, oxide de fer gr. 5,24, carbonate de chaux 9,87, carb. de soude 2,27, carb. de magnésie 1,80, muriate de soude 1,6, silice 2,26 et alumine 0,29. On les administre en boisson de 3 à 15 verres par jour progressivement; en injections et en bains.

Forges (Seine-inférieure, près Gournay). Elles contiennent par pinte : acide carbonique 2 pintes, carbonate de chaux, gr. 1/4 ; carb. de fer 5/6 ;

muriate de soude 9/10, sulfate de chaux 1/5, sulf. de magnésie 1/5, silice 1/6; à la dose de plusieurs verres par jour.

Aumale (Seine-Infér.) Contiennent par pinte : acide carbonique gr. 7, acide hydrosulfurique 1, carbonate de fer 3, hydrochlorate de chaux 6, et carbonate chaux 1 ; à la dose de 1 à 2 pintes par jour.

Rouen (Seine-Inf.) Contiennent par pinte : 1/39 de son volume de gaz acide carbonique ; carb. de fer 1 gr., hydrochl. de chaux 3, carb. de chaux 3/4, extractif végétal 1 à 2 gr.; à la dose de 4 à 5 verres tous les matins.

Passy (près Paris). Contiennent par pinte : sulfate de chaux 43 gr., proto-sulfate de fer 22, sulf. de magnésie 17, mur. de soude 6, alun 7, carb. de de fer 0,80, acide carbonique 0,20. Cette eau est plutôt astringente que tonique ; on en donne 2 à 6 verres par jour. Exposée au soleil elle laisse déposer la plus grande partie du fer qu'elle contenait et porte alors le nom d'*eau dépurée*.

L'eau de Spa artificielle du Codex est formée de sous-carb. de soude 2 gr., mur. de soude 1, carb. de magnésie 4, et sous-carb. de fer 1 ; dans environ 20 onces d'eau chargée de 5 fois son volume de gaz acide carbonique.

L'eau de Pyrmont artificielle du Codex contient : sous-carb. de fer 1 gr., sulfate de magnésie 8, et mur. de soude 2, dans 20 onces d'eau contenant 5 fois son volume de gaz acide carbonique.

Substances toniques végétales.

Famille des Rubiacées.

C. B. (*Voyez page* 45 .)

Quinquina. *Cortex peruvianus*. *Cinchona*. Arbre exotique, indigène du Pérou. P. U. L'écorce.

C. B. Calice adhérent ; corolle monopét. infundibul. à 5 div. ; 5 étamines, renfermées dans l'intérieur du tube ; capsule infere, allongée, ovoïde, biloculaire et bivalve ; loges contenant plusieurs graines ailées ; fleurs en panicules.

Quinquina gris. *Cinchona condaminœa*, Humb. *C. officinalis*, L. Vient de la Nouvelle-Grenade près de Loxa.

P. P. Ecorces minces, compactes, roulées sur elles-mêmes en forme de tube, quelquefois plates, de 8 à 10 pouces de long ou plus ; épiderme d'une couleur brune-grisâtre, recouvert de divers lichens, fendillé transversalement, se détachant facilement et souvent aussi épais que l'écorce elle-même ; à l'intérieur, ces écorces sont d'un rouge pâle, odeur très-faible, saveur amère et styptique.

P. C. MM. Pelletier et Caventou y ont trouvé : 1° de la *Cinchonine* unie à l'acide kinique (Voyez page 71) ; 2° une matière grasse verte ; 3° une matière colorante rouge ; 4° une matière rouge soluble qui est une espèce de tannin ; 5° une matière colorante jaune ; 6° du kinate de chaux : 7° de la gomme; 8° de l'amidon, et 9° du ligneux. La cinchonine y entre pour environ 1/500.

QUINQUINA JAUNE. *Cinchona cordifolia.* Mutis.

P. P. Ecorces compactes, plus ou moins roulées en tubes, ou en gros morceaux; jaune-paille à l'intérieur, cette teinte devient plus foncée lorsqu'on les mouille; à l'extérieur, couvertes d'un épiderme grisâtre, fin et très-adhérent. La poudre a une couleur plus pâle. Goût très-amer, mais nullement atringent; odeur presque nulle.

P. C. Sa composition ne diffère guère de celle du précédent; seulement au lieu de cinchonine on y trouve de la *quinine* (voyez p. 73), et point de gomme. La *quinine* est dans la proportion de 1/100 environ.

QUINQUINA ROUGE. *Cinchona oblongifolia*, M.

P. P. Ecorces en général aplaties, quelquefois roulées; couvertes d'un épiderme mince, rugueux, non fendillé et d'une couleur rouge-brun; au-dessous est une couche d'un aspect résineux, compacte, fragile, et d'une couleur foncée. La partie ligneuse est fibreuse et d'un rouge de rouille. La poudre est d'un ton plus foncé; odeur particulière, faible; saveur moins amère que celle des autres quinquinas; mais très-styptique et désagréable.

P. C. Composition à peu près analogue aux précédens; si ce n'est qu'on y trouve à la fois de la cinchonine et de la quinine dans la proportion de 8/1000 de la première et de 17/1000 de la seconde.

QUINQUINA ORANGÉ. *Cinchona lancifolia.* M.

P. P. Ecorces roulées en tubes gros, épais; pesantes, compactes, dures, épiderme grisâtre, raboteux, entrecoupé de fentes transversales, profondes; la partie ligneuse fauve ou brun-rougeâtre; poudre orangé-pâle; saveur très-amère, aromatique; peu astringente; odeur aromatique et agréable.

P. C. N'a pas été analysé.

QUINQUINA BLANC. *Cinchona ovalifolia.* M.

P. P. Ecorces minces, dures et blanchâtres, comme basanées; saveur amère, nauséabonde et un peu acerbe, inodores.

L'écorce qu'on trouve dans le commerce sous le nom de *Q. de Sainte-Lucie* n'appartient pas au genre *Cinchona*, c'est un *Exostema;* elle ne contient d'ailleurs ni cinchonine, ni quinine; mais un principe très-amer qui ne paraît pas être alcalin.

On a enfin employé des quinquinas provenant d'un grand nombre d'autres arbres du même genre, mais comme ils ne se trouvent pas habituellement dans le commerce nous croyons inutile de les décrire ici.

L'eau froide s'empare d'une portion des principes actifs des quinquinas; l'eau bouillante en dissout davantage; mais la décoction se trouble par le refroidissement; elle s'altère très-promptement; l'alcool en est le meilleur dissolvant.

SUBS. INCOMP. Les sels de fer, le sulfate de zinc, le nitrate d'argent, le sublimé corrosif, le tartre émétique, etc.

U. Le quinquina est un tonique puissant et antiseptique ; à petites doses, il réveille l'action du tube digestif ; à plus grandes doses, il exerce une médication tonique générale qu'on emploie avec succès pour combattre le retour périodique de certaines affections ; dans les fièvres intermittentes, par exemple, le quinquina, à assez hautes doses quelques temps avant l'accès, manque rarement d'en diminuer l'intensité, et de le faire cesser plus ou moins promptement. C'est surtout dans les fièvres intermittentes pernicieuses que ce médicament est précieux ; on le donne alors à grandes doses dans l'intervalle des accès pour empêcher leur retour ; mais dans les fièvres intermittentes ordinaires, on peut aussi, et c'est la manière la plus sage, administrer de petites doses de ce médicament pendant toute la durée de l'apyrexie, de manière à modérer l'intensité de l'accès, et à le faire cesser graduellement. Après ces maladies, celles dans lesquelles on fait le plus souvent usage du quinquina sont les affections gangréneuses et adynamiques, telles que les angines gangréneuses, les typhus, etc. ; il est encore très-utile dans le traitement de la goutte, du rhumatisme chronique et des névralgies intermittentes. Le quinquina ainsi que beaucoup d'autres toniques, est conseillé dans les maladies scrophuleuses, scorbutiques, etc. A l'extérieur, on s'en sert réduit en poudre ou en décoction, dans les gangrènes et les ulcères atoniques. Enfin la propriété qu'il possède de décomposer l'émétique l'a fait conseiller dans les cas d'empoisonnement par cette substance, afin de neutraliser celle qui n'est pas absorbée, et qui pourrait se trouver dans l'estomac.

D. ET M. D'AD. Poudre, g^r x à ℥ j et davantage en plusieurs prises ; (à aussi hautes doses, il occasionne souvent des vomissemens, etc.) Infus. et décoction, ʒ ij à ℥ ij, par ℔ ij d'eau. *Extrait*, ℈ j à ʒ ij et iij. *Teinture simple. P.* (Knâ. gris ou rouge, 1 p. alcool 4 p.), ʒ ß à ij. *Teinture de Knâ. comp. L.* ou *teint fébrifuge de Huxham. P.* (Knâ. 64 p., écorces d'orange 48, serpentaire de Virginie 12, safran 4, cochenille 2,5, alcool 1000 p.) ʒ ij à ℥ j. *Teint. de Knâ. ammoniacale. L.* (Knâ. 1 p. Esprit aromatique d'ammoniaque 8 p.), ʒ ß à ij. *Teint. ethérée de Knâ. de M. Chaussier* (Knâ. 64 p., cascarille 16 p., canelle 12 p., safran 2 p., vin d'Espagne et alcool ana 500, éther 6), ʒ ß à j. *Vin de Knâ. P.* (Knâ. 1. p., sur 14 p. de liquide) ℥ ij à v. *Vin de Knâ., comp. P.* (Knâ. 125 p. quassia, écorces de Winter et d'oranges amères, ana 8 p. alcool 250 p., vin 1500 p.) ʒ ß à ij. *Sirop*, ʒ ij à ℥ ij. *Sirop de Knâ. vineux. P.* (Écorce de Knâ. gris, 64 p. ext. de Knâ. 24 p., vin de Lunel 500, alcool 32 p., sucre 750 p.), ℥ ß à ij.

CINCHONINE. Alcali végétal qu'on trouve dans les quinquinas gris et rouge.

P. P. Substance blanche, transparente ; cristallisant en aiguille prismatiques très-fines, d'une saveur amère, mais qui se développe lentement.

P. C. Composée de carbone 79, azote 9, hydrogène 6, oxigène 8; exige pour se dissoudre 2500 fois son poids d'eau bouillante; moins soluble encore à froid; se dissout très-bien dans l'alcool et très-peu dans l'éther; ramène au bleu la teinture de tournesol rougie par un acide, et forme des sels neutres avec la plupart des acides.

Prép. On fait dissoudre dans de l'eau fortement aiguisée avec l'acide hydrochlorique, de l'extrait alcoolique de quinquina gris, on ajoute de la magnésie en excès; on lave le précipité, puis on le traite par l'alcool bouillant, qui s'empare de la cinchonine ainsi mise à nu, mais ne dissout pas la magnésie.

U. Fébrifuge, n'est guère employée que combinée avec un acide à cause de son insolubilité.

D. et M. d'ad. En substance, gr ij à viij, dans l'intervalle des accès.

Sulfate de cinchonine.

P. P. Prismes à 4 pans, incolores, flexibles; saveur très-amère; inodores.

P. C. Composé de cinchonine 100, et acide sulfurique 13; très-soluble dans l'eau et dans l'alcool; insoluble dans l'éther.

U. Fébrifuge; a été employé par M. Chomel; mais paraît moins actif que la quinine.

D. ET M. D'AD. En substance, g^r ij à xv. *Sirop. F. de Mag.* (sulfate de cinchonine, ℈ ij; sirop simple, ℔ j) ℥ ß à iij. *Vin* (sulfate de cinch., g^r xviij, vin 1 litre.) *Teinture* (sulf. de cinch., g^r ix; alcool, ℥ j), ʒ j à iv.

QUININE. Alcali végétal découvert par MM. Pelletier et Caventou dans le quinquina rouge, jaune, etc.

P. P. Peu cristallisable; desséchée, se présente sous la forme d'une masse poreuse, blanchâtre; saveur très-amère.

P. C. D'après MM. Pelletier et Dumas, composée de carbone 75, azote 8, hydrogène 6, oxigène 9; peu soluble dans l'eau; très-soluble dans l'éther et dans l'alcool; peut former des sels neutres avec les acides.

PRÉP. En décomposant le sulfate de quinine par la magnésie, et en traitant le précipité par l'alcool bouillant, qui dissout la quinine mise à nu, et qu'on isole ensuite en évaporant l'alcool.

U. Les mêmes que ceux des quinquinas; mais en général préférable en ce que son action est plus certaine que celle du quinquina en substance, que sous un très-petit volume on administre une plus grande quantité de substance médicamenteuse, et qu'ainsi on fatigue moins le canal digestif. Cependant, comme elle est peu soluble dans l'eau, on l'emploie le plus souvent à l'état de sulfate.

D. ET M. D'AD. En substance, g^r j à viij.

SULFATE DE QUININE.

P. P. Cristallise en aiguilles blanches, nacrées, ayant l'aspect de l'amianthe; saveur très-amère, plus que celle de la cinchonine.

P. C. Formé de 100 quinine et 10 acide sulfurique; peu soluble dans l'eau froide; le devient beaucoup plus par un excès d'acide; très-soluble dans l'alcool.

PRÉP. D'après M. Henry fils, on l'obtient directement en traitant le quinquina jaune, à plusieurs reprises et à chaud, par l'eau aiguisée par l'acide sulfurique. Pour séparer les matières colorantes, on traite la liqueur ainsi obtenue par la chaux vive, puis on soumet le précipité préalablement lavé, à l'action de l'alcool à 36° ; on évapore ensuite cette teinture, et on traite à chaud le résidu par l'acide sulfurique faible, et par le refroidissement on obtient des cristaux de sulfate de quinine pur.

U. Les mêmes que ceux des substances précédentes; mais généralement préféré aux préparations de cinchonine.

D. ET M. D'AD. En substance, g^r j à x. *Sirop*, (Sulfate de quinine, g^r 32, sirop simple, ℔ j.) ℥ ij à iij. *Vin*, (sulfate de quinine, g^r 12, vin de Madère, ℔ ij.) *Teinture*, (Sulfate de quinine, g^r 6, alcool, ℥ j.) F. de Magendie.

ACÉTATE DE QUININE.

P. P. Cristallise très-facilement en aiguilles soyeuses et nacrées; saveur très-amère.

P. C. Est peu soluble dans l'eau froide; se dissout dans l'eau bouillante, et se prend en masse par le refroidissement.

U. A été employé dans les mêmes cas que les précédens, mais à cause de son peu de solubilite on lui préfère le sulfate.

QUINQUINA PITON. Ecorce de Sainte-Lucie. Ecorce de l'*Exostema floribunda*. H. Genre de la même famille, très-voisin du précédent, et qui a été longtemps confondu avec les véritables quinquinas; d'après MM. Pelletier et Caventou, elle ne contient point de principe alcalin analogue à la cinchonine. On n'emploie que peu cette substance, car non-seulement elle est bien moins énergique que celle dont nous venons de parler, mais aussi elle irrite beaucoup les voies digestives. Il en est de même du QUINQUINA NOVA dont on ignore l'origine, mais qui contient du tannin, une matière résinoïde, un acide particulier, etc.

Le QUINQUINA DE CARTHAGÈNE, qui paraît provenir du *Portlandia hexandra*, contient au contraire de la cinchonine et de la quinine, et peut par conséquent remplacer les écorces des arbres du genre cinchona.

Famille des Simaroubées.

C. B. Dicotyl. polyp.; étam. hypogynes; tiges ligneuses; feuilles alternes; cal. court. persistant, à 4 ou 5 lobes; corol., 5 pét. caducs; 5 à 10 étam. ayant à la face interne de leurs filets une écaille velue; disque hypogyne très-épais ; pistil simple ; stygmate à autant de lobes qu'il y a de loges à l'ovaire ; ovaire à 5 côtes saillantes, à autant de loges ; fruits dressés.

SIMAROUBA. *Cortex simarubæ. Quassia simaruba.* L. Grand arbre qui croît à la Guyanne. P. U. L'écorce de la racine.

C. B. Feuilles alternes ; 10 à 16 folioles alternes ; fleurs dioïques, petites en panicule, blanchâtres.

P. P. Ecorces en lanières minces, légères, longues de plusieurs pieds, roulées et repliées sur elles-mêmes ; d'une texture fibreuse ; d'une couleur grisâtre à l'extérieur et jaunâtre à l'intérieur ; inodores ; d'une saveur très-amère, qui n'est pas désagréable.

P. C. Contient d'après l'analyse de M. Morin : 1° de la quassine ; 2° une matière résineuse ; 3° une huile volatile dont l'odeur se rapproche de celle du benjoin ; 4° de l'acide malique et traces d'acide gallique ; 5° des sels à base d'ammoniaque, de potasse et de chaux ; 6° de l'oxide de fer ; 7° de la silice ; 8° de l'ulmine et 9° du ligneux. L'alcool et l'eau dissolvent les principes actifs : l'infusion est plus amère que la décoction qui se trouble par le refroidissement.

U. Les propriétés de cette substance se rapprochent beaucoup de celles de la précédente ; on l'emploie comme tonique avec beaucoup d'avantage, dans le dernier période de la dyssenterie, dans certaines diarrhées chroniques, dans la dyspepsie ; on l'a conseillé dans les fièvres intermittentes ; dans les flux muqueux, tels que la leucorrhée, la blennorrhagie chronique, etc.

D. ET M. D'AD. Poudre, ℈ j à ʒ ß. Décoction ou infusion, ʒ j à iij dans ℔ ij d'eau. *Sirop*, ʒ ij ℥ ij. *Teinture*, ʒ ß à ʒ ij. *Extrait*, ʒ ß à ij.

QUASSIA. *Quassiæ lignum, cortex. Quassia amara.* L. *Quassia excelsa* des pharmacopées anglaises. Arbre qui croît à la Jamaïque, dans les îles Caraïbes, etc.

C. B. Feuilles éparses, glabres, quino-pinnées; pétiole commun rougeâtre ; folioles sessiles, ovales à nervures rougeâtres ; fleurs disposées en épi multiflore, hermaphrodites, inodores, rouges, ayant à leur base une bractée ; cal. petit.

P. P. La racine est grosse comme le bras, cylindrique, couverte d'une écorce grisâtre, mince ; à l'intérieur elle est blanche, jaunit par le contact de l'air ; le bois est en gros morceaux ; il est blanc et tirant sur le jaune ; difficile à réduire en poudre ; inodore ; mais d'une saveur extrêmement amère, sans aucun mélange d'âcreté, ni d'astringence.

P. C. Thompson a trouvé que le principe amer est une matière d'un jaune-brunâtre, un peu transparente, soluble dans l'eau et dans l'alcool, qu'il a nommée quassine : d'ailleurs le quassia ne contient ni acide gallique ni tannin. L'alcool et surtout l'eau, même froide, dissolvent les principes actifs.

Subs. incomp. Le nitrate d'argent, l'acétate de plomb.

U. Tonique, fébrifuge : on l'administre avec avantage pour activer les forces digestives de l'estomac ; on le conseille dans la goutte, les catarrhes chroniques, la leucorrhée ; on l'administre encore comme vermifuge.

D. et M. d'ad. Poudre (rarement), ℈ j à ʒ ß. *Extrait*, même dose. *Infusion. L.* (Quassia, ℈ ij par ℔ j d'eau) ʒ j ß à ℥ iij. *Vin*, ℥ ß a ij. *Teinture. E.* (Quassia, 1 p., alcool, 30 p.) ʒ j à ij ou plus.

Famille des Rutacées.

C. B. Dicotyl. polyp. étam. hypogynes; cal. monosép. 5 div. profondes; corolle 4 ou 5 pét. attachés à 1 disque hypogyne ; 8 ou 10 étam ; style simple ; 1 stygmate simple ou à 5 lobes ; ovaires à 4 ou 5 faces et autant de loges, fruit globuleux ou comprimé, endosperme charnu.

Angusture vraie. *Cortex angusturæ. Cusparia febrifuga.* Humb., ou *Bonplandia trifoliata.* Willd. Arbre de l'Amérique-Méridionale. P. U. L'écorce.

C. B. Feuilles trifoliées ; cal. subcampanulé ; corolle 5 pét. soudés par leur base ; 5 ou 6 étam., 2 seulement fécondes ; ovaire à 5 loges uniovulées ; fruit, 5 capsules monospermes, réunies sur un axe commun ; fleurs blanches en grappes.

P. P. Ecorce en fragmens légèrement roulés, de quelques pouces de long sur une ou deux lignes d'épaisseur ; épiderme mince, blanchâtre, lisse ou un peu raboteux ; surface interne, lamelleuse, d'un brun-jaunâtre ; substance intermédiaire d'une structure compacte et d'une couleur fauve-foncée, à cassure nette et résineuse ; d'une odeur faible mais *sui generis* ; d'une saveur très-amère, légèrement aromatique et persistante.

P. C. Sa composition n'est pas bien connue ; on sait cependant qu'elle ne contient ni tannin ni acide gallique, mais un principe amer très-abondant, une matière azotée, qui d'après M. T. Thompson est analogue à la cinchonine ; du carbonate d'ammoniaque et un peu d'huile essentielle. Les principes médicamenteux sont solubles dans l'eau et l'alcool.

Subs. incomp. Les acides concentrés, la potasse, l'infusion de noix de galle et de quinquina jaune, les sulfates de fer et de cuivre, le sublimé corrosif, etc.

U. Tonique et légèrement stimulant ; a été beaucoup vanté comme fébrifuge, mais, d'après les observations de M. Alibert, ne paraît pas mériter ces éloges ; peut être utile dans les atonies de l'estomac et du canal intestinal, etc. ; à hautes doses, produit souvent des nausées et des vomissemens.

D. et M. d'ad. Poudre, gr x à ʒ ß. *Infusion. L.* (angusture 1 p. eau 32) ℥ j à iij, *Teinture. E.* (angust. 1 p. alcool 16 p.) ʒ j à iij. *Extrait*, ℈ j à ʒ ß.

Famille des Ménispermées.

C. B. Dicotyl. polyp. étam.; hypogynes ; tiges ligneuses ; feuilles alternes ; fleurs petites, unisexuées, ordinairement dioïques ; cal. et corol. cadues ; fl.s mâles, étam. très-nombreuses ; fl. femelles, plusieurs pistils uniloculaires ; fruit, en général une drupe monosperme, réniforme.

COLOMBO. *Columbæ radix. Menispermum palmatum.* Lamk. *Cocculus palmatus.* De Cand. Arbuste qui croît en Afrique et aux Indes-Orientales. P. U. La racine.

C. B. Tige grimpante, simple, couverte de longs poils : feuilles orbiculaires, à 5 nervures : fl. mâles, cal. 6 sép.; corol., 6 pét. épais ; 6 étam.

P. P. La racine est épaisse, fibreuse et composée de ramifications fusiformes. On la trouve dans le commerce en morceaux de 2 à 3 pouces de long, sur 1/2 pouce de diamètre ; l'écorce est épaisse, d'une couleur jaunâtre, se détachant facilement et recouverte d'un épiderme rugueux, d'une couleur brune ou olivâtre ; le parenchyme est d'une texture spongieuse moins foncée en couleur et présentant des zônes concentriques ; saveur amère ; odeur un peu aromatique et désagréable.

P. C. Contient, d'après M. Planche : 1° amidon 33 ; 2° gomme 9 ; 3° principe azoté 6 ; 4° matière jaune amère 13 ; 5° un peu d'huile volatile ; 6° des sels et du ligneux. Les principes solubles dans l'eau bouillante forment environ le tiers en poids de cette racine ; l'alcool en dissout une plus grande quantité encore.

Subs. incomp. L'infusion de noix de galle et de quinquina jaune, l'acétate de plomb, le sublimé corrosif, etc.

U. Tonique puissant et stomachique, d'autant plus utile qu'il n'est pas astringent ; en effet, il ne contient ni acide gallique ni tannin ; on l'emploie souvent avec avantage dans les diarrhées chroniques, la dyssenterie, les affections atoniques de l'estomac et du canal alimentaire; à petites doses, il est utile pour combattre les nausées et les vomissemens qui accompagnent souvent la grossesse.

D. et M. d'ad. Poudre, gr xv ʒ ß. *Décoction*, ʒ ij à ℥ ß, dans ℔ ij d'eau. *Infusion. L.* (Colombo, 1 p.; eau bouillante, 64 p.) ℥ ß à iij., *Teinture. L. E.* (Colombo, 1 p.; alcool 16 p.) ʒ j à iij. *Extrait*, gr xviij à ʒ ß.

Pareira-brava. *Pareiræ bravæ radix. Cissampelos pareira.* L. Arbuste qui croît dans l'Amérique-Méridionale, et qui est très-voisin du précédent.

P. P. Racine ligneuse, jaune à l'intérieur, brune en dehors; saveur amarescente; odeur presque nulle.

P. C. Contient une résine molle, un principe jaune amer d'où paraissent dépendre ses vertus toniques, un principe brun et une matière animalisée, de la fécule, du nitrate de potasse et autres sels.

U. Tonique faible; a été beaucoup vantée

comme diurétique dans les cas de néphrite calculeuse, etc., et comme exerçant son influence tonique sur la vessie dans les catarrhes chroniques de cet organe. Très-peu usité.

D. ET M. D'AD. Décoction, ℥ ß à ℥ j par ℔ j d'eau.

Famille des Gentianées.

C. B. Dicotyl. monopét.; étam. hypogynes; tiges herbacées; feuilles opposées; cal. persistant, monosep. à 5 div.; corol. tubuleuse à 5 lobes; en général, 5 étam.; style simple ou bifurqué; un stygmate bilobé, ou deux stygmates distincts; ovaire 1 ou 2 loges; fruit, capsule.

GENTIANE. *Gentianæ rubræ radix. G. lutea.* L. Plante vivace, indigène, habite les montagnes; fleurit en mai. P. U. La racine.

C. B. Cor. infundibuliforme; étam. alternes avec les lobes de la cor.; anthères droites; 2 stygmates; point de style; ovaire et capsule fusiformes, uniloculaires; fleurs jaunes, en épis, à la partie supérieure de la tige.

P. P. Racine grosse, allongée, annelée; écorce brune; intérieur spongieux, d'un jaune vif, saveur très-amère.

P. C. Elle contient un principe amer appelé *Gentianin* d'où paraissent dépendre ses propriétés médicinales, une matière oléo-résineuse très-analogue au caoutchouc, du mucilage, etc. L'eau, l'alcool et l'éther peuvent dissoudre les parties actives de cette racine.

U. Stomachique, anthelmentique et tonique. On l'emploie dans la dyspepsie, les affections scrophuleuses, etc. Il peut aussi être administré avec avantage comme febrifuge et dans la plupart des cas où les toniques sont indiqués.

D. ET M. D'AD. En substance, gr x à ʒ j. *Extrait*, gr xx à xxx. *Teinture*. *P.* (Gent. 1, alcool, 4) ʒ j à ij. *Vin de gent. comp. Vinum amarum*. *E.* (Gent., 4 p., quinquina, 8 p., écorce d'oranges, 2 p., cannelle blanche, 1 p., alcool, 4 p., vin, 30 p.) ℥ j à iij. *Teinture de gent. ammoniacale. Elixirum ad scrophulas*. *P.* (Gent., 8 p., carb. d'amm., 2 p., alcool, 32 p.) ʒ ij à ℥ iij. *Elixir de Peyrilhe*. (Gent. et carb. de potasse, mêmes proportions). Même dose. La gentiane et quelques autres substances toniques entrent dans la composition de la *thériaque* pour environ 1/15, et du *diascordium* pour environ 1/13.

GENTIANIN. Principe actif de la gentiane.

P. P. Substance cristalline, jaune, inodore, d'une saveur amère et aromatique très-forte.

P. C. Très-peu soluble dans l'eau froide; très-soluble dans l'alcool et l'éther; les alcalis le dissolvent un peu, et rendent sa couleur plus intense; les acides le dissolvent très-bien, affaiblissent sa couleur, et rendent sa saveur plus forte. On n'est point d'accord sur la nature de ce principe immédiat; quelques chimistes le regardent comme un alcali végétal; cependant il ne ramène pas au bleu le tournesol rougi par un acide.

PRÉP. En traitant la racine de gentiane successi-

vement par l'eau et l'alcool, puis en faisant bouillir le produit obtenu avec de la magnésie, et enfin en séparant le gentianin ainsi mis à nu et le faisant dissoudre dans de l'éther.

U. Mêmes que le précédent.

D. ET M. D'AD. *Teinture*, F. de M. Magendie. (Alcool, ℥ j., gentianin, g^r v). *Sirop*, (sirop de sucre, ℔ j gentianin, g^r xvj).

MENYANTHE. *Herba trifolii fibrini. Menyanthes trifoliata.* L. Indigène, habite les lieux aquatiques. P. U. Les tiges et les feuilles.

C. B. Cal. persistant, 5 div.; cor. 5 découpures ciliées; 5 étam.; 1 style; 2 stygmates; caps. polysperme, uniloculaire.

P. P. Tiges herbacées, rampantes et feuilles en épi; saveur très-amère.

P. C. Contiennent une substance extractive azotée, très-amère, une gomme, de l'acide malique, etc.; solubles dans l'eau et l'alcool.

U. Stomachique, emménagogue, mais surtout tonique. Employé à assez hautes doses pour être fébrifuge, occasionne souvent de la cardialgie; antiscorbutique; employé aussi contre la goutte.

D. ET M. D'AD. Suc, ℥ ij à iij. *Extrait*, ℈ j à ʒ j. Dect. ou inf., ℥ ß à ℥ j par ℔ ij d'eau.

PETITE CENTAURÉE. *Centaurium minus. Chironia pulchella.* De Cand. *Erythræa centaurium.* R. Indigène. P. U. Les fleurs et les tiges.

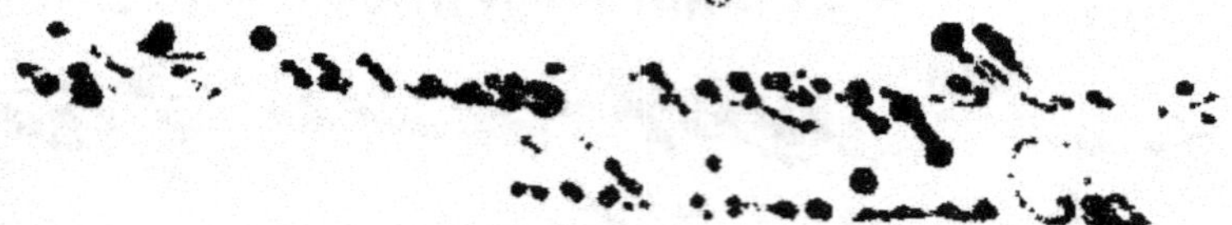

C. B. Cal. 5 div. ; cor. 4 ou 5 div. profondes ; 5 étam. ou plus ; anthères en forme de tire-bourres ; 1 style ; 1 baie ou caps. biloculaire.

P. P. Tiges herbacées et fleurs rouges en corymbes.

P. C. Contient un acide libre, une matière muqueuse, un extrait amer, etc. ; soluble dans l'eau et dans l'alcool.

U. Dans les mêmes affections que la substance précédente.

D. ET M. D'AD. Décoction, ʒ j à iij par ℔ ij d'eau. Poudre, ℈ j à ʒ j. *Extrait*, ℈ j à ʒ j. *Teinture*, ʒ j à ij. Suc, ℥ j à ij.

Famille des Sinanthérées ou composées.

C. B. Dicotyl. monopét.; étam. épigynes, anthères réunies ; feuilles alternes, fleurs petites, réunies en tête et portées sur un réceptacle charnu ; 5 étam. ; ovaire uniloculaire, ovale, dressé ; 1 style ; 1 stygmate bifide ; fruit, akène. Cette famille se partage en trois groupes.

§ I. *Cinarocéphales.*

C. B. Fleurs composées de fleurons hermaphrodites, unisexuées ou neutres ; réceptacle garni de soies nombreuses ou d'alvéoles contenant les fleurons ; style garni d'un bouquet circulaire de poils au-dessous de la bifurcation du stygmate.

BARDANE. *Arctium lappa.* L. Plante bisannuelle qui croît dans les terrains incultes ; indigène.

C. B. Tige très-rameuse, de 4 à 6 pieds, rougeâtre; feuilles cordiformes. très-grandes; fleurs violettes, flosculeuses, toutes fertiles; involucre arrondi, formé d'un grand nombre de petites folioles imbriquées, terminées par un crochet recourbé en dedans; fruits quadrilatères portant une aigrette sessile.

P. P. Racine grosse, fusiforme, noirâtre à l'extérieur, blanche intérieurement, inodore, d'une saveur douceâtre, un peu amère et astringente. Les graines sont aromatiques, amères et un peu âcres.

P. C. Contient des sels à base de potasse, du nitre, de l'extractif, de l'amidon et une grande quantité d'*Inuline*. L'eau s'empare des principes actifs.

U. Ordinairement employée comme diaphorétique dans le traitement des maladies cutanées; comme diurétique : on l'a préconisé dans le traitement de la goutte, des rhumatismes et de la siphilis; à l'extérieur les feuilles pilées en cataplasmes sur les vieux ulcères, les croûtes laiteuses, etc.

D. ET M. D'AD. Racine. Poudre, ℈ j à ʒ j. Décoction ℥ j à iv. par ℔ ij d'eau. *Extrait*. g^r xv à ʒ j. Graines. Infusion, ℥ ß à j par ℔ ij d'eau. Feuilles, suc, ℥ ij à iij.

CHARDON BENIT. *Carduus benedictus, sanctus. Centaurea benedicta*. L. Plante annuelle qui croît spontanément dans le midi de la France, en Espagne, etc.

C. B. Tige herbacée, rameuse, velue, rougeâtre; capitules solitaires, terminaux; involucre conique, composé d'écailles imbriquées; fleurons jaunes, hermaphrodites et fertiles, excepté ceux du disque; fruit glabre portant une aigrette double.

P. P. La racine est blanchâtre, cylindrique, rameuse; goût très-amer mais non persistant; odeur presque nulle.

P. C. On prétend qu'il contient du nitrate de potasse tout formé; les principes actifs sont solubles dans l'eau et dans l'alcool.

Subs. incomp. Le nitrate d'argent, le sur-acétate de plomb.

U. Tonique, sudorifique, à forte dose émétique; on l'a administré avec succès dans le traitement de certaines fièvres intermittentes; on en recommande l'usage dans la dyspepsie pour réveiller l'action de l'estomac, enfin on s'en est servi avec quelque avantage comme anthelmintique.

D. et M. d'ad. Poudre, ℈ j à ʒ j. Infusion ʒ vj à ℥ ij par ℔ ij d'eau froide, ℥ ij toutes les trois heures. *Vin*, cochl. j à iv le matin. Eau distillée, ℥ ij à iij. *Teinture*, ℈ j à ʒ j. Suc, ℥ j à iij. *Extrait*, ʒ ß à j. *Semences*, en émulsion, ʒ ß à ij.

Chausse-trappe. Chardon-étoilé. *Calcitrapa. Centaurea calcitrapa*. L. Plante annuelle, croît sur le bord des chemins et dans les lieux incultes.

C. B. Tige rameuse, velue; feuilles sessiles, lancéolées; fleurs en capitules sessiles et latéraux, dont les écailles sont disposées en étoile ; involucre ovoïde composé d'écailles imbriquées ; fleurons rouges, les extérieurs plus grands sont stériles ; fruits elliptiques un peu comprimés, sans aigrette.

P. P. Odeur nulle, saveur extrêmement amère, surtout les feuilles.

P. C. Selon M. Figuier, cette plante contient : 1° une matière résiniforme, 2° une substance azotée, 3° une substance gommeuse, 4° des sels à base de potasse et de chaux, 5° une matière colorante verte, 6° une petite quantité d'acide acétique. L'eau et l'alcool dissolvent les principes actifs.

Subs. incomp. La noix de galle, etc.

U. Fébrifuge, employée comme succédanée du quinquina ; tonique léger.

D. et M. d'ad. Infusion et décoction, ℥ j par ℔ ij d'eau. Suc, ℥ iv à vj. *Extrait*, ʒ j à ij.

§ II. *Corymbifères.*

C. B. Fleurs flosculeuses, hermaphrodites ou unisexuées ; réceptacle nu ou garni de soie ou de paillettes en même nombre que les fleurs ; style dépourvu du bouquet de poils.

Aunée. *Radix enulæ. Inula helenium.* L. Plante indigène. P. U. La racine.

C. B. Cal. imbriqué ; demi-fleurons nombreux, linéaires ; anthères terminées infér. chacune par 2 appendices sétiformes ; graines couronnées d'une aigrette soyeuse.

P. P. Racine rameuse, creuse, fauve et grise à l'extérieur, blanche à l'intérieur; goût d'abord rance, puis amer et pongitif, odeur violacée.

P. C. Contient de l'inuline (espèce de fécule), de l'extractif amer, une résine cristallisable, etc. L'eau et l'alcool s'emparent des principes actifs.

U. Tonique légèrement diurétique et sudorifique, employé aussi comme expectorant, anthelmintique, emménagogue, etc.

D. ET M. D'AD. Poudre, ʒ ß à ʒ ij. Décoct., ℥ ß à j par ℔ ij d'eau. *Extrait*, ℈ j à ʒ ß. *Sirop*, ℥ j à ij. *Vin*, ℥ j à jv.

TUSSILAGE. *Tussilago farfara*. L. Plante indigène.

P. U. Les fleurs et les feuilles.

C. B. Cal. cylindrique, folioles nombreuses étroites; demi-fleurons, grêles, très-nombreux; graines couronnées d'une aigrette soyeuse; fleurs sur une hampe imbriquée d'écailles.

P. P. Feuilles en forme de cœur, anguleuses, denticulées, d'un vert foncé à la face supérieure, blanchâtres à la face inférieure; saveur amère et visqueuses.

P. C. Contient un principe extractif et un peu de tannin.

U. Béchique, tonique très-faible; a été conseillé dans la phthisie scrophuleuse, mais sans mériter les éloges qu'on en a fait.

D. ET M. D'AD. Décoction et Infusion, manip. j dans ℔ ij d'eau. *Sirop*, ℥ j à iij.

Aya-pana. *Eupatorium aya-pana.* Ventenat. Plante du Brésil. P. U. La racine et les feuilles.

P. P. Racines jaunes formant de petites touffes chevelues ; feuilles ovales, lancéolées, glabres, d'une couleur verte-brunâtre lorsqu'elles sont desséchées, saveur herbacée un peu aromatique, odeur agréable.

P. C. Contient un principe extractif légèrement amer, un peu d'acide gallique et des traces d'acide benzoïque.

U. Jadis on regardait cette plante comme un remède des plus précieux ; mais aujourd'hui on a reconnu son peu d'efficacité, et on ne l'emploie que très-rarement.

§ III. *Chicoracées.*

C. B. Capitules entièrement composés de demi-fleurons.

Chicorée sauvage. *Cichorii herba, radix. Cichorium intybus.* L. Plante vivace qui croît en abondance sur le bord des chemins.

C. B. Tige herbacée, droite, rameuse ; feuilles radicales, allongées, obtuses ; fleurs d'un bleu clair, disposées en épi peu serré ; involucre double.

P. P. La racine est oblongue, de la grosseur du doigt, fusiforme, roussâtre à l'extérieur, blanche intérieurement ; inodore, d'une saveur amère ainsi que les feuilles ; en cassant la plante fraîche, il s'écoule un suc blanchâtre laiteux d'une amertume très-prononcée.

P. C. Contient du nitrate et du sulfate de potasse, un muriate et un principe extractif amer.

U. Léger tonique, employée avec avantage dans les cas d'affaiblissemens des organes gastriques ; on l'a conseillée dans les obstructions du foie, l'ictère, les maladies de la peau, pour exciter la tonicité de ce tissu ; enfin la racine desséchée et torréfiée est un succédané du café.

D. ET M. D'AD Racine, décoction, ℥ ß à ij par ℔ ij d'eau. Feuilles, manip. j à ij par ℔ ii d'eau ; Infusion, *id. Sirop*, ℥ j à ij. Suc dépuré, ℥ ij à iv. *Extrait* ; comme excipient d'un grand nombre de médicamens, et seul à la dose de g[r] x à ʒ ß.

PISSENLIT. *Taraxacum dens leonis. Leontodon taraxacum.* L. Plante vivace ; croît abondamment dans les prés et les lieux incultes.

C. B. Feuilles radicales, roncinées ; hampe uniflore droite fistuleuse, fragile ; fleurs terminales d'un jaune d'or ; involucre étalé ; fruits d'une couleur olive pâle, ovalaires, surmontés d'une aigrette radiée, supportée par un stipe grêle.

P. P. La racine est fusiforme, couverte d'un épiderme noirâtre, blanche à l'intérieur ; elle contient abondamment un suc laiteux amer, inodore, d'une saveur amère, douceâtre, légèrement acide.

P. C. Contient beaucoup d'extractif, une résine verte, de la fécule, une matière sucrée, du nitrate de potasse, de chaux et de l'acétate de chaux.

Subs. incomp. L'infusion de noix de galle, le nitrate d'argent, le muriate du mercure, le suracétate de plomb, le sulfate de fer, etc.

U. Léger tonique, apérient, diurétique; il est recommandé dans les affections chroniques du foie, la jaunisse, les hydropisies et les maladies de la peau.

D. et M. d'ad. Racine, décoction. ʒ ß à ij par ℔ ij d'eau. Feuilles, infusion. manip., j par ℔ ij d'eau. Suc. ℥ ij à iv. *Extrait*, ʒ ß à j.

Famille des Urticées.

C. B. Dicotyl. apét.; étam. idiogynes; tiges ligneuses ou herbacées; cal. mono. ou polysépale, en général persistant; fleurs monoïques ou dioïques, quelquefois hermaphrodites; fl. mâles, 4 ou 5 étam.; fl. femelles, ovaire libre; 1 style; 2 stygmates.

Houblon. *Lupuli coni. Humuli strobili. Humulus lupulus.* L. Plante vivace qui croît spontanément dans les haies en France, etc. P. U. Les fruits et les sommités.

C. B. Tige herbacée, anguleuse, rude, grimpante; feuilles opposées, assez semblables à celle de la vigne; fleurs dioïques; les fl. mâles sont situées à l'aisselle des feuilles supérieures, et forment des grappes irrégulières; les fl. femelles constituent des espèces de cônes formés d'écailles imbriquées, à la base desquelles se trouvent deux fleurs sessiles.

P. P. Cônes membraneux, ovoïdes, allongés, d'une couleur jaune verdâtre, composés d'écailles persistantes, contenant à leur base deux graines; les poils qui couvrent ces écailles sont chargés d'une grande quantité d'une poussière granuleuse, jaunâtre, transparente, d'une saveur très-amère qu'on a nommé *Lupuline*, et qui paraît être la partie active; les tiges et les feuilles du houblon ont peu de saveur; réunies en grande quantité elles exhalent une odeur désagréable et vireuse, comme le chanvre.

P. C. La lupuline suivant MM. Payen et Chevalier contient : résine bien caractérisée 105; matière amère 25; huile essentielle 4; silice 8; de la gomme, de l'acide malique, des sels à base de potasse et de chaux, de l'oxide de fer, du soufre et des traces d'osmazôme. L'eau froide ne dissout qu'une très-petite partie des principes actifs, qui au contraire se dissolvent très-bien dans l'eau bouillante, l'alcool et l'éther.

Subs. incomp. Les sels de fer.

U. Tonique, légèrement narcotique, on l'emploie avec avantage dans les cas où il est nécessaire de réveiller l'action des organes digestifs; dans les affections scrophuleuses, le carreau, le rachitis, dans certaines dyspepsies; on l'a vanté aussi comme fébrifuge et comme calmant.

D. et M. d'ad. Poudre, ʒ ß à ʒ ij. Décoction ou infusion, ℥ ß à j par ℔ ij d'eau. Suc, ℥ ij à iv.

Extrait, ʒ ß à j. *Teinture. L.* (Sommités de houblon, 5 p., alcool, 24 p.) ʒ ß à ʒ ij.

Famille des Rhamnées.

C. B. Dicotyl. polyp.; étam. périgynes; tiges ligneuses; feuilles simples avec stipules; cal. monosép., 4 ou 5 div.; corol. 4 ou 5 pét. très-petits; 4 ou 5 étam.; 1 style; 2, 3 ou 4 stygmates; ovaire supère et libre, à 2, 3 ou 4 loges; graines à endosperme charnu.

Houx. *Ilex aquifolium.* L. Arbre toujours vert, indigène, très-commun dans les bois. P. U. Les feuilles.

C. B. Feuilles épineuses sur les bords; 4 étam. alternes avec les 4 pétales; 4 stygmates; ovaire 4 loges monospermes; fruit à 4 nucules.

P. P. Feuilles ovales, dont la face supérieure est lisse, luisante et d'un beau vert; d'une saveur très-amère, désagréable.

P. C. Contient un principe amer, incristallisable, neutre, une matière colorante jaune, de la cire, des sels, etc. L'eau dissout les principes actifs.

U. Tonique; il est quelquefois employé pour combattre les fièvres intermittentes; on l'a conseillé dans la goutte, le rhumatisme, etc.

D. ET M. D'AD. Poudre, ʒ ß à j. Décoction, ʒ ß à ℥ j par ℔ ij d'eau. *Vin*, (Poudre de feuilles de houx, 1 p. sur 40 de vin) ℥ iv à v, comme fébrifuge.

Famille des Salicinées.

C. B. Dicotyl. apét.; dioïques; tiges ligneuses; fl. mâles, 1 à 24 étam. implantées sur une écaille; fl. femelles, 1 pistil fusiforme, uniloculaire; 3 style; 2 stygmates; fruit, capsule ovoïde, bivalve; fleurs en chatons.

Saule. *Cortex salicis. Salix alba.* L. Arbre indigène. P. U. L'écorce.

C. B. Fl. mâles, 1 à 5 étam.; femelles, 1 nectaire; ovaire infère, fusiforme; caps. grêle, renfermant plusieurs graines aigrettées.

P. P. Écorce desséchée d'un brun fauve, inodore, d'une saveur amère et astringente.

P. C. Elle contient une substance tannante différente de celle des quinquinas, qui ne précipite pas par l'émétique, une matière brune, une matière grasse, etc.

U. Comme succédané du quinquina dans les fièvres intermittentes, et en général comme tonique un peu astringent.

D. et M. d'ad. Poudre, ℨ iv à ℥ j. Décoction, ℨ ij à ℥ j ß par ℔ ij d'eau.

L'écorce du Maronnier d'Inde. *Cortex hippocastani. Æsculus hippocastanum.* L., de la famille des Erables, contient également beaucoup de tannin, mais point de bases salifiables analogues à celles du quinquina. On lui a attribué les mêmes vertus qu'à la précédente, mais elle paraît moins propre aux usages médicinaux.

Famille des Fumariacées.

C. B. Dicotyl. polyp.; étam. hypogynes; tiges herbacées; feuilles alternes; cal. caduc, disépale; corol., irrégulière, à 4 pét. inégaux; 6 étam. diadelphes; anthère centrale à 2 loges; anthères latérales uniloculaires; style filiforme; 1 stygmate; ovaire simple; fruit capsule ou akène; graine arillée.

Fumeterre. *Fumariæ herba. Fumaria officinalis.* L. Plante indigène, annuelle. P. U. Toute la plante.

C. B. Feuilles bipinnées, découpées; calice petit, 3 pét.; le supérieur formant un épron à leur base; l'inférieur libre; fruit, akène globuleux; fleurs purpurines en épis.

P. P. Cette plante est remplie d'un suc aqueux, amer et inodore.

P. C. Contient du malate de chaux, et des principes extractifs amers, solubles dans l'eau, le vin et l'alcool.

U. Tonique léger, très-employé dans les affections cutanées, la jaunisse, les engorgemens des viscères abdominaux.

D. et M. d'ad. Décoction ou infusion, manip. j par ℔ ij d'eau. Suc exprimé, ℥ ij 2 ou 3 fois par jour. *Extrait*, ʒ j à ij. *Sirop. P.* (Suc de fumeterre et sucre, p. é.) ℥ ß à j.

Famille des Polygonées.

C B. (*Voyez* p. 47.)

PATIENCE. *Lapathi radix. Patientiæ radix. Rumex patientia* et *R. acutus.* L. Plante indigène vivace, qui croît dans les lieux humides. P. U. La racine.

C. B. Cal. turbiné à sa base, 6 div.; 6 étam. insérées au calice; 3 stygmates; akène triangulaire enveloppé par le calice; fl. verdâtres en panicule.

P. P. Racine fusiforme, jaunâtre à l'intérieur, saveur âcre et amère, presque inodore.

P. C. Contient des principes extractifs solubles dans l'eau, de l'amidon, de l'acétate de chaux et du soufre libre.

U. Tonique faible, paraît exciter l'action de la peau; très-employée dans le traitement des affections cutanées chroniques; on la conseille dans le scorbut.

D. ET M. D'AD. Décoction, ℥ ß à j, par ℔ ij d'eau. *Extrait*, ℈ j à ʒ j.

Famille des Caryophyllées.

C. B. Dicotyl. polyp.; étam. hypogynes; tiges en général herbacées; feuilles opposées; cal. mono ou polysépale à 5 div.; corol. 5 pét. ongniculés; 4 à 10 étam.; 1 à 5 styles; autant de stygmates; ovaire libre; fruit capsule.

SAPONAIRE. *Saponariæ herba, radix. S. officinalis.*

L. Plante indigène vivace qui fleurit en juin. P. U. Les sommités fleuries et la racine.

C. B. Cal. tubuleux cylindrique ; 10 étam. ; 2 styles ; capsule uniloculaire, s'ouvrant par le sommet ; fleurs d'un rose pâle en panicule terminale

P. P. Racine cylindrique et noueuse, inodore, saveur amère, un peu âcre.

P. C. Contient : résine 0,25, *saponine* 34, extractif 0,25, gomme 33 ; l'eau s'empare d'un principe mucilagineux extractif nommé saponine par Buchloz, et présente alors les propriétés physiques d'une dissolution de savon.

U. Tonique et sudorifique. M. Alibert s'en est servi avec avantage dans certaines affections dartreuses; on l'a conseillée dans la jaunisse, la goutte, le rhumatisme, la siphilis constitutionnelle, etc.

D. ET M. D'AD. Suc exprimé, ℥ j à iv. Décoction, ℥ j par ℔ ij d'eau. *Extrait*, ʒ ß à ij. *Sirop. P.*, ℥ j à ij.

Famille des Lichenées.

C. B. Acotylédones ; plantes sèches, coriaces, en général, membraniformes ou dendroïdes ; les organes de la fructification sont renfermés dans des réceptacles en forme d'écussons ou de tubercules ; vivent en général sur des arbres ou des pierres.

LICHEN D'ISLANDE. *Musci Islandici herba. Lichen islandicus.* L. *Physcia islandica.* De Cand: croît abondamment en Islande, dans les Vosges, etc.

C. B. Production foliacée, sèche, formant des touffes serrées ; fructification, écussons d'une couleur pourpre, situés obliquement sur le bord des feuilles.

P. P. D'un rouge foncé à sa base, d'un gris jaunâtre ou blanchâtre à la partie supérieure, bords découpés, garnis de poils rudes très-fins ; inodore ; saveur amère et mucilagineuse.

P. C. Contient : principe amer 3, matière colorante extractive 7, cire verte 1,6, sirop mêlé d'extractif 3,6, fécule 44,6, ligneux 36,6, gomme 3,7, tartrate de potasse et de chaux 1,9. L'eau froide s'empare du principe amer ; l'eau chaude dissout en outre la fécule.

U. Cette substance est tonique et nourrissante ; privée de son principe amer elle est employée comme aliment par les habitans de l'Islande ; on s'en sert fréquemment en médecine dans les dyssenteries, les diarrhées chroniques, les catarrhes anciens, l'hémoptysie, etc. ; on la considère comme essentiellement béchique.

D. ET M. D'AD. *Décoction. L.* (Lichen 1 p. sur 18 d'eau) ℥ j à iv. *Gelée de Lichen. P.*, (Lichen, 64 p., sucre, 125, ichtyocolle, 4 p., eau. q. s.) ℥ ß à ℥ ij. *Gelée de Lichen avec le Kina. P.*, (Lichen, 64 p., ichtyocolle, 4, sirop vineux de Kina, 192 p.) ℥ ß à j.

LA PULMONAIRE DE CHÊNE, *Lichen pulmonarius.* L., est plus amère que le précédent, et peut être employée à peu près dans les mêmes cas et de la même manière.

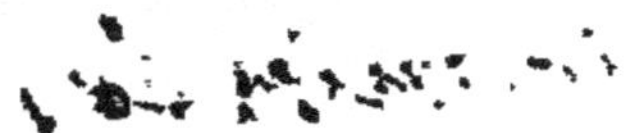

CODAGAPALE. *Cortex codagapalæ.* Ecorce du *Nerium antidysentericum*, arbuste de la famille des Apocinées, qui croît dans les Indes-Orientales. Cette écorce est un peu roulée, rougeâtre à l'intérieur, rugueuse à l'extérieur et d'une saveur amère et âcre. On l'a vantée dans le traitement de la diarrhée, mais elle n'est pas employée en Europe.

LA VÉRONIQUE. *V. officinalis.* L., plante indigène, herbacée de la famille des Pédiculaires, est un amer très-faible; on l'à beaucoup vantée contre les ulcères des poumons, les catarrhes chroniques, etc.; mais elle ne paraît pouvoir être employée avec utilité que comme un léger stomachique et sudorifique; elle entre dans la composition du thé suisse.

Les FEUILLES D'OLIVIER, *Olea Europæa.* L., de la famille des Jasmées, contiennent une matière amère colorée, de l'acide gallique, etc., et ont été proposées comme fébrifuges.

Les CAPSULES VERTES DU LILAS COMMUN, *Syringa vulgaris* (même famille), ont une saveur amère franche et ont également été employées comme toniques dans le traitement des fièvres intermittentes.

SUBSTANCE ANIMALE TONIQUE.

EXTRAIT DE BILE DE BŒUF. *Extractum fellis bovini.*

P. P. Substance molle, d'une couleur jaune-verdâtre, d'une saveur très-amère; odeur faible, mais particulière; attire un peu l'humidité de l'air.

P. C. La bile est composée d'eau 700, matiere résineuse 15, picromel 69, matière jaune 4, soude 4, et de sels 7; l'extrait contient une bien moindre proportion d'eau; il est soluble presqu'en entier dans l'eau et dans l'alcool.

Prep. En faisant évaporer la bile de bœuf contenue dans le vésicule du fiel.

U. Cette substance a été employée comme tonique pour fortifier l'économie en général, mais surtout pour augmenter l'activité des organes digestifs. Peu usitée.

D. et M. d'ad. En bols, ʒ j à ij par jour. *Sirop*, (Bile épaissie, alcool et sucre, p. é.) ℥ j par jour.

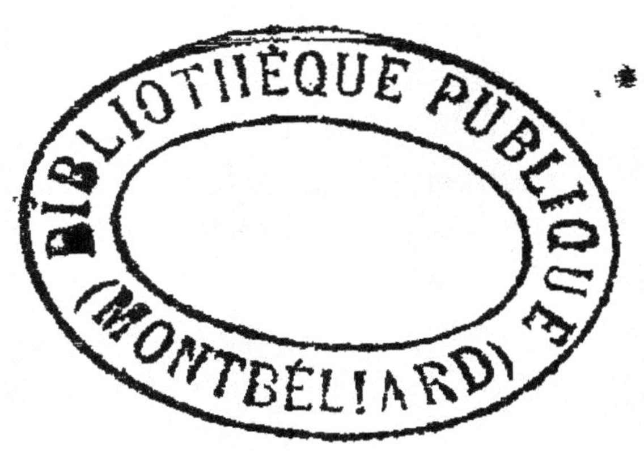

CHAPITRE V.

MÉDICAMENS EXCITANS.

On donne le nom d'excitans ou de stimulans aux médicamens dont l'effet immédiat est d'augmenter la rapidité et l'énergie de toutes les fonctions vi-[illegible]'es; c'est principalement par l'influence qu'ils [illegible]ent sur la circulation et sur la chaleur ani-[illegible]nsi que par la promptitude et le peu de [illegible] leurs effets que les excitans diffèrent des [illegible]

[illegible] phénomènes que ces substances produisent sur l'économie animale sont de deux ordres; les uns résultent de leur action locale sur le canal digestif et des effets symphatiques qui en sont la suite; les autres dépendent de l'absorption de leurs molécules, et de l'influence qu'elles exercent sur tous les organes; en effet, aussitôt qu'un médicament stimulant entre en contact avec la membrane muqueuse gastro-intestinale, il réveille l'activité de l'appareil digestif, et occasionne une sensation de chaleur plus ou moins vive à la région épigastrique. Bientôt il est absorbé, et l'on voit alors, sous son influence, les contractions du cœur devenir plus fréquentes et plus fortes, et par conséquent, le pouls présente plus de rapidité et d'énergie ; la respiration s'accélère; la production de chaleur animale augmente ; la circulation capillaire devient plus active ; le teint s'anime ; les yeux deviennent plus brillans ; les facultés intellectuelles s'exhaltent ; la force musculaire augmente et les mouvemens deviennent plus faciles et plus prompts; l'appareil génital, les sécrétions urinaires et cutanées, en un mot toute l'économie participent à l'activité insolite qui caractérise la médication stimulante. Cette excitation peut même être portée à un si haut degré qu'il en résulte tous les symptômes d'une fièvre inflammatoire ; souvent l'état de sur-excitation occasioné par ces médicamens est suivi d'un affaiblissement plus ou moins marqué et qui, en général, est d'autant plus grand que la substance stimulante a agi avec plus d'énergie et de promptitude.

Dans la plupart des ouvrages modernes de matière médicale, on sépare des autres médicamens excitans, les substances qui excitent les tissus d'une manière très-passagère et qui réagissent promptement sur le cerveau; on leur donne le nom de diffusibles (*diffundere*, répandre en divers sens); mais comme ces différences nous paraissent souvent peu marquées, et que d'ailleurs cette division sépare des substances dont les effets sont très-analogues, nous n'avons pas cru devoir nous y arrêter.

Parmi les substances qui possèdent à un plus ou moins haut degré les propriétés que nous venons d'indiquer, comme appartenant aux stimulans en général, il en est plusieurs qui semblent en même temps agir d'une manière plus spéciale sur un ou plusieurs organes; l'iode, par exemple, suscite un trouble dans toute l'économie, mais porte spécialement son influence irritante sur le système glandulaire. Ces différences nous serviront de base pour établir des subdivisions parmi les médicamens excitans.

Les stimulans nous sont fournis par les trois règnes. La plupart des substances végétales qui jouissent de cette propriété, sont en général remarquables par leur odeur forte et aromatique; elles doivent leurs vertus à la présence d'une huile essentielle, d'une résine, d'un baume, de l'acide benzoïque ou du camphre. Les substances animales stimulantes sont aussi ordinairement douées d'une odeur caractéristique; quant aux excitans minéraux, ils ne présentent aucune propriété qui les distingue à cet égard.

Les huiles essentielles ou volatiles sont toutes âcres, caustiques, très-odorantes et non visqueuses; en général leur pesanteur spécifique est moindre que celle de l'eau; elles s'enflamment facilement et brûlent en répandant une épaisse fumée. L'eau peut en dissoudre une petite quantité et devient alors une eau aromatique; elles sont très-solubles dans l'alcool; ces dissolutions portent le nom d'esprits, et sont décomposées par l'eau, qui leur donne un aspect laiteux, en précipitant l'huile essentielle; elles sont composées de carbone, d'hydrogène en grande quantité, d'un peu d'oxigène et peut-être d'azote. Ce sont elles qui donnent aux plantes dites aromatiques l'odeur et la saveur chaude et piquante qui les distinguent; elles sont le produit de la sécrétion d'une multitude de petites glandes qui existent dans la plupart des organes de ces plantes. On les extrait en général par la distillation. Leur action sur l'économie est ordinairement très-énergique.

Les résines diffèrent beaucoup entre elles, mais sont toutes solides, cassantes, inodores lorsqu'elles sont pures, insipides ou âcres, plus ou moins transparentes et un peu plus pesantes que l'eau; elles sont pour la plupart solubles dans l'alcool, l'éther, les huiles fixes et volatiles, les alcalis, etc.; l'eau n'a aucune action sur elles, et les précipite de leurs dissolutions. Les gommes-résines ne sont point des principes immédiats, mais sont formées en général de gomme, de résine, d'une matière extractive et d'une huile essentielle; leur saveur est âcre et leur odeur forte; elles sont en partie solubles dans l'eau et dans l'alcool; du reste leurs propriétés varient comme nous le verrons par la suite.

Les baumes sont également des substances composées, on y trouve toujours de la résine, de l'acide benzoïque et quelquefois de l'huile essentielle; chauffés, ils se décomposent et une partie de l'acide benzoïque se volatilise ; l'eau leur enlève une partie du même principe ; enfin ils sont solubles dans l'alcool, l'éther et les huiles volatiles. Quant à l'acide benzoïque et au camphre nous en traiterons en particulier.

D'après ce que nous avons dit plus haut, il est clair que les médicamens excitans sont contre-indiqués dans les cas d'inflammation aiguë ; on en retire au contraire les meilleurs effets dans beaucoup de phlegmasies chroniques, et dans les affections causées et entretenues par l'atonie des organes, tels sont les catarrhes chroniques, les hémorragies passives, les affections gangréneuses, les fièvres adynamiques, les maladies scrophuleuses, scorbutiques, etc. Quant aux médications que ces substances sont appelées à remplir, en raison de la spécialité d'action de plusieurs d'entre elles, elles sont si nombreuses et si différentes que nous ne pouvons en donner ici une idée générale ; mais nous les ferons connaître dans les généralités que nous donnerons sur chacune des divisions que nous établissons parmi ces substances.

Des excitans généraux.

Nous rangeons dans cette division ceux des médicamens excitans qui ne paraissent pas agir d'une manière spéciale sur un organe en particulier, mais dont l'action stimulante se fait également sentir dans toute l'économie.

On les emploie en général dans les mêmes cas que les toniques dont ils se rapprochent beaucoup, et auxquels on les combine très-souvent.

Excitans généraux tirés du règne minéral.

Hydrochlorate d'ammoniaque. *Murias ammoniae.* Sel ammoniaque.

P. P. Se trouve dans le commerce sous forme de pains concaves d'un côté, convexes de l'autre, ou de masses coniques, cristallines; inaltérables à l'air; saveur amère, âcre et fraîche; inodore; chauffé, fond et ensuite se volatilise.

P. C. Soluble dans 3 p. d'eau froide et dans une moindre quantité d'eau bouillante; soluble dans 4,5 parties d'alcool; sa dissolution dans l'eau est accompagnée d'un froid assez considérable.

Subs. incomp. Est décomposé par les oxides de la deuxième classe, les sels de plomb, d'argent, etc.

Prép. En décomposant le sulfate d'ammoniaque par le muriate de soude; ou en distillant de la fiente de chameaux.

U. Comme excitant, sudorifique, fébrifuge et résolutif; à l'intérieur dans les fièvres intermittentes, les affections scrophuleuses, etc.; à l'extérieur sur les tumeurs froides des articulations.

D. et M. d'ad. A l'intérieur, g^r vj à viij 2 ou 3 fois par jour; comme fébrifuge, g^r xxiv à ʒ ß uni au quinquina et à l'extrait de gentiane. A l'extérieur, en lotion, ℥ j dissout dans alcool ℥ iv et vinaigre ℔ ß. *Esprit d'am-*

moniaque. L. (Mur. d'ammoniaque, 4 p., sous carbonate de potasse 6, et alcool, 18 p., ʒ ß à j dans un véhicule. *Esprit d'ammoniaque aromatique. L.*, (Canelle et clous de gérofle, ana ʒ ij, zeste de citron, ℥ iv, sous-carbonate de potasse, ℔ ß, mur. d'ammon., ℥ v, alcool, ℔ iv, eau, ℔ viij distil. et réduit à ℔ vj.) mêmes doses. *Esprit d'ammoniaque fétide. L.* (Voy. Assafœtida).

Acétate d'ammoniaque liquide. *Acetas ammoniæ liq.* Esprit de Mindérérus.

P. P. Cristallise très-difficilement, très-volatil, saveur piquante.

P. C. L'acétate liquide des pharmacies ne contient qu'environ 1/3 de ce sel, qui est très-soluble dans l'eau et dans l'alcool.

Subs. incomp. Les sels de mercure ; est décomposé par la plupart des acides.

Prép. En traitant 30 p. de sous-carbonate d'ammoniaque par 480 p. d'acide acétique pur.

U. L'action stimulante de ce médicament paraît se porter principalement sur la peau ; il est également diurétique ; est employé dans les rhumatismes chroniques, dans les fièvres ataxiques, les affections atoniques, etc.

D. et M. d'ad. ʒ ß a ℥ j, dans plusieurs onces de véhicule.

Sous-carbonate d'ammoniaque. *Sub-carbonas ammoniæ.* Alcali volatil concret.

P. P. Masses blanches cristallines, demi-transparentes ; saveur caustique, piquante et urineuse ;

odeur très-forte, *sui generis;* volatil même à la température ordinaire.

P. C. Verdit le sirop de violette; soluble dans 2 p. d'eau, insoluble dans l'alcool.

SUBS. INCOMP. Les acides, les oxides de la seconde classe, les sulfates de magnésie, de fer et de zinc, l'acétate de plomb, l'hydrochlorate de mercure, etc.

PRÉP. En chauffant du carbonate de chaux avec du muriate d'ammoniaque.

U. On a vanté l'usage interne de ce médicament dans le croup, ainsi que dans les cas que nous avons indiqués à l'article AMMONIAQUE; à l'extérieur, on l'emploie comme épispastique, corrosif, etc.

D. ET M. D'AD. A l'intérieur, gr x à xx, dans du sirop de guimauve. *Alcoolat aromatique ammoniacal. P.* (contenant du carb. d'ammoniaque uni à de l'alcool et à des substances aromatiques dans la proportion de 1/3) gouttes vj à xxx. *Liqueur de sous-carbonate d'ammoniaque. L.* (carbon. d'ammon. 1 p., eau 4 p.) A l'extérieur. *Liniment de carbonate d'ammon. L.* (carb. d'ammon. 1 p., huile d'olives, 3 p.) q. q.

ARSENITE DE POTASSE. Composée d'oxide blanc d'arsenic ou acide arsénieux et de potasse. Ce sel est très-vénéneux, cependant à doses très-faibles il paraît avoir été employé avec succès dans le traitement des fièvres intermittentes. Il fait la base de la *Liqueur arsénicale, P., Liqueur de Fowler, L.* (contenant gr. j d'arsenite de potasse sur gouttes 50), que l'on administre à la dose de gouttes v à x, deux ou trois fois le jour.

Acide nitrique. *Acidum nitricum*. Eau forte. Esprit de nitre.

P. P. Liquide transparent, incolore; odeur forte et désagréable, saveur très-acide et caustique.

P. C. Composé d'azote 100 et oxigène 250; ne peut pas être obtenu privé d'eau; en contient 15/100 lorsqu'il est le plus concentré, et que sa pesanteur spécifique est de 1,62; a une grande affinité pour ce liquide; décompose les substances végétales et animales, et les jaunit; chauffé avec du charbon ou toute autre substance avide d'oxigène, se décompose, et donne des vapeurs rouges-orangées; est doué d'une grande affinité pour les bases salifiables.

Subs. incomp. Les bases salifiables, les carbonates, etc.

Prép. En décomposant le nitrate de potasse par l'acide sulfurique.

U. L'acide nitrique concentré est un caustique très-énergique; étendu d'eau, on peut l'administrer à l'intérieur, et alors il agit comme stimulant local et général. Son usage continué pendant longtemps peut occasioner un état semblable à une fièvre inflammatoire, et même un crachement de sang, etc. On emploie la limonade nitrique comme stimulant dans les fièvres adynamiques, le scorbut, les hydropisies, les engorgemens glanduleux, etc. On a beaucoup vanté l'usage de ce médicament dans la siphilis, mais il ne paraît pas posséder des vertus spécifiques bien prononcées. A l'extérieur, on emploie l'acide nitrique pour cautériser des verrues, et comme astringent et excitant contre les granulations spongieuses, etc.

D. ET M. D'AD. A l'intérieur, ʒ ß à ʒ ij dans ℔ j de véhicule. *Acide nitrique alcoolisé. P.* (alcool, 2 p., acide nitrique, 1 p.) comme diurétique et antispasmodique, gouttes x à ʒ j ou plus, dans ℥ iv de véhicule. A l'extérieur, comme stimulant, en lotion, ʒ v dans ℔ j d'eau. *Pommade oxigénée ou Onguent nitrique. P.* (saindoux, 500 p., acide nitrique, 64.) q. q.

ACIDE HYDRO-CHLORIQUE. *Acidum muriaticum.* Acide marin. Esprit de sel.

P. P. L'acide hydro-chlorique du commerce est une dissolution du gaz dans de l'eau ; il est incolore ou d'une légère teinte jaunâtre ; d'une saveur très-acide et acerbe ; d'une odeur particulière, très-pénétrante; et répand des vapeurs blanches à l'air.

P. C. Le gaz acide hydro-chlorique est formé de parties égales en volume, de chlore et d'hydrogène, et se dissout dans 1/464 de son volume d'eau. La pesanteur spécifique de cette dissolution est de 1,20 ; il rougit fortement le tournesol, et forme des sels avec les bases salifiables.

PRÉP. En décomposant le sel commun par de

l'acide sulfurique, et en faisant passer le gaz obtenu dans de l'eau.

U. Ses propriétés sont les mêmes que celles de l'acide nitrique, mais son arrière-goût désagréable le rend moins propre aux usages internes que ce dernier; on l'emploie en gargarismes contre les aphtes et certains ulcères gangréneux de la gorge; on s'en sert également comme topique stimulant dans quelques maladies cutanées, les angelures, etc.

D. ET M. D'AD. A l'intérieur, en limonade. *Alcool muriatique* (alcool, 2 p. et acide muriatique, 1 p.; il se forme d'une certaine quantité d'éther.) *Oxymel* (miel, 2 p., acide, 1 p.) Pédiluve, *Remède de Gondran contre la goutte* (1 p. d'acide et environ 20 p. d'eau.) Etendu d'eau, en gargarisme.

ACIDE SULFUREUX. *Acidum sulphurosum.*

P. P. Gaz incolore, d'une saveur forte et d'une odeur suffocante particulière, pesanteur spécif. 2,19.

P. C. Formé de soufre 100 et oxigène 92; soluble dans 1/37 de son volume d'eau.

U. C'est ce gaz qu'on emploie sous le nom de fumigations sulfureuses; lorsqu'on le respire, il détermine l'asphyxie, s'il est en grande quantité; dans le cas contraire, il se borne à irriter vivement les voies aériennes; appliqué sur la surface cutanée, il y occasionne une excitation très-marquée, et augmente en même temps la vitalité de tous les autres systêmes. On emploie les fumigations d'acide sulfureux avec beaucoup de succès dans la plupart des maladies chroniques de la peau, dans certains cas de douleurs rhumatismales et arthritiques, d'engorgemens scrophuleux, etc.

D. ET M. D'AD. L'appareil à fumigation consiste en une espèce de boîte disposée de manière à ce que le malade qu'on y place ait la tête à l'air, mais tout le reste du corps enfermé. On fait brûler sur une plaque de fer chauffée environ une demi-once de soufre, et on fait arriver la vapeur qui s'en dégage dans l'intérieur de la boîte.

CHLORE. *Chlorina* Acide muriatique oxigéné.

P. P. Gaz d'une couleur jaune verdâtre, d'une saveur astringente, désagréable et d'une odeur suffocante.

P. C. Est un corps simple, soluble dans 1/2 d'eau; cette dissolution, qui prend le nom de chlore liquide, a l'odeur, le goût et la couleur du gaz; il détruit les couleurs végétales.

PRÉP. On obtient le gaz en chauffant un mélange de 4 p. de sel commun, 1 de peroxide de manganèse, 2 d'acide sulfurique et 2 d'eau.

U. On emploie le chlore gazeux pour détruire les miasmes putrides, et purifier l'air; le chlore liquide étendu d'eau a été administré avec succès dans quelques cas de typhus, de scarlatine maligne, de dyssenterie chronique, etc. Il paraît, d'après les observations de MM. Clusel et Thénard, que l'immersion des mains dans le chlore liquide guérit promptement la gale. On a récemment proposé les bains de chlore gazeux dans le traitement de quelques affections chroniques du foie.

Eaux minérales gazeuses ou acidules.

Ces eaux ont une saveur acidule et fraîche ; une odeur piquante, mais très-faible ; elles sont limpides et incolores, rougissent la teinture de tournesol, et forment, avec l'eau de chaux, un précipité floconeux. C'est à la présence du gaz acide carbonique qu'elles doivent la plupart de leurs propriétés ; elles en contiennent souvent jusqu'à 5 ou 6 fois leur volume ; aussi, lorsqu'on les agite ou qu'on les fait chauffer, laissent-elles dégager un grand nombre de bulles ; on y rencontre aussi des sels, tels que des carbonates, des hydrochlorates, et des sulfates de chaux, de soude et de magnésie, mais en trop petite quantité pour les rendre purgatives. Un certain nombre de ces sels sont insolubles dans l'eau, mais solubles dans l'acide carbonique ; par conséquent, lorsque ce gaz se dégage, ces eaux perdent leur transparence, et il se forme un précipité blanchâtre plus ou moins abondant de carbonate de chaux ou de magnésie, etc.

Les sources d'eaux minérales gazeuses sont froides ou thermales. Les premières sont rafraîchissantes, calment la soif, excitent légèrement les organes de la digestion, augmentent d'une manière très-notable la sécrétion de l'urine, et réagissent promptement sur le cerveau. En effet, leur usage occasionne souvent des étourdissemens, une légère ivresse, et même de la céphalalgie, de l'agitation, des syncopes, etc. Les eaux thermales sont plus excitantes. Il paraît donc que ces eaux minérales agissent sur le canal digestif à la manière des tempérans; mais l'influence qu'elles exercent sur le reste de l'économie et principalement sur le système nerveux, est évidemment stimulante.

On conseille leur usage à l'intérieur dans certains cas de débilité des organes digestifs, dans l'hypocondrie, dans les affections calculeuses commençantes, dans les catarrhes chroniques, dans certains engorgemens chroniques du foie, etc. En bains, elles sont souvent utiles dans les affections cutanées, rhumatismales et arthritiques, les fausses ankyloses, etc.

Les principales sources d'eaux minérales acidules sont celles de :

Bar (Puy-de-Dome). Ces eaux sont froides, et contiennent de l'acide carbonique, du carbonate de soude, du carbonate de magnésie et du sulfate de chaux; on ne s'en sert que comme boisson à la dose d'une à deux pintes par jour.

Mont-d'or (Puy-de-Dome). La température des eaux des *bains de César* est de 45°; d'après M. Berthier, elles contiennent sur 1000 grammes 0,00063 de carbonate de soude neutre ; 0,00038 d'hydrochlorate de soude ; 0,00006 de sulfate de soude ; 0,00016 de carbonate de chaux ; 0,00006 de carbonate de magnésie ; 0,00021 de silice ; et 0,00001 d'oxide de fer, et enfin du gaz acide carbonique. La température des autres sources est moins élevée ; celle de *Sainte-Marguerite* est froide. On les emploie à l'intérieur de 2 à 5 verres tous les matins, et à l'extérieur en bains, douches et lotions.

Pougens (Dépt. de la Vienne). Elle est froide et contient par livre, acide carbonique gr 16 ; sous-carbonate de chaux 12 ; sous-carb. de soude 10 ; hydrochlorate de soude 2 ; carbonate de magnésie 1 ; alumine 0,35 ; et silice mêlé d'oxide de fer 3. On les emploie seulement à l'intérieur de 3 à 6 verres par jour.

Seltz (Bas-Rhin). Elle est froide et contient d'après Bergmann, acide carbonique 213 p. ; carbonate de soude 5 ; carb. de chaux 78 ; carb. de magnésie 6 ; et hydrochlorate de soude 13 sur 8949 p. d'eau. On les prend à la dose d'une ou deux pintes par jour, pures ou mêlées avec du vin.

Saint-Myon (Puy-de-Dôme). On y trouve plusieurs sources froides contenant du sous-carbonate de soude et de chaux, du sulfate de chaux et de l'acide carbonique en grande abondance. On les prend en boisson de ℔ ij à vj par jour.

Les Eaux minérales acidules factices du Codex sont :

L'eau acidule simple. *P.* Contenant 5 fois son volume de gaz acide carbonique.

L'eau de Vichy. *P.* (Eau contenant 2 fois son volume d'acide carbonique ℥ xx ß; sous-carb. de soude, gr xxxij; sulfate de soude, gr xvj; hydrochlorate de soude, gr iv; carb. de magnésie, gr ß; et hydrochlorate de fer, gr 1/4.) Stimulant et tonique.

Excitans généraux, tirés du règne végétal.

Famille des Laurinées.

C. B. Dicotyl. apét.; étam. périgynes; tiges ligneuses; feuilles persistantes, en général alternes; fleurs monoïques ou dioïques, paniculées ou ombellées; cal. monosép. à 4 ou 6 div.; étam. en général de 6 à 9; anthères biloculaires; style et stygmate simples; ovaire libre, uniloculaire; fruit, drupe à 1 graine sans endosperme.

Cannelle. *Cortex cinnamomi.* Ecorce du *Laurus cinnamomum.* L. Arbre qui habite les Indes-Orientales.

C. B. Feuilles irrégulièrement opposées; cal. pubescent à 6 div.; fleurs mâles, 9 étam. sur plusieurs rangs; fleurs fem. ovoïdes, terminées par un style épais; stygmate capitulé; fruit ovoïde, semblable à un gland; fleurs jaunatres.

P. P. La Cannelle de Ceylan, qui est la plus estimée, est extrêmement mince, roulée sur elle-même de manière à former des tuyaux allongés; elle est très-fragile, d'une couleur jaune rougeâtre, son odeur est très-aromatique, sa saveur chaude piquante et sucrée, sans arrière-goût désagréable. La Cannelle de la Chine, qui est d'une qualité inférieure, est plus épaisse, d'une couleur rouge-brun, d'une saveur chaude, mais laissant un arrière-goût amer et désagréable, et d'une odeur de punaise.

P. C. La cannelle contient : 1° une huile volatile très-âcre et très-active, d'une couleur jaunâtre, plus pesante que l'eau; 2° beaucoup de tannin; 3° une matière colorante azotée; 4° un acide; et 5° du mucilage et de la fécule.

Prép. On dépouille les arbres de leur épiderme; ensuite on coupe l'écorce en lanières, on la détache et on la fait sécher rapidement au soleil. Le tronc, ainsi dépouillé, meurt, mais on le coupe et la racine fournit de nouvelles pousses; c'est à l'âge de cinq ans que ces arbres fournissent la meilleure cannelle.

U. La cannelle est un excitant puissant, qu'on emploie avec beaucoup d'avantage pour activer les organes digestifs et vers la fin des fièvres adynamiques; dans ce dernier cas, les frictions sur l'épigastre, faites avec la teinture de cannelle, sont souvent préférables à l'usage interne de ce médicament ; on s'en sert aussi dans le traitement des maladies scorbutiques, scrophuleuses, etc.

D. et M. d'ad. Poudre, g^{r} x à ℈ j Infusion (faite à vaisseau clos) ℥ j à iij par ℔ j d'eau. *Eau distillée*, ℥ j à ij ou plus. *Huile distillée*, g^{r} j à iij. *Teinture. P.* (cannelle, 1 p., alcool, 4 p.) ʒ ij à ℥ j, dans ℥ vj de véhicule. *Teinture de cannelle comp. L.* (cannelle, 6 p., sem. de cardamome, 3 p., poivre-long et gingembre, ana 2 p., alcool, 760 p.) ʒ j à iv, dans un véhicule. *Sirop. P.* (eau distillée de cannelle, 1 p., sucre, 2 p.) ʒ ij à ℥ ij. *Confection aromatique. L.* (cannelle et macis, ana ℥ ij; gérofle ℥ j, cardamome, ℥ ß, safran, ℥ ij, coquilles d'huîtres prép., ℥ xvj, sucre, ℔ ij, et eau, ℔ j) g^{r} x à ℥ j en bols. *Poudre aromatique, ou de cannelle comp. L.* (cannelle, ℥ ij, cardamome, ℥ j ß, gingembre, ℥ j, poivre, ℥ ß) g^{r} v à xv. *Electuaire aromatique. E.* (poudre aromatique, 1 p., sirop d'écorce d'oranges, 2 p.)

Cassia lignea. *Cassiæ ligneæ cortex.* Cannelle de Malabar. Ecorce du *Laurus cassia.* L. Arbre très-analogue au précédent ; elle est épaisse, peu roulée, d'une couleur brune ; sa saveur ressemble à celle de la cannelle, mais elle est plus faible, visqueuse et un peu amère ; son odeur est aussi moins aromatique. On l'emploie dans les mêmes cas, mais son action est beaucoup plus faible.

La Cannelle giroflée, ou écorce du *Laurus culilaban,* L., est un autre succédané de la cannelle officinale.

Laurier d'Apollon. *Laurus nobilis.* Arbre cultivé en France, et dont on emploie les feuilles et les fruits; ils ont une odeur aromatique et une saveur amère et piquante, et contiennent une huile volatile brune, très-active. Les feuilles sont principalement employées comme condiment; on retire des fruits une huile grasse, verdâtre, d'une consistance butireuse, employée quelquefois à l'extérieur en embrocations.

Famille des Méliacées.

C. B. Dicotyl. polypét.; étam. hypog.; tige ligneuse; feuilles alternes, sans stipules; cal. monosép. à 4 ou 5 div.; cor. 4 ou 5 pét. sessiles; étam. en même nombre que les pétales ou le double, monadelphes; 1 style; 1 stygmate; ovaire à 4 ou 5 loges; fruit sec; graines à endosperme charnu. Ces plantes sont toutes exotiques.

Cannelle blanche. *Canella alba.* Fausse écorce de Winter, écorce du *Winterania canella.* L. Arbre de l'Amérique.

C. B. Cal. concave à 3 div.; 10 étam.; anthères allongées, à 2 loges contiguës; ovaires à 3 loges; fruit, baie globuleuse, contenant 2 à 3 graines; fleurs en grappes terminales.

P. P. Ecorce roulée, mince, en fragmens de 5 à 6 pouces de long; la surface externe est lisse, dépourvue d'épiderme, et d'une couleur jaune-roux; l'interne est d'un tissu spongieux et d'une couleur plus claire; saveur amère et piquante, odeur aromatique très-agréable.

P. C. Elle contient une matière amère particulière, très-soluble dans l'alcool et l'éther et peu soluble dans l'eau; un principe sucré cristallin; de la résine; une huile essentielle très-âcre, de la gomme, etc. Elle ne contient pas de tannin comme l'écorce de Winter.

U. Son action sur l'économie est semblable à celle de la précédente, et on l'administre aux mêmes doses; on l'emploie principalement comme condiment; mais elle entre aussi dans la composition de plusieurs préparations pharmaceutiques; on s'en est servi avec beaucoup de succès contre le scorbut.

Famille des Euphorbiacées.

C. B. Dicotyl. apét.; étam. idiogynes; fl. monoïques ou dioïques, en général disposées en grappes ou dans un involucre commun; cal. souvent double; fleurs mâles, 1 à 12 étam.; anthères didymes; fleurs fem., ovaire globuleux à 3 côtes; 3 styles bifurqués; fruit, coques bivalves.

CASCARILLE. *Cascarillæ cortex.* Ecorce du *Croton cascarilla.* L. Arbuste originaire de l'Amérique.

C. B. Feuilles alternes; fleurs monoïques, disposées en épis; cal. double; fleurs mâles, 12 à 15 étamines; 5 glandes fixées au centre; fleurs fem. ovaire triloculaire, fruit, capsule tricoque.

P. P. Fragmens plus ou moins roulés, épiderme blanchâtre, souvent recouvert de lichens; face interne, brune; cassure compacte, lisse et résineuse; saveur un peu amère, aromatique et âcre;

lorsqu'on la fait brûler elle répand une odeur semblable à celle du musc.

P. C. Contient une huile essentielle, de la résine, un principe amer, du mucilage, etc.; l'eau et l'alcool séparément ne s'emparent qu'en partie de ses principes actifs.

U. Comme tonique et excitant, dans les fièvres adynamiques, intermittentes, etc.; on l'associe souvent au quinquina dont elle paraît rendre l'action plus prompte et plus énergique.

D. ET M. D'AD. Poudre, g[r] x à ʒ ß. Infusion (ʒ j à iv par ℔ j de vin ou d'eau) ℥ j à iv. *Extrait résineux de cascarille. D.* comme simple tonique, g[r] x à ʒ j, 2 ou 3 fois par jour. *Teinture*, ʒ j à ℥ ß.

Famille des Magnoliacées.

C. B. Dicotyl. polyp.; étam. hypogynes; tiges ligneuses; feuilles alternes; cal. caduc, 3 à 6 sépales; corolle 3 ou plusieurs pétales; étam. très-nombreuses; pistils rapprochés ou disposés en épis; ovaires multiples, se terminant par un style et un stygmate simples.

ECORCE DE WINTER. *Cortex Winteranus. Drymis Winteri.* L. Arbre toujours vert qui habite le Paraguay.

C. B. Cal. à 2 ou 3 div. profondes; cor., 6 pétales caducs; étam. nombreuses; anthères à 2 loges écartées; 4 ou 8 ovaires qui se changent en baies polyspermes.

P. P. En fragmens roulés d'environ un pied de

long, un pouce de large et 2 ou 3 lignes d'épaisseur; surface externe raboteuse, d'un jaune-roux, quelquefois couverte de tubercules; face interne jaune-pâle; cassure compacte et rougeâtre; odeur résineuse et aromatique; saveur âcre et brûlante.

P. C. Cette écorce contient : huile volatile, 1,2; résine 10; tannin et matière colorante, 9; amidon, 1,6; et des sels.

U. Stimulant puissant; on s'en sert quelquefois comme stomachique et antiscorbutique; dans le commerce, on vend sous ce nom de la cannelle blanche.

D. ET M. D'AD. Poudre, g^r x à ʒ ß. *Vin*, ʒ j à j ß, par ℔ j de vin. *Vin diurétique amer. P.* (quinquina gris, E. de Winter et de citron, ana 16 p., racine de dompte-venin, scille, sommités d'angélique, ana, 4 p., feuilles d'absinthe et de mélisse, ana 8 p., baies de genièvre et macis, ana, 4 p. vin, 128 p.) ℥ j à j ß plusieurs fois par jour.

BADIANE OU ANIS ÉTOILÉ. *Semen badian.* Fruits de l'*Illicium anisatum.* L. Arbre aromatique, toujours vert, originaire de l'Inde, etc.

C. B. Cal. 5 ou 6 sépales écailleux; cor. formée d'un grand nombre de pétales placés sur plusieurs rangs; 25 à 30 étam.; fruit, 8 coques monospermes, soudées ensemble par la base.

P. P. Les capsules sont comprimées, ovoïdes, rugueuses, d'un brun rougeâtre; ont une saveur âcre, aromatique et sucrée et l'odeur de l'anis. Les graines sont charnues et oléagineuses.

U. Employée comme excitant et stomachique dans les mêmes cas que la plupart des autres semences aromatiques appelées carminatives.

D. ET M. D'AD. Poudre, g^r xx à ℈ j. Infusion, ʒ j à ij, par ℔ j d'eau.

Famille des Orchidées.

C. B. Monocotyl. apét.; étamines épigynes; feuilles alternes; cal. coloré, 6 div., l'inférieure irrégulière; 1 à 3 étam. situées au-dessus du stygmate; ovaire infère polysp.; capsule uniloc. à 3 valves.

VANILLE. *Vanillæ siliqua. Epidendrum vanilla.* L. Arbrisseau sarmenteux qui croît en Amérique. P. U. Les fruits.

C. B. Cal. articulé avec l'ovaire, caduc; anthère terminale; fruit allongé rempli d'une pulpe charnue; fleurs grandes, purpurines en bouquets.

P. P. Gousses de 8 à 10 pouces de long et de 2 à 3 lignes de large, d'une couleur brune noirâtre, et contenant un grand nombre de graines arrondies, brunes et entourées d'une pulpe noirâtre; odeur suave et aromatique, saveur très-agréable.

P. C. Contient une huile essentielle très-active, de l'acide benzoïque, etc.

U. Stimulant actif et très-agréable au goût; elle paraît agir d'une manière marquée sur les organes de la génération.

D. ET M. D'AD. Poudre, g^r xv à ʒ j. Infusion, ʒ j à ij, par ℔ ij d'eau.

Famille des Myristicées.

C. B. Dicotyl. apét.; étam. hypogynes; tiges ligneuses; feuilles alternes; fleurs unisexuées ; cal. monosép. 3 div.; étam. de 4 à 12, soudées par les filets et les anthères; 2 styles; 2 stygmates; graines recouvertes d'une arille découpée.

Muscade ou noix-muscade. *Nux moschata. Myristica moschata.* Thunberg. Arbre qui croît aux Mollusques. P. U. La graine et son arille, qu'on nomme *Macis* (Voyez ci-dessous).

C. B. Feuilles ovales, lancéolées entières, coriaces, d'un vert foncé en dessus, blanchâtres en dessous; fleurs dioïques, en faisceaux aux aisselles des feuilles; fleurs mâles, 12 étam.; fleurs femelles, ovaire ovoïde, uniloculaire; fruit, drupe pyriforme, renfermant une graine ovoïde, dure.

P. P. Graine oblongue ou ovale de la grosseur d'une petite noix; dure; d'une couleur brune; marquée intérieurement de veines plus foncées; d'une odeur particulière très-suave et très-forte; d'une saveur chaude, piquante et fort agréable.

P. C. D'après M. Bonastre, elle contient : stéarine 120; élaïne 38; huile volatile blanche plus légère que l'eau et d'une saveur âcre et piquante 30; acide 4; fécule et gomme 18; ligneux 290. On obtient par expression de la noix muscade une huile fixe, concrète, d'une couleur jaune rougeâtre, et qui contient un peu d'huile essentielle qui lui donne son odeur; c'est ce qu'on nomme en pharmacie *beurre de noix-muscade*. L'alcool et l'éther s'emparent des principes actifs.

U. C'est un stimulant très-énergique dont on se sert habituellement comme assaisonnement ou comme parfum ; à hautes doses, cette substance devient narcotique, et détermine l'assoupissement et l'insensibilité générale. On l'emploie avec avantage dans les débilités des fonctions digestives, dans certaines diarrhées, etc.

D. ET M. D'AD. Poudre, g^r^ x à ℈ j. *Teinture*, ʒ ß à j. Huile, g^r^ iv à xij, dans une potion. *Esprit de noix-muscade*. *L.* ʒ ij à ℥ j. A l'extérieur, en frictions, q. q.

MACIS. Arille du fruit du muscadier.

P. P. Membrane épaisse, flexible, divisée en lanières ; d'une couleur jaunâtre ; d'une odeur analogue à celle de la noix-muscade ; d'une saveur chaude et piquante et en même temps grasse.

P. C. Contient beaucoup d'huile essentielle et de l'huile fixe ; l'alcool se charge des principes actifs.

U. Moins actif que la muscade ; employé dans les mêmes cas, et de la même manière.

Famille des Myrtinées.

C. B. (*Voy*. p. 48).

GÉROFLE. *Caryophylli aromatici fructus*. Fleurs non épanouies du *Caryophyllus aromaticus*. L. Arbrisseau originaire des Indes-Orientales.

C. B. Cal. allonge infundibuliforme, à 4 dents; 4 pet.; ovaire uniloculaire, monosperme; drupe sèche.

P. P. Les clous de gérofle sont lourds, d'une couleur brune, d'une saveur âcre et piquante et d'une odeur aromatique forte et agréable.

P. C. Ils contiennent une grande proportion d'une huile essentielle plus pesante que l'eau, et extrêmement âcre, du tannin, de la gomme, et une matière cristalline, particulière blanche, satinée, rude au toucher, inodore et insipide, qu'on nomme *Caryophylline*.

U. Comme stomachique, cordial et excitant général, dans les mêmes cas que les substances précédentes.

D. ET M. D'AD. Poudre, gr. x à ℈ ß. Infusion, ℈ ß à j, par ℔ j d'eau ou de vin. *Huile essent.*, gouttes iij à vj. *Teinture*, ℈ ß à ℈ j dans ℥ iv de véhicule. A l'extérieur, l'huile essentielle est employée pour cautériser les nerfs des dents carriées, et unie avec 2 p. d'huile d'olives, comme rubéfiant.

PIMENT. *Pimentæ baccæ*. Fruits du *Myrtus pimenta*. L. Arbuste qu'on cultive à la Jamaïque. Petites baies globuleuses à deux graines, dont la partie charnue est desséchée et la surface ridée et brunâtre; leur odeur est forte et aromatique et leur saveur ressemble à celle du gérofle et de la cannelle. Elles doivent leurs propriétés à la présence d'une huile volatile plus pesante que l'eau.

On emploie habituellement cette substance

comme condiment ; mais c'est un stimulant très-énergique, qui peut remplacer avec avantage le gérofle et autres substances aromatiques d'un prix très-élevé.

Famille des Solanées.

C. B. Dicotyl. monopét.; étam. hypogynes; feuilles alternes; cal. monosép. à 5 div.; corolle monopét. à 5 lobes; 5 étam.; ovaire simple à 2 loges; 1 style; 1 stygmate, en général bilobé; fruit, capsule ou baie polysperme.

CAPSIQUE OU POIVRE D'INDE. *Capsici baccæ. Capsicum annuum.* L. Plante annuelle originaire de l'Amérique-Méridionale; cultivée en Europe. P. U. Les fruits.

C. B. Tige herbacée, rameuse; feuilles lancéolées; fleurs blanches, petites; fruit, capsule allongée et conique, à 2 ou 3 loges, contenant des graines nombreuses, réniformes, plates et jaunâtres.

P. P. Capsules rouges, luisantes, contenant une matière pulpeuse dans laquelle sont logées les graines; saveur très-âcre, piquante et chaude, provoquant la salivation, odeur aromatique et piquante.

P. C. Contient un principe âcre non volatil, rougissant le tournesol soluble dans l'eau, mais surtout dans l'alcool et dans l'éther; de la résine, du mucilage et de la cire.

SUBS. INCOMP. L'infusion de noix de galle, l'alun,

l'ammoniaque, le carbonate de potasse, le sulfate de fer, les sels de mercure, etc.

U. Stimulant très-énergique ; on l'emploie principalement comme condiment ; on l'administre aussi comme stomachique. Il est aussi très-utile en gargarismes dans les angines chroniques ou gangréneuses, et en cataplasmes, comme rubéfiant, pour combattre le coma et autres symptômes cérébraux qui accompagnent les fièvres typhoïdes.

D. ET M. D'AD. Poudre, g^r vj à viij, 2 ou 3 fois le jour. *Teinture. L.* (capsique ℥ j, alcool, ℔ ij), ʒ j à iij, en gargarisme.

Famille des Pipérinées.

C. B. Monocotyléd.; étam. hypogynes; fleurs nues, sans involucre; ovaire uniloculaire, monosperme; stygmate à 3 ou 4 lobes; 3 étam.; fruit, baie monosperme et coriace. Cette famille, qui ne contient que le genre *Piper*, L., fait partie des Urticées de M. de Jussieu, mais en a été séparée par MM. Kunth et Richard.

POIVRE. *Piper nigrum. P. album. Piper nigrum.* L. Arbuste qui croît dans l'Inde. P. U. Les fruits.

P. P. Baies desséchées, noirâtres et ridées à la surface; saveur brûlante et âcre ; odeur aromatique et très-piquante ; lorsque la graine est dépouillée de son péricarpe elle est d'une teinte jaunâtre et dans le commerce porte le nom de poivre blanc.

P. C. D'après M. Pelletier, le poivre est composé de *pipérine* ; d'une huile concrète très-âcre ; d'une huile volatile balsamique ; d'une matière gommeuse colorée ; d'un principe extractif ; d'acide malique et tartarique ; d'amidon ; de bassorine, de ligneux et de sels. C'est à l'huile âcre que le poivre doit sa saveur. L'alcool et l'éther s'emparent des principes actifs de cette substance ; l'eau ne les dissout que difficilement.

U. Le poivre agit comme un irritant local et un excitant général très-énergique et persistant ; à petites doses, comme stomachique ; à plus hautes doses, comme fébrifuge ; mais ce moyen est très-incertain ; comme stimulant local dans le relâchement de la luette, etc.

D. ET M. D'AD. G^r iij à ℈ j, en poudre ou en solution dans de l'alcool. *Onguent de poivre noir. D.* (Graisse, ℔ j, poivre, ℥ iv) q. q.

Le Poivre long, *Piper longum*, et le Poivre bétel, *Piper betel*, jouissent des mêmes propriétés, et peuvent être employés dans les mêmes cas.

Pipérine. Principe immédiat particulier qui se trouve dans le poivre.

P. P. Substance cristalline, incolore, presque insipide ; fusible à 100° centigr.

P. C. Elle n'est pas alcaline, et se rapproche beaucoup des résines. Insoluble dans l'eau froide, très-peu soluble dans l'eau bouillante, très-soluble dans l'alcool et dans l'acide acétique, d'où elle est précipitée par l'eau ; soluble dans 100 p. d'éther bouillant ; les acides minéraux concentrés la décomposent ; l'acide sulfurique lui donne une couleur rouge de sang, et l'acide nitrique une couleur jaune verdâtre, puis orangé, et ensuite rouge.

Prép. En traitant le poivre par de l'alcool, qui en extrait une matière grasse ou résineuse que l'on soumet à l'action de l'eau bouillante, jusqu'à ce que celle-ci ne se colore plus, et qu'on redissout ensuite dans l'alcool ; cette dissolution, abandonnée à elle-même, laisse déposer, au bout de quelques jours, des cristaux de pipérine.

U. M. Méli, médecin italien, a employé récemment cette substance dans le traitement des fièvres intermittentes, et il regarde son action comme étant plus prompte et plus certaine que celle du sulfate de quinine. Suivant le même auteur, l'huile âcre du poivre jouit des mêmes vertus, mais à un moindre degré. La pipérine doit être administrée à très-petites doses.

Poivre cubèbe. *Cubebæ. Piper caudatum. Piper cubeba.* L. Arbre de l'Inde. P. U. Les fruits.

P. P. Fruits de la grosseur d'un pois, noirâtres, ridés, portés sur leur pédoncule ; saveur et odeur semblables à celles du poivre noir.

P. C. La composition du poivre cubèbe ne diffère que peu de celle du poivre noir. M. Vauquelin y a trouvé une huile volatile épaisse, une résine semblable à celle du copahu, et qui ne paraît pas différer beaucoup de la pipérine, une petite quantité d'une autre résine colorée, une matière gommeuse colorée, un principe extractif et des sels.

U. Cette substance est un stimulant énergique, mais moins puissant que le poivre noir; depuis quelques années, on en fait un grand usage dans le traitement de la blennorrhagie.

D. ET M. D'AD. Poudre, ℈ j à ʒ ij, 2 ou 3 fois le jour, délayée dans du sirop.

Famille des Urticées.

C. B. (*Voy.* p. 92).

CONTRAYERVA. *Contrayervæ radix. Dorstenia contrayerva.* L. Plante vivace qui croît au Pérou et au Mexique. P. U. La racine.

C. B. Feuilles toutes radicales, pétiolées, larges, un peu rudes au toucher; fleurs monoïques, réunies et enfoncées dans un réceptacle plane; fleurs mâles, 2 étam; fleurs femelles, 1 ovaire uniloculaire; fruit, petite capsule bivalve.

P. P. Racine allongée, fusiforme, de la grosseur du doigt, rameuse; brune à l'extérieur, blanchâtre à l'intérieur; d'une odeur aromatique; d'une saveur chaude, amère et persistante.

P. C. N'a pas été analysée; l'eau et l'alcool s'emparent de ses principes médicamenteux.

U. Stimulant énergique, tonique, diaphorétique; on l'administre pour fortifier les organes digestifs; dans les fièvres adynamiques et dans les autres cas où les stimulans généraux sont indiqués; on l'a vantée comme antiseptique et comme pouvant neutraliser les venins et les miasmes délétères ; mais elle ne possède aucune propriété de ce genre.

D. ET M. D'AD. Poudre, ℨß à j. Infusion, ℨ ij à ℥ j, par ℔ ij d'eau. *Poudre de Contrayerva comp. L.* (contrayerva 1 p., poudre d'écailles d'huîtres, prép. 3 p.) gr x à xl.

Famille des Amomées.

C. B. Monocotyl. ; étam. épigynes; cal. coloré; limbe double à 3 div. irrégulières; 1 étam.; anthère souvent bilobée ; style grêle ; stygmate concave et terminal ; ovaire à 3 loges ; fruit, capsule ou baie polysperme.

GINGEMBRE. *Zingiberis radix. Amomum zingiber.* L. Plante originaire de l'Inde, et cultivée en Amérique. P. U. La racine.

C. B. Tige cylindrique, feuillue ; feuilles alternes ; anthère fendue en deux ; style reçu dans le sillon de l'étamine ; fleurs en épi ovoïde, imbriqué d'écailles.

P. P. Racine tuberculeuse, dure, compacte, blanchâtre, d'une saveur aromatique, âcre et chaude, excitant la sécrétion de la salive, odeur très-forte et *sui generis.*

P. C. Contient : 1° une résine soluble dans l'éther, 2° une sous-résine insoluble dans l'éther, 3° une huile volatile d'une couleur bleu verdâtre, 4° une matière azotée, 5° une matière analogue à l'osmazome, 6° de l'acide acétique, 7° de l'acétate de potasse, 8° de l'amidon, 9° de la gomme, 10° du soufre, 11° du ligneux et des sels. L'eau, l'alcool et l'éther dissolvent une partie de ses principes actifs.

U. Est un excitant puissant que l'on emploie comme stomachique dans les coliques flatulentes, etc., on l'associe à un très-grand nombre de médicamens.

D. ET M. D'AD. Poudre, gr v à ʒ ß. *Teinture. L.* (gingembre, ℥ j, alcool, ℔ j), ʒ j à iij. *Sirop. L.* (gingembre, ℥ ij, eau, ℔ j, sucre ℔ ij), ʒ j à ℥ ß. *Elixir carminatif de Sylvius. P.* (gingembre, muscade, galenga et impératoire, ana, 6 p., angélique, 4 p., romarin, marjolaine, rue et basilic, ana, 48 p., baies de laurier, 12 p., semences d'angélique, de livèche et d'anis, ana, 16, cannelle, 12; gérofle et écorce de citron, ana, 4 p., alcool, 1500 p.) ʒß à ℥ j.

ZÉDOAIRE. *Zedoariæ rotundæ radix. Kæmpferia rotunda.* L. Plante originaire de l'Inde et très-voisine de la précédente.

P. P. Racine tubéreuse, blanchâtre, charnue, rugueuse, couverte de fibres, ayant l'odeur et la saveur du gingembre, mais moins forte.

P. C. Cette substance fournit, par l'analyse chimique, les mêmes principes immédiats que le gingembre.

U. Comme stomachique, peu employé.

La ZÉDOAIRE LONGUE. *Kæmpferia longa, seu amomum zedoaria.* Willd., possède les mêmes propriétés.

Galanga. *Galangæ majoris radix. Maranta seu Kæmpferia galanga.* L. Plante très-voisine des précédentes, que l'on cultive en Amérique. P. U. La racine.

P. P. Racine fibreuse, allongée, marquée de lignes circulaires saillantes, brune-rougeâtre à l'extérieur, fauve à l'intérieur; odeur aromatique, saveur chaude et âcre.

P. C. Contient les mêmes principes que le gingembre.

U. Mêmes que les précédens.

D. et M. d'ad. Poudre, gr x à ℈ j. *Teinture. P.* ʒ ß à ʒ ij.

Curcuma. *Curcumæ radix. Curcuma longa.* L. Plante originaire des Indes. P. U. La racine.

P. P. Racine tubéreuse, noueuse, coudée, d'un blanc jaunâtre, saveur et odeur analogues à celle du gingembre.

P. C. Contient: 1° une matière colorante jaune ayant beaucoup d'analogie avec les résines, 2° une matière colorante brune, 3° une huile essentielle très-âcre, 4° de l'amidon, de la gomme et des sels.

U. A les mêmes propriétés que les précédens; est employé principalement pour colorer diverses préparations pharmaceutiques. Peu usité.

Cardamome ou Amome. *Cardamomi semina. Amomum cardamomum.* L. Plante très-voisine des précédentes, et qui habite le même pays. P. U. Les fruits.

P. P. Capsules à trois loges polyspermes; graines anguleuses, d'une couleur brune, de diverses grandeurs, d'une saveur chaude un peu amère; odeur aromatique et agréable.

P. C. Contiennent une huile essentielle, de la fécule et du mucilage. L'eau, mais surtout l'alcool et l'éther en dissolvent les principes actifs.

U. Comme carminatives et stomachiques; entrent dans la composition de plusieurs préparations pharmaceutiques.

D. ET M. D'AD. Poudre, g^r v à ℈ j ou plus. *Teinture. L.* (cardamone, ℥ j, alcool, ℔ j), ʒ j à ʒ iij. *Teinture de cardamone comp. L.* (semences de cardamone, de carvi et cochenille pulv., ana, ʒ ij, canelle, ʒ iv, raisins secs, ℥ iv, alcool, ℔ ij), mêmes doses.

Famille des Aristolochiées.

C. B. Dicotyl. apét.; étam. épigynes; tiges en général herbacées; feuilles alternes; cal monosép.; 6 ou 12 étam.; 1 style; 1 stygmate à 6 loges; fruit, capsule à 6 loges polyspermes.

SERPENTAIRE DE VIRGINIE. *Serpentariæ virginianæ radix. Aristolachia serpentaria.* L. Plante de l'Amérique. P. U. La racine.

C. B. 6 étam. soudées avec le style et le stygmate; capsule globuleuse, déprimée, à 6 côtés; fleurs petites, d'un rouge-brun.

P. P. La racine est composée d'un grand nombre de fibrilles allongées, entremêlées, rameuses, d'une couleur brunâtre et provenant d'un tronc commun. L'odeur en est forte et camphrée ; la saveur chaude, amère et piquante.

P. C. Elle contient : 1° une huile essentielle d'où dépend son odeur ; 2° une matière jaune amère, soluble dans l'eau et dans l'alcool ; 3° une matière résineuse ; 4° de la gomme ; 5° de l'albumine ; 6° de l'amidon, des sels, etc. Les parties actives de cette racine sont solubles dans l'eau et dans l'alcool.

U. L'influence excitante de la serpentaire est assez persistante ; on s'en est servi avec avantage dans le traitement des fièvres intermittentes et typhoïdes, le sphacèle, la chlorose, etc.

D. ET M. D'AD. Poudre, g[r] x à ʒ ß. Infusion, ʒ ß à iij, par ℔ j d'eau ou de vin. *Teinture. L.* (serpentaire, ℥ iij, alcool, ℔ ij), ʒ j à iij ou plus. On administre souvent ce médicament uni au quinquina ou au camphre.

L'Aristoloche ronde. *A. rotunda.* L. et l'Aristoloche longue. *A. longa.* L, sont des plantes indigènes très-voisines de la précédente, et qui ont été employées dans les mêmes cas, mais elles sont beaucoup moins énergiques. L'aristoloche ronde entre dans la composition de la *Poudre anti-arthritique amère. P.* (Arist. et gentiane, ana, 3 p. ; petite centaurée, 4 p. ; chamædrys et chamæpitys, 2 p.) g[r] xv à ℈ j, 3 fois par jour.

L'Azaret ou Cabaret. *Asarum europæum*, plante indigène de la même famille est aussi un puissant excitant ; la racine fraîche de cette plante est un violent émétique, même à la dose de 40 à 50 gr., mais elle perd presque entièrement cette propriété par la dessication, alors on l'emploie à l'intérieur comme excitant, sudorifique et emménagogue; et à l'extérieur comme sternutatoire. Elle fait la base de la *poudre de Saint-Ange* ou d'*Asarum composée*. *P.*

Famille des Rubiacièes.

C. B. (*Voyez* p. 45.)

Café. *Coffeæ arabicæ semina. Coffea arabica*. L. Arbrisseau originaire de l'Arabie et cultivé aux Antilles. P. U. Les graines.

C. B. Feuilles vertes persistantes; fleurs axillaires, d'un blanc jaunâtre; cal. très-court; cor. subinfundibuliforme; 5 étam.; fruit, baie rouge à 2 loges, contenant deux graines.

P. P. Graines dures et comme cornées, ovales, convexes d'un côté, plates de l'autre et marquées d'un sillon longitudinal; d'une couleur grisâtre; d'une odeur et d'une saveur aromatique. On en distingue plusieurs variétés ; le café Moka, dont les grains sont petits, jaunâtres, arrondies, très-aromatiques ; le Bourbon, qui est plus gros, allongé et moins odorant ; et le Martinique dont les grains sont verdâtres et la saveur plus âcre et plus amère. On ne fait guère usage du café que torréfié ; par cette opération sa saveur et son odeur deviennent plus agréables et plus fortes.

P. C. Le *café non torréfié* contient, d'après M. Robiquet : 1° un principe particulier, amer, blanc, soyeux, cristallin, volatil, soluble dans l'eau et dans l'alcool, peu soluble dans l'éther, nommé *caféine* ; 2° une huile d'un blanc verdâtre, un peu âcre, ayant la saveur du café ; 3° une matière grasse résineuse ; 4° du mucus, du sucre, etc. M. Cadet de Gassicourt en a retiré un principe aromatique particulier ; enfin, M. Payssé y a trouvé un acide nouveau qu'il nomme *cafique*.

U. L'influence stimulante du café torréfié, dont on fait un usage habituel en infusion, est très-prononcée ; comme chacun le sait, elle facilite la digestion, augmente la fréquence du pouls, et réveille les facultés intellectuelles ; on l'emploie avec avantage dans les catarrhes chroniques, l'asthme, l'aménorrhée, la goutte, certaines diarrhées, les migraines dépendant de l'atonie de l'estomac, les fièvres intermittentes ; enfin on s'en sert, dans les cas d'empoisonnement par l'opium et les autres narcotiques, pour combattre les symptômes nerveux et la somnolence.

Le café non torrefié ne paraît pas être excitant ; mais il jouit de propriétés toniques à un très-haut dégré ; on l'a substitué avec succès au quinquina dans le traitement de quelques fièvres intermittentes.

D. ET M. D'AD. *Café torréfié*, infusion, ℥ j ou plus dans

℥ viij d'eau bouillante. *Non torréfié*, poudre, ℈ j, d'heure en heure dans l'apyrexie. Décoction, ℥ j dans ℥ xviij d'eau réduites à xij. *Extrait*, g^r iv à viij.

Famille des Crucifères.

C. B. (*Voyez* p. 17.)

RAIFORT SAUVAGE. *Raphani rusticani seu armoraciæ radix.* Racine du *Cochlearia armoracia.* L. Plante indigène.

C. B. Cal. 4 sépales concaves; cor. pét. étalés; siliques petites, ovoïdes couronnées par le stygmate qui est persistant et à 2 loges, contenant 5 ou 6 graines chaque; fleurs petites, blanches et pédonculées.

P. P. Racine cylindrique, allongée, épaisse, blanche et fibreuse à l'intérieur, jaune à l'extérieur; saveur amère, piquante et âcre, odeur très-piquante.

P. C. De même qu'un grand nombre d'autres plantes de la même famille, le raifort contient un principe volatil très-âcre, de nature huileuse, de la fécule, de l'albumine, etc.; il paraît qu'il renferme aussi du soufre, de l'azote et même du phosphore; les principes actifs sont solubles dans l'eau, le vin et l'alcool.

U. Stimulant assez puissant; employé comme stomachique, mais surtout comme antiscorbutique et dans la plupart des affections atoniques. Très-usité.

D. ET M. D'AD. En substance, ʒ ß à j. Suc exprimé,

ʒ ß dans du vin ou du lait. *Infusion de raifort comp. L.* (raifort et semences de moutarde, ana, 1 p. Eau 12 p. et esprit de raifort comp. 2 p.) ℥ j à ij, 2 ou 3 fois le jour. *Esprit de raifort comp. L.* (raifort, écorce d'oranges, ana, 12 p., muscade 1 p, alcool 96 p., eau q. s.) ʒ iij à ℥ j. *Vin antiscorbutique. P.* (raifort 8 p., feuilles de cochléaria, de cresson de fontaine, de treflle d'eau et semences de moutarde, ana, 4 p., mur. d'ammoniaque 2 p., vin blanc 256, alcool de cochléaria 4 p.) ʒ ß à ℥ ij ou plus. *Sirop antiscorbutique. P.* (feuilles de cochléaria, de treflle d'eau, de cresson de fontaine, racine de raifort, écorce d'oranges amères, ana, 32 p., canelle 3 p., vin 128, sucre q. s.) ʒ ij à ℥ ij.

Cochléaria. *Cochlearia hortensis herba.* Feuilles du *Cochlearia officinalis.* L. Plante indigène, très-voisine de la précédente.

P. P. Feuilles concaves, arrondies, épaisses, glabres, luisantes et vertes ; saveur âcre, vive et pénétrante.

U. Dans les mêmes cas que le précédent.

D. et M. d'ad. Suc exprimé, ℥ j à iij. *Suc de cochléaria comp. E.* (suc de cochléaria, de cresson de fontaine, ju d'oranges, ana, 4 p., esprit de noix muscade 1 p.) ℥ j à iv, 2 ou 3 fois par jour. *Sirop de cochléaria officin. P.* (suc de cochléaria 1 p., sucre 2 p.) ℥ ß à ℥ ij ou plus. *Teinture de cochléaria ou alcool antiscorbutique. P.* (feuilles de cochléaria. 2500 p., raifort 230 p., alcool 3000) ʒ ij à ℥ j.

Cresson de fontaine. *Nasturtii aquatici herba. Sisymbrium nasturtium.* L. Plante indigène.

C. B. Feuilles alternes à folioles ovales, presque cordiformes; cal. demi-ouvert, pubescent; cor. à pét. étalés et légèrement onguiculés; silique bivalve, presque cylindrique, longue, terminée en pointe; graines globuleuses; fleurs blanches.

P. P. Saveur agréable, piquante un peu amère; odeur presque nulle.

P. C. En le faisant bouillir dans l'eau, le principe actif se dégage, et il ne lui reste plus que des principes mucilagineux et émolliens.

U. Est un stimulant beaucoup moins actif que les précédens, mais employé dans les mêmes cas.

D. ET M. D'AD. Suc exprimé, ℥ j à ij.

LE CRESSON ALENOIS. *Nasturtium hortense*, le CRESSON PASSERAGE. *Lepidium latifolium*, etc., ressemblent beaucoup au précédent, et sont employés dans les mêmes cas.

ERYSIMUM ou Vélar. *Erysimi herba*. *Erysimum officin.*, L. *Sisymbrium off.* D. C. Plante du même genre que les précédentes.

P. P. Saveur âcre, odeur presque nulle.

U. Stimulant peu énergique; employé comme béchique, etc.

D. ET M. D'AD. *Sirop. P.* ℥ j à iij.

PASTEL. *Isatis tinctoria*. L. La racine de cette plante, quoique très-peu employée, paraît pouvoir être très-utile dans certaines affections scorbutiques; on l'administre en décoction à la dose de ℥ ß à j dans ℔ j d'eau.

Famille des Polygalées.

C. B. (*Voyez* p. 43.)

POLYGALA DE VIRGINIE. *Radix senegæ. Polygala senega.* L. Plante vivace qui croît en Amérique-Septentrionale. P. U. La racine.

C. B. Tiges herbacées; feuilles sessiles; fleurs petites en épis terminaux; cal. 5 div. profondes irrégulières; corolle irrégulière à 5 pét.; capsule très-comprimée, bivalve à 2 loges monospermes; graines noires.

P. P. Racine d'une grosseur variable, contournée, rameuse, ayant d'un côté une sorte de crête longitudinale, couverte d'une écorce grisâtre résineuse; parenchyme blanchâtre, odeur faible et nauséeuse; saveur d'abord douce, puis âcre et amère, excitant la salivation.

U. Excitant assez énergique. On a prétendu que cette substance exerçait une action spéciale sur les poumons, ce qui l'a fait beaucoup vanter dans les affections de poitrine, même dans l'inflammation aiguë des poumons; elle détermine souvent des vomissemens et des déjections alvines, excite la sécrétion de l'urine, la sueur, le ptyalisme, etc.; on l'emploie avec avantage dans les affections rhumatismales et sur la fin des catarrhes pulmonaires.

D. ET M. D'AD. Poudre, g^r x à ʒ ß. Décoction, (℥ j par ℔ ij réduites à ℔ j); ℥ j à ij, 2 ou 3 fois le jour.

Le Polygala amer. *Polygala amara*. L., est une plante indigène, très-voisine de la précédente, sa racine est également employée comme stomachique et expectorant; sa saveur est très-amère, aussi agit-elle plutôt comme tonique que comme excitant.

Le Polygala commun. *P. vulgaris*. L., jouit des mêmes propriétés que le précédent, et peut très-bien le remplacer. Ces deux plantes sont presque inusitées.

Famille des Scrophulariées.

C. B. Dicotyl., monopét.; étam., hypogynes; tige en général herbacée; cal. monosep. persistant, à 4 ou 5 div.; cor. irrégulière, donne attache à 2 ou 4 étam. didymes; 1 style; 1 stygmate bilobé; ovaire à 2 loges; fruit, capsule à 2 loges polyspermes.

Véronique officinale. *Veronicæ maris summitates. Veronica officinalis*. L. Plante indigène qui habite les côteaux et les bois; fleurit en juin et juillet.

C. B. Tige cylindrique; feuilles opposées, ovales, dentées et pubescentes; cal. à 4 div.; cor. à 4 div. en roue; 2 étam. fertiles et saillantes; stygmate simple; capsule lenticulaire; fleurs violettes, disposées en épis axillaires.

P. P. Saveur légèrement amère et aromatique; odeur très-faible.

P. C. Elle communique à l'eau une couleur verte et un léger arôme.

U. Stimulant et tonique très-faible ; on peut employer le suc exprimé des feuilles comme antiscorbutique ; jadis on en vantait beaucoup les vertus, mais aujourd'hui on est généralement d'accord sur son peu d'efficacité. C'est un des ingrédiens du thé suisse.

D. ET M. D'AD. Infusion, pinc. ij à iij par ℔ ij d'eau. *Eau distillée*, ℥ ij à iv. *Sirop*, ℥ ß à ij. *Extrait*, ℈ j à ʒ j. Suc exprimé, ℥ j à ij. A l'extérieur, en lotion, etc.

BECCABUNGA. *Beccabungæ herba. Veronica beccabunga.* L. Plante vivace indigène, qui croît dans les lieux humides. P. U. Les feuilles.

C. B. Se rapprochent beaucoup de ceux de la précédente.

P. P. Saveur piquante, âcre et amère; odeur nulle.

P. C. N'a pas été analysée.

U. Excitant plus énergique que la véronique officinale ; on range cette plante parmi celles qu'on nomme antiscorbutiques.

D. ET M. D'AD. Suc exprimé, ℥ ij à iv. Infusion, manip. j à ij par ℔ ij d'eau. *Eau distillée*, ℥ ij à iv. *Sirop*, ℥ ß à ij. *Extrait*, ℈ j à ʒ j.

On employait encore autrefois plusieurs autres plantes du genre Véronique; telles sont les *V. chamædrys*, *V. teucrium* et *V. spicata*. L., dont les propriétés sont semblables aux précédentes. Elles sont complètement inusitées de nos jours.

Famille des Synanthérées, ordre des Corymbifères.

C. B. (*Voyez* pages 85 et 88.)

Absinthe. *Absinthii vulgaris summitates. Artemisia absinthium.* L. Plante indigène, vivace qui fleurit en juillet et août. P. U. Les feuilles et les sommités fleuries.

C. B. Tige herbacée, couverte d'un duvet blanchâtre; feuilles tripinnatifides, blanchâtres des deux côtés ; fleurs flosculeuses, petites, jaunâtres, formant une panicule très-allongée et pyramidale ; fleurons du centre, hermaphrodites fertiles à 5 dents ; ceux du disque, femelles à 2 dents ; fruit sans aigrette.

P. P. Odeur forte et aromatique ; saveur très-amère.

P. C. D'après M. Braconnot, elle est composée de, 1° matière azotée très-amère, soluble dans l'eau froide, peu soluble dans l'alcool 18 ; 2° matière azotée presque insipide 8 ; 3° matière résiniforme extrêmement amère, soluble dans l'alcool et dans l'eau bouillante d'où elle se précipite par le refroidissement 1,4 ; 4° huile volatile verte 0,9 ; 5° chlorophylle 3 ; 6° albumine 7,5 ; 7° fécule 1 ; 8° sels de potasse 7,5 ; 9° ligneux et eau 552. L'eau froide et l'alcool s'emparent des principes actifs.

Subs. incomp. Les sulfates de fer et de zinc ; le sur-acétate de plomb.

U. Tonique stimulant très-usité : on l'emploie

dans l'amménorrhée, la leucorrhée chronique, la dyspepsie, etc.; on s'en sert avec avantage dans les fièvres intermittentes; on l'a aussi vantée comme anthelmintique.

D. et M. d'ad. Poudre, ℈ j à ʒ j. Infusion à froid, ʒ ß à ℥ j par ℔ j d'eau. *Teinture*, ʒ ß à ij. *Vin*, ℥ ij à iv. *Eau distillée*, ℥ j à iv. *Huile essentielle*, gouttes ij à iv. *Sirop*, ʒ ij à ℥ ij. *Extrait*, ʒ ß à j. *Sirop*, ʒ j à ℥ j ß. *Elixir de Stoughton ou teinture amère. P.* (Absinthe, chamœdrys, gentiane et écorces d'oranges ana 6, cascarille 1, rhubarbe 4, aloès 1, alcool 216 p.) gouttes, x à ʒ ij.

L'Absinthe pontique. *Artemisia pontica.* L., a une odeur plus faible et plus agréable que la précédente; elle paraît moins active; d'ailleurs on l'emploie dans les mêmes cas et de la même manière.

Armoise. *Artemisiæ summitates. Artemisia vulgaris.* L. Plante vivace, indigène qui croît dans les lieux incultes, et qui fleurit en juin et juillet. P. U. Les sommités fleuries.

C. B. Tige herbacée, rameuse, rougeâtre, velue; feuilles sessiles, vertes en dessus, cotonneuses en dessous; fleurs flosculeuses, en petits épis axillaires; réceptacle nu.

P. P. Odeur faiblement aromatique, saveur peu amère.

P. C. Contient une matière azotée amère et de l'huile volatile. L'eau et l'alcool dissolvent les principes actifs.

U. Stimulant, tonique peu énergique; cependant cette plante est très-employée, surtout comme emménagogue; elle convient dans les mêmes cas que l'absinthe, seulement elle est moins active.

D. ET M. D'AD. Poudre, ʒ ß à j. Infusion, ʒ j à ij dans ℔ j d'eau. *Eau distillée*, ℥ j à iv. *Sirop simple*, ʒ ij à ℥ ij. *Sirop d'armoise, comp. P.* (Armoise, 48 p. aunée, livèche et fenouil, ana, 4 p., pouliot, cataire, sabine, ana, 48 p., marjolaine, hysope, pyrèthre, rue et basilic, ana, 24, anis et cannelle, ana, 9 p., hydromel 1296 p. sucre, 640 p.) ʒ ij à ℥ ij.

L'ESTRAGON. *A. dracunculus.* L., plante vivace, originaire de Sibérie, et cultivée dans les jardins, se rapproche beaucoup de la précédente; elle en diffère par sa saveur fraîche et piquante et par son odeur; on l'emploie ordinairement comme assaisonnement; c'est une substance excitante qui agit comme les plantes dites *antiscorbutiques*.

L'AURONE. *Abrotani herba. A. abrotanum.* L., arbuste qui croît dans le midi de la France, a une odeur agréable de citron qui lui a fait donner le nom de *Citronelle*. Elle jouit des mêmes propriétés que l'armoise et l'absinthe, et peut les remplacer avantageusement.

On emploie encore l'*Artemisia glacialis* et l'*Artemisia spicata*. L. Ces plantes jouissent des mêmes propriétés que les précédentes.

MATRICAIRE. *Matricariæ vel Parthenii summitates. Matricaria parthenium.* L. Plante indigène bisannuelle, très-commune. P. U. Les sommités fleuries.

C. B. Tiges herbacées, droites, pubescentes; feuilles aîlées; fleurs radiées, solitaires; réceptacle nu, sans paillettes; fruits sans aigrette.

P. P. Odeur forte et très-désagréable; saveur chaude et amère.

P. C. Contient une huile essentielle de couleur bleue. L'eau et l'alcool s'emparent des principes actifs.

U. Stimulant, très-analogue à la camomille romaine, mais moins employée; on l'administre particulièrement dans l'amménorrhée ou la leucorrhée entretenues ou produites par la faiblesse.

D. ET M. D'AD. Poudre, ℈ j à ʒ j. Infusion, ʒ j à ij par ℔ ij d'eau. *Eau distillée*, ℥ j à iij. Suc exprimé, ℥ j à ij. A l'extérieur, en lavement, lotion, fomentation, cataplasmes.

LA CAMOMILLE ORDINAIRE. *Chamæmeli vulgaris flores. Matricaria chamomilla.* L., plante indigène, annuelle, qui croît dans les champs cultivés; ne diffère guère de la précédente sous le rapport des caractères botaniques; elle jouit des mêmes propriétés médicinales que la camomille romaine, et, quoique moins employée, peut très-bien la remplacer.

Millefeuille. *Millefolii herba et flores. Achillea millefolium.* L. Plante vivace indigène, très-commune dans les lieux incultes; fleurit pendant tout l'été. P. U. Les fleurs et la racine.

C. B. Tiges dressées; feuilles sessiles, velues, divisées en dents très-aiguës; réceptacle garni de paillettes; fleurons du centre, hermaphrodites, fertiles, blancs, réguliers, ceux de la circonférence, femelle, fertiles; fruits ovoïdes.

P. P. Odeur forte; saveur astringente, légèrement aromatique.

P. C. Contient une huile essentielle et un principe extractif amer.

U. Stimulant tonique, un peu astringent; on l'a beaucoup vantée autrefois dans le traitement des coupures et des plaies; son usage est aujourd'hui presque abandonné; on l'a cependant conseillée dans les cas d'atonie nerveuse, d'hémorragies passives, dans les leucorrhées rebelles, etc.

D. et M. d'ad. Infusion, pinc. j à iij par ℔ ij d'eau. *Eau distillée*, ℥ ij à iv. *Sirop*, ℥ ß à ij. *Huile essentielle*, gouttes xv à ʒ ß dans une potion. A l'extérieur, en lotions, cataplasmes.

La **Ptarmique.** *Ptarmicæ folia. Achillea Ptarmica.* L., qui croît dans les lieux humides, ne diffère guère de la précédente; son odeur est aromatique; sa saveur ressemble à celle de l'estragon; on emploie assez fréquemment la poudre de ses feuilles comme sternutatoire; la racine mâchée excite la salivation.

En Suisse et en Savoie, on désigne sous le nom générique de *génépi* plusieurs autres plantes des genres Millefeuille et Armoise, telles que l'*Achillea atrata*, *A. nana* et *A. moschata*. L. On les emploie à peu près dans les mêmes cas que la camomille et l'absinthe.

SOUCI OFFICINAL. *Calendulæ flores. Calendula officinalis.* L. Plante annuelle indigène qui croît dans les lieux cultivés. P. U. Les sommités fleuries.

C. B. Tige rameuse, velue; feuilles alternes, sessiles, pubescentes; fleurs solitaires, grandes, radiées, d'un jaune orangé très-beau; fruits irréguliers, couverts d'aspérités.

P. P. Odeur désagréable et aromatique; saveur amère et âcre.

U. Stimulant employé avec avantage dans les cas d'amménorrhée causée par la faiblesse des organes, dans l'hystérie, etc. Peu employé.

D. ET M. D'AD. Infusion, pinc. j à ij dans ℔ ij d'eau bouillante.

On peut employer dans les mêmes cas le souci des champs *Calendula arvensis*. L., qui est très-commun dans les vignes.

TANAISIE. *Tanaceti herba, flores, semina. Tanacetum vulgare.* L. Plante vivace indigène.

C. B. Tiges dressées rameuses; feuilles alternes pinnatifides; fleurs d'un jaune doré en corymbes terminaux;

involucre presque plane, fruits surmontés d'un rebord membraneux.

P. P. Odeur forte, saveur âcre, amarescente, se rapprochant de celle du camphre.

P. C. Contient de l'huile essentielle d'une couleur jaune verdâtre, un principe extractif, de la résine, etc. Elle cède ses propriétés à l'eau et à l'alcool.

U. Employée dans les mêmes cas que les substances précédentes et surtout comme anthelmintique. Peu usitée.

D. ET M. D'AD. *Sommités*, poudre, ʒ ß à ij. Infusion manip. j à ij par ℔ ij d'eau ou de vin. *Graines*, poudre, g[r] x à ℈ j. Infusion, ʒ ij à ℥ ß par ℔ ij d'eau.

BALSAMITE ODORANTE. Menthe coq. *Balsamitæ herba*. *Costus hortensis*. *Tanacetum balsamita*. L. Cette plante possède une odeur forte, aromatique, très-agréable, et une saveur chaude et amère ; c'est un stimulant très-énergique, moins employée cependant que la tanaisie dont elle se rapproche sous tous les rapports.

D. ET M. D'AD. Les mêmes que ci-dessus.

LA SANTOLINE. *Santolina chamæcyparissus*. L., qui croît dans le midi de la France, a une odeur très-pénétrante et une saveur amère et aromatique ; ses propriétés la rapprochent des précédentes ; on l'a employée comme anthelmintique.

CAMOMILLE. *Chamæmeli romani flores. Anthemis nobilis.* L. Plante vivace indigène, qui fleurit en juin et en juillet. P. U. Les fleurs.

C. B. Tige herbacée, rameuse, couchée ; rameaux uniflores ; feuilles bipinnées, pubescentes ; réceptacle garni de paillettes ; fleurs radiées ; fleurons du centre, jaunes, hermaphrodites, fertiles ; demi-fleurons de la circonférence, femelles, fertiles ; fruit avec un petit bourrelet membraneux à la partie supérieure.

P. P. Fleurs blanches, d'une odeur très-aromatique assez agréable ; saveur très-amère et chaude.

P. C. Contient une huile essentielle d'une belle couleur bleue, un principe gommo-résineux, du camphre et un peu de tannin. L'eau et l'alcool dissolvent les principes actifs.

SUBS. INCOMP. La solution de gélatine, l'infusion de quinquina jaune, le sulfate de fer, le nitrate d'argent, le sublimé corrosif, les sels de plomb.

U. Stimulant et tonique puissant, très-usité ; on s'en sert avec avantage pour réveiller les forces digestives dans la dyspepsie, la chlorose, la goutte, les coliques venteuses, etc. On en obtient encore de bons effets dans les fièvres intermittentes peu intenses ; dans les affections spasmodiques ; enfin on fait usage de son infusion chaude pour aider l'action des émétiques, etc.

D. ET M. D'AD. Poudre, ʒ ij à iv. Infusion, ʒ j à ij, pour ℔ ij d'eau bouillante. *Eau distillée*, ℥ ij à iv. *Teinture*, ʒ ß à j ß. *Vin*, ℥ j à iij. *Extrait*, ℈ j à ʒ ß.

Huile essentielle, gouttes vj à x. A l'extérieur, en lotion fomentation, lavement. *Huile de camomille. P.* (fleurs d. camomille 1 p., huile d'olives 4) En liniment.

CAMOMILLE PUANTE. *Anthemis cotula.* L. Plante annuelle, indigène et très-voisine de la précédente; son odeur est très-forte et désagréable, ses propriétés sont semblables à celles de la précédente, et on l'emploie de la même manière et dans les mêmes cas; on l'a beaucoup vantée dans le traitement de l'hystérie.

On peut encore se servir avec avantage dans les mêmes indications de la CAMOMILLE DES TEINTURIERS, *Anthemis tinctoria.* L., qui fournit une belle couleur jaune.

PYRÈTHRE. *Pyrethri radix. Anthemis pyrethrum.* L. Plante vivace, originaire des climats chauds. P. U. La racine.

C. B. Se rapprochent beaucoup de ceux de la camomille.

P. P. Cette racine se trouve sèche dans le commerce; elle est fusiforme, presque inodore, d'une saveur très-acre et piquante qui provoque la salivation.

P. C. D'après M. Gauthier, elle contient une matière huileuse, d'une odeur nauséabonde et d'une saveur âcre et brûlante; un principe colorant jaune, de l'inuline, de la gomme, etc. L'eau et l'alcool s'emparent des principes actifs.

U. On ne se sert plus guère de la racine de pyrèthre que comme masticatoire, pour provoquer l'écoulement de la salive, et irriter l'intérieur de la bouche dans les maux de dents, certaines douleurs de tête, la paralysie de la langue; on peut encore l'employer en gargarisme dans les inflammations et engorgemens chroniques des amygdales.

D. ET M. D'AD. En substance, comme masticatoire, ʒ ß à j. Gargarisme, ℥ ß dans ℔ j réduite au tiers.

CRESSON DE PARA. *Spilanthus oleracea.* Plante originaire de l'Amérique et cultivée en France; fleurit en août.

C. B. Tige basse; feuilles opposées, épaisses et dentelées; fleurs grosses et composées de beaucoup de fleurons très-serrés et séparés par des paillettes; réceptacle conique; anthères syngénères, d'une couleur brune; graines à côtes tranchantes et garnies de poils.

P. P. Saveur particulière, âcre et poivrée.

P. C. Les fleurs contiennent: 1° une huile volatile odorante, très-âcre; 2° une matière gommeuse; 3° un principe extractif amer et âcre; 4° du malate acide de potasse; 5° de la cire; 6° un principe colorant jaune et 7° des sels. L'alcool et même l'eau s'emparent d'une grande partie des principes actifs de cette plante.

U. Employé avec beaucoup de succès par M. Bahi, médecin espagnol, et par M. Rousseau dans le traitement des affections scorbutiques. Son usage à l'intérieur paraît arrêter de suite l'hémorragie passive des gencives.

D. ET M. D'AD. *Teinture* (manip j dans ℔ j d'alcool.) Cochl. ß dans une infusion de saponaire ou de douce-amère.

L'ACMELLE. *Spilanthus acmella*, L., plante annuelle qui croît aux Indes, est également employée comme antiscorbutique.

Famille des Labiées.

C. B. Dicotyl. monop. étam. hypogynes ; tige herbacée ou ligneuse, carrée ; branches et feuilles opposées ; cal. monosep. tubuleux quinquéfide ou bilabié ; cor. bilabiée ; en général 4 étam. didynames ; 1 style simple ; stygmate bifide ; ovaire quadrilobé ; fruit tétrakène ; fleurs odorantes. Toutes les plantes de cette famille renferment une huile essentielle très-aromatique, qui paraît contenir du camphre, et une matière gommo-résineuse.

MENTHE POIVRÉE. *Menthæ piperitæ herba. M. piperita.* L. Plante vivace, originaire d'Angleterre, cultivée en France. P. U. Toute la plante.

C. B. Feuilles ovales, dentées sur les bords ; fleurs violacées, en épi court et très-serré à l'extrémité des rameaux.

P. P. Odeur agréable et pénétrante ; saveur piquante, chaude, amarescente, suivie d'un sentiment de froid dans la bouche.

P. C. Contient de l'huile essentielle d'une couleur jaunâtre, qui elle-même, contient du camphre, un peu de résine et d'extractif. L'eau et l'alcool s'emparent des principes actifs.

U. Stimulant très-énergique ; on l'emploie très-fréquemment pour combattre les vomissemens spasmodiques, la colique flatulente, l'hystérie ; on l'a conseillé dans l'amménorrhée, l'asthme, les affections dyspepsiques, etc.

D. ET M. D'AD. Poudre, ℈ j à ʒ ß. Infusion, pinc. j à ij par ℔ ij d'eau bouil. *Eau distillée*, ℥ j à iv. *Teinture*, ʒ j à ij. *Huile essentielle*, gouttes ij à vj. *Sirop*, ℥ ß à ij. *Pastilles de Menthe. P.* (Sucre blanc ℥ vj, eau distillée de Menthe ℥ ij, huile essentielle de Ment. ʒ ß).

MENTHE CRÉPUE. *Herba menthæ crispæ. Mentha crispa.* L. Plante vivace, indigène très-voisine de la précédente. P. U. Toute la plante.

C. B. Ne diffère guere de la précédente ; seulement ses feuilles sont ondulées et comme chiffonnées.

P. P. Odeur forte mais très-agréable ; saveur chaude et aromatique.

P. C. Analogues à celles de la menthe poivrée.

U. Moins active que la précédente, elle agit dans le même sens ; on l'emploie très-fréquemment comme antispasmodique, carminative, emménagoguè, diaphorétique, etc. ; on la conseille dans les coliques nerveuses, l'hystérie, etc.

D. ET M. D'AD. (*Voyez Menthe poivrée.*)

On emploie encore dans les mêmes cas, et absolument de la même manière que les précédentes, d'autres plantes du même groupe qui possèdent, à peu de chose près, les mêmes propriétés : ce sont, la MENTHE SAUVAGE, *Mentha sylvestris*. L. ; la MENTHE A FEUILLES RONDES, *M. rotundifolia*. L.; la MENTHE ÉLÉGANTE, *M. gentilis*, L.; la MENTHE POUILLOT, *M. pulegium*. L. ; la MENTHE VERTE, *M. viridis*. L., très-usitée en Angleterre.

SAUGE. *Salviæ folia. Salvia officinalis*. L. Arbuste qui habite le midi de la France. P. U. Les feuilles et les sommités.

C. B. Cal. subcampanulé ; corolle tubuleuse, dont la lèvre supérieure est comprimée et falciforme ; la lèvre inférieure à 3 lobes inégaux ; 2 étam. à filets courts ; anthères à 2 loges, séparées par un connectif filamentiforme ; fleurs violacées.

P. P. Odeur forte aromatique, saveur chaude, piquante, un peu amère.

P. C. Contient une grande quantité d'huile essentielle de couleur verte, qui elle-même renferme 0,125 de camphre ; un peu d'acide gallique et de l'extractif. L'eau et l'alcool s'emparent des principes actifs de cette plante.

SUBS. INCOMP. Les sels de fer.

U. Stimulant assez énergique, tonique ; on l'emploie avec avantage vers la fin des catarrhes chroniques ; dans les affections dyspepsiques, les diarrhées anciennes ; on l'a conseillé comme emménagogue, carminative, etc.

D. ET M. D'AD. Poudre, g^{r} xv à ℈ j. Infusion, ʒ ij à ℥ ß par ℔ j d'eau. *Eau distillée*, ℥ j à iij. *Huile essentielle*, gouttes ij à v. *Vinaigre. P.* ʒ j ß à ℥ j.

La SCLARÉE. *Salvia sclarea*, et la SAUGE DES PRÉS. *S. pratensis.* L., jouissent des mêmes propriétés.

ROMARIN. *Rosmarini hortensis herba. Rosmarini officinalis.* L. Arbuste toujours vert, qui habite le midi de la France. P. U. Feuilles et sommités fleuries.

C. B. Cal. à 2 lèvres; cor. à tube renflé supérieurement; 2 étam. saillantes; anthères rapprochées; fruit tétrakène.

P. P. Fleurs d'un bleu pâle, en épi, saveur âcre, chaude et légèrement astringente, odeur très-forte.

P. C. Contient une grande quantité d'huile essentielle incolore (d'où M. Proust a retiré 0,10 de camphre), un principe résineux et un peu de tannin.

U. Comme excitant dans les cas de digestions lentes et difficiles, de chlorose, etc.; on l'a également conseillé contre les affections soporeuses, etc. A l'extérieur comme résolutif.

D. ET M. D'AD. Poudre, g^{r} x à ℈ ij. Infusion, ʒ j à ij. *Huile essentielle*, g^{r} ij à v. *Esprit de romarin. L. Alcool de romarin* ou *Eau de la reine de Hongrie. P.* (romarin 1 p., alcool 3 p.) ʒ j à ℥ j. *Vinaigre de romarin. Acetum aromaticum. E.* (romarin et sauge, ana, 32 p., fleurs de lavande 16 p., clous de gérofle 2 p., vinaigre 780 p.) *Vinaigre des quatre voleurs*, à peu près la même composition; comme antiseptique et stimulant dans les syncopes, etc. A l'extérieur, en cataplasmes, fomentations, etc.

MÉLISSE. *Melissæ officinalis herba. M. officinalis.* L. Plante vivace qui croît dans le midi de la France. P. U. Toute la plante.

C. B. Calice bilabié; la lèvre supérieure, à 3 div. l'inférieure, 2 div.; fleurs blanches, verticillées.

P. P. La plante fraîche a une odeur très-agréable qui se rapproche de celle du citron; saveur austère et légèrement aromatique.

P. C. Contient de l'huile essentielle blanche et une petite quantité d'une substance extractive amère. L'eau et l'alcool dissolvent les principes actifs.

SUBS. INCOMP. Le sulfate de fer, le nitrate d'argent et l'acétate de plomb.

U. Stimulant, antispasmodique. Très-usitée.

D. ET M. D'AD. Comme la menthe. (*Voyez* p. 157.)

HYSSOPE. *Hyssopi folia et summitates. Hyssopus officinalis.* L. Arbuste indigène, qui croît dans le midi de la France. P. U. Les feuilles et les sommités fleuries.

C. B. Cal. tubuleux, cylindrique; fleurs bleues ou roses, réunies à l'aisselle des feuilles supérieures.

P. P. Odeur agréable aromatique, saveur chaude, piquante, un peu amère.

P. C. Contient une huile volatile jaune, des principes amers et un peu de soufre. Les principes médicamenteux sont extraits par l'eau et l'alcool.

U. Stimulant, vanté comme béchique et expectorant ; on l'emploie très-fréquemment dans les catarrhes pulmonaires chroniques, dans la phthisie, etc.

D. ET M. D'AD. Infusion. pinc. ij à iij, par ℔ ij d'eau bouillante. *Eau distillée*, ℥ ij à iij. *Sirop*, ℥ ß à ij.

LIERRE TERRESTRE. *Hederæ terrestris herba. Glecoma hederacea.* L. Plante vivace qui croît dans les buissons et les haies; fleurit en avril et en mai. P. U. Les feuilles et les sommités fleuries.

C. B. Tige herbacée, rampante à sa base; fleurs violacées, roses ou blanches.

P. P. Odeur forte, peu agréable; saveur amère et piquante.

P. C. Contient de l'huile essentielle et une matière amère qui noircit par l'addition du sulfate de fer. L'eau et l'alcool s'emparent des principes actifs.

U. Sont à peu près les mêmes que ceux du précédent. Très-usité.

D. ET M. D'AD. Infusion, pinc. ij à iij, par ℔ ij d'eau. *Eau distillée*, ℥ ij à vj. *Sirop*, ℥ j à ij. Suc, ℥ j à iij. *Conserve*, ℈ i à ʒ j.

Marrube blanc. *Marrubii albi folia. Marrubium vulgare.* L. Plante vivace, indigène, très-commune, fleurit pendant tout l'été. P. U. Les feuilles.

C. B. Tiges velues, blanchâtres; feuilles ovales, cotonneuses; cal. 10 dents; fleurs blanches, petites, verticillées.

P. P. Odeur aromatique et comme musquée, saveur âcre, chaude et amère.

P. C. Contient une huile volatile, un principe amer et de l'acide gallique. L'eau et l'alcool dissolvent les principes actifs.

Subs. incomp. Le sulfate de fer, etc.

U. *Stimulant énergique; très-employé à la fin* des catarrhes, des péripneumonies, dans la phthisie, les engorgemens du foie, etc.; on le donne comme emménagogue, antispasmodique, fébrifuge, etc. Il agit quelquefois comme laxatif.

D. et M. d'ad. *Infusion*, pinc. ij à j, par ℔ ij d'eau bouillante. *Suc exprimé*, ℥ i à ij. *Sirop*, ℥ ß à ij. *Extrait*, ℈ j à ʒ j.

On emploie souvent le Marrube noir, *Ballota nigra.* L., en place du précédent: il s'en distingue par ses fleurs rouges et une odeur très-fétide.

Chamædrys. *Chamædryos herba. Teucrium chamædrys.* L. Plante vivace indigène, commune dans les bois; fleurit en juin et juillet. P. U. Les sommités fleuries.

C. B. Tige presque ronde, sous-frutescente, couchée, articulée; cal. à deux levres; la superieure à 1 dent, l'inférieure à 4 ; corolle unilabiée ; fleurs verticillées par quatre, d'un rose foncé.

P. P. Odeur aromatique faible, saveur amère.

P. C. Contient de l'huile volatile et une grande proportion d'un principe extractif amer. L'eau dissout les principes actifs ; l'alcool n'en prend qu'une partie.

U. Stimulant qui se rapproche beaucoup des toniques à cause de son principe amer ; très-employé dans les scrophules, le scorbut, les catarrhes chroniques, l'amménorrhée, etc. ; on l'a conseillé comme diaphorétique ; on s'en est servi avec succès pour combattre les fièvres intermittentes, le rhumatisme, etc.

D. ET M. D'AD. Poudre, ʒ ß à j. Infusion, pinc. j à ij, par ℔ ij d'eau bouillante. *Eau distillée*, ℥ ij à iv. *Extrait*, ℈ j à ʒ j.

MARUM. *Mari veri herba. Teucrium marum.* L. Arbuste qui croît dans les lieux stériles du midi de la France. P. U. Toute la plante.

C. B. Voisine de la précédente ; tige ligneuse ; fleurs d'un rouge brillant, solitaires à l'aisselle des feuilles.

P. P. Odeur aromatique, agréable, analogue à celle de la citronelle, et qui excite l'éternuement ; saveur amarescente, piquante et âcre.

P. C. Contient de l'huile très-volatile et un principe amer. L'eau et l'alcool dissolvent les principes actifs.

U. Stimulant énergique; employé comme diaphorétique, diurétique, emménagogue; on en fait usage dans les catarrhes pulmonaires chroniques, etc.; on s'en sert quelquefois comme sternutatoire.

D. ET M. D'AD. Les mêmes que ceux du chamédrys.

SCORDIUM. *Scordii herba. Teucrium scordium.* L. Plante vivace indigène, très-commune au bord des ruisseaux et des étangs. P. U. Toute la plante.

C. B. Tige herbacée; feuilles sessiles, couvertes d'un duvet blanchâtre, crépues; fleurs rougeâtres.

P. P. Odeur aromatique, qui a quelque chose d'alliacé; saveur amère, chaude et aromatique.

P. C. Semblable aux précédentes.

U. Stimulant, tonique, diaphorétique; il entrait autrefois dans un grand nombre de préparations pharmaceutiques, telles que le diascordium, auquel il a donné son nom. Peu employé aujourd'hui.

D. ET M. D'AD. Infusion, manip. j par ℔ ij d'eau bouillante. *Eau distillée*, ℥ j à iij. *Teinture*, ʒ ß à j. *Sirop*, ℥ ß à j. *Extrait*, ʒ ß à j.

IVETTE. *Herba chamæpitys. Teucrium chamæpitys.* L. Plante annuelle, très-commune aux environs de Paris; fleurit en juin. P. U. Toute la plante.

C. B. Tige rameuse, étalée, rougeâtre; feuilles allongées, laciniées; fleurs jaunes, verticillées aux aisselles des feuilles supérieures.

P. P. Odeur résineuse et aromatique semblable à celle du pin; saveur très-amère.

P. C. Contient une matière extractive amère. L'eau et l'alcool dissolvent ses principes actifs.

U. Stimulant, tonique; on l'administre avec avantage dans les mêmes cas que les substances précédentes: on la conseille comme diaphorétique dans la goutte, le rhumatisme et les affections cutanées chroniques.

D. ET M. D'AD. Poudre, ℈ j à ʒ j. Infusion, ʒ j à iij par ℔ ij d'eau bouillante. *Eau distillée*, ℥ ij à iv. *Extrait*, g^r xviij à ʒ ß. Elle entre dans la composition de la poudre du duc de Portland.

On emploie dans les mêmes circonstances et de la même manière l'IVETTE MUSQUÉE, *Teucrium iva*. L., qui croît dans le midi de la France, et qui ne diffère de la précédente que par ses feuilles ovales et velues, ses fleurs roses, et son odeur, qui est plus aromatique.

LAVANDE. *Flores lavandulæ. Lavandula vera.* De Cand. *L. spica.* L. Plante vivace indigène, cultivée dans les jardins; fleurit depuis mai jusqu'en septembre. P. U. Les sommités fleuries.

C. B. Tige ligneuse, rameuse, blanchâtre; feuilles lancéolées, aiguës, entières, glauques; fleurs bleuâtres, verticillées, sessiles, disposées en épis terminaux.

P. P. Odeur aromatique agréable, généralement connue; saveur chaude et amère.

P. C. Contient une grande proportion d'une huile essentielle de couleur citrine, qui elle-même tient en dissolution 0,25 de camphre. L'eau et l'alcool s'emparent des principes actifs.

Subs. incomp. Le sulfate de fer, etc.

U. Stimulant très-énergique; elle n'est guère employée que comme parfum, cependant on l'administre avec avantage dans les fièvres nerveuses, etc.

D. et M. d'ad. Poudre, ℈ j à ʒ ß. Infusion, ʒ j à ij par ℔ ij d'eau bouillante. *Eau distillée*, ℥ j à iv *Teinture*, ʒ ß à j. *Huile essentielle*, gouttes ij à viij. *Esprit de Lavande comp.* L. (alcool de lavande, ℔ iij, al. de romarin, ℔ j, muscade et canelle, ana ℥ ß, santal rouge, ℥ j), ʒ ß à ij.

L'huile essentielle d'*aspic* est fournie par la Lavande spic. *Lav. spica.* L., très-voisine de la précédente, avec laquelle elle a presque toujours été confondue.

Le Stæchas. *Stæchas arabica. Lavandula stæchas.* L., plante indigène du midi de la France, ne diffère guère de la précédente que par son odeur qui est plus agréable; comme elle, elle contient une huile essentielle très-odorante et peut avantageusement la remplacer; cependant elle paraît moins active. On fait un sirop de stæchas qu'on ajoute aux potions antispasmodiques à la dose de ʒ ß à ij et un *sirop composé*. *P*. (Stæchas ℥ iij , thym ℥ IV ß, sauge et romarin ana ʒ vj , semences de rue et de fenouil ana ʒ IV ß , canelle , gingembre , roseau aromatique ana ʒ ij, eau ℔ viij, sucre ℔ vj.), dont la dose est à peu près la même.

Bétoine. *Betonicæ folia, flores. Betonica officinalis*. L. Plante indigène, vivace, très-commune dans les bois; fleurit en juillet et août. P. U. Les feuilles, les fleurs , et la racine.

C. B. Tige herbacée, simple, velue; feuilles ovales, presque cordiformes; cal. campanulé à 5 dents pointues; corolle bilabiée; la lèvre supérieure ovale entière , l'inférieure à 3 lobes inégaux; fleurs purpurines, verticillées, en épi.

P. P. Odeur faible , peu agréable; saveur amère et âcre.

P. C. L'analyse n'a pas été faite.

U. Stimulant, très-énergique; on emploie la poudre des feuilles et des fleurs comme sternutatoires; la racine a été considérée comme émétique et purgative. Aujourd'hui presque inusitée.

D. et M. d'ad. *Fleurs et feuilles*, poudre, ℈ j à ʒ ij. Infusion, même dose. Poudre, comme sternutatoire, 1 pincée.

Marjolaine. *Majoranæ herba. Origanum majorana*. L. Plante vivace, originaire de Barbarie, cultivée dans les jardins. P. U. Les feuilles et les fleurs.

C. B. Tige herbacée, dressée, velue ; feuilles oblongues, terminées par une pointe mousse ; cal. court, à 5 dents ; corolle bilabiée ; la levre supérieure bifide, l'inférieure trifide ; fleurs rosâtres, en tête à l'extrémité des rameaux.

P. P. Odeur forte, aromatique ; saveur âcre, aromatique et amère ; la poudre provoque l'éternuement.

P. C. Contient une huile volatile d'où l'on a retiré 0,10 de camphre.

U. Stimulant assez énergique, peu employé aujourd'hui, si ce n'est en poudre, comme sternutatoire.

D. ET M. D'AD. Infusion, ʒ j à ij par ℔ ij d'eau bouillante. *Eau distillée*, ℥ ij à iv. En poudre, comme sternutatoire, pincée j.

LE DICTAME DE CRÊTE. *Dictami cretici folia. Origanum dictamnus.* L., arbuste originaire de Candie, et cultivé dans les jardins, a été beaucoup vanté par les anciens comme vulnéraire ; il est aujourd'hui à peine employé et seulement comme stimulant, de la même manière que le précédent.

THYM. *Thymus vulgaris.* L. Plante vivace, indigène, cultivée dans les jardins. P. U. Les sommités fleuries.

C. B. Tiges ligneuses, touffues, rameuses et presque cylindriques ; feuilles petites, ovales, blanchâtres en dessous ; fleurs roses, au nombre de trois à l'aisselle des feuilles supérieures, et formant ainsi un épi terminal.

P. P. Odeur forte et agréable, généralement connue ; saveur chaude et âcre.

P. C. Contient une grande quantité d'huile essentielle brune, très-odorante et très-âcre.

U. On ne l'emploie guère que comme assaisonnement dans les cuisines ; cependant c'est un stimulant très-énergique qui peut être utile dans beaucoup de cas ; on l'a vanté comme carminatif.

D. ET M. D'AD. Infusion, ʒ j à ij par ℔ ij d'eau bouillante. *Eau distillée*, ℥ ij à iv. *Alcoolat*, ʒ ß à j. *Extrait*, ℈ j à ʒ ß. *Huile essentielle*, gouttes ij à iv.

Le SERPOLET. *Thymus serpillum*, se rapproche beaucoup du précédent sous tous les rapports et peut être employé aux mêmes usages.

Le THYM CALAMENT. *T. calamintha*. Scopoli. *Melissa calamintha*. L., a une odeur très-agréable, qui ressemble à celle de la mélisse ; on l'emploie souvent comme succédané de cette plante.

CATAIRE OFFICINALE. *Nepeta cataria*. L. Plante vivace, indigène, qui croît dans les lieux incultes, et qui fleurit en juillet et août.

C. B. Tige herbacée, dressée, rameuse, pubescente ; feuilles cordiformes, blanchâtres en dessous ; fleurs blanches, rougeâtres, verticillées à l'extrémité des rameaux.

P. P. Odeur forte, peu agréable ; saveur aromatique, amarescente.

P. C. Contient de l'huile volatile.

U. Stimulant; on ne l'emploie plus guère que comme emménagogue.

D. ET M. D'AD. Infusion, pincée j à ij par ℔ ij d'eau bouillante. Elle entre dans le *Sirop d'Armoise composé P.*

BASILIC. *Ocimum basilicum.* L. Plante annuelle, originaire des Indes-Orientales, cultivée dans les jardins. P. U. Toute la plante.

B. C. Tige herbacée, rameuse, pubescente; feuilles glabres, cordiformes; cal. bilabié, la lèvre inférieure à 4 dents; corolle à deux lèvres, la supérieure à 4 lobes, l'inférieure à un seul plus grand; fleurs roses, verticillées, par 5 ou 6, en épi terminal.

P. P. Odeur aromatique, très-suave; saveur chaude et piquante.

P. C. Contient de l'huile essentielle.

U. Stimulant énergique; on ne l'emploie cependant presque plus aujourd'hui; on l'a conseillé comme emménagogue; il sert, comme le thym, d'assaisonnement; sa poudre entre dans quelques composés sternutatoires.

D. ET M. D'AD. Infusion, ʒ ij à ℥ ß par ℔ ij d'eau bouillante. *Eau distillée*, ℥ j à ij.

Il est encore d'autres plantes de cette famille qui jouissent de propriétés analogues aux précédentes; mais comme elles sont presque inusitées aujourd'hui nous nous bornerons à les indiquer; telles sont la SARRIETTE DES JARDINS et la SARRIETTE DES MONTAGNES. *Satureia hortensis et S. montana.* L.;

l'Ortie blanche. *Lamium album.* L.; l'Agripaume. *Leonurus cardiaca.* L.; la Prunelle officinale. *Prunella vulgaris.* L., etc.

Famille des Ombellifères.

C. B. Dicotyl.; polypéd.; étam. épigynes; tiges herbacées; feuilles alternes; cal. adhérent; cor. 5 pét.; 5 étam.; anthères didymes; 2 styles; 2 stygmates; ovaire biloculaire; fruit diakène, akène ou columelle; fleurs ombellées.

Angélique. *Angelicæ sativæ radix, herba, semina. A. archangelica.* Plante bisannuelle qui croît dans le midi de la France.

C. B. Involucre de quelques folioles; involucelle d'environ 8 folioles; pét. un peu recourbées; fruit ovoïde, membraneux sur les bords, marqué de 5 tries longitudinales saillantes; 2 styles divergens; fleurs blanches.

P. P. La racine est fusiforme, remplie d'un suc jaune et épais; d'une odeur aromatique particulière; saveur chaude, légèrement amère; les graines courtes obtuses, bordées d'ailes membraneuses; tige grasse, charnue, lisse, et d'une teinte rougeâtre.

P. C. Toutes les parties, mais surtout la racine, contiennent une huile volatile, de la résine, de l'inuline et une matière extractive.

U. Employée comme stomachique et enfin dans tous les cas où les excitans sont indiqués.

D. et M. d'ad. En poudre, ʒ ß à j ß. Infusion,

℥ ij à ʒ ß par ℔ ij d'eau. *Conserve*, ʒ j à ij. *Eau distillée*, ʒ j à ij

IMPÉRATOIRE. *Imperatoria ostruthium*. L. La racine de cette plante indigène a une saveur chaude et très-aromatique, et paraît jouir de propriétés tout aussi énergiques que celles de l'Angélique, cependant on ne l'emploie que très-rarement. Il en est de même de la racine et du fruit de la LIVÊCHE. *Ligusticum livisticum*. L., et des semences de l'AMMI. *Ammi majus*. L. qu'on rangeait autrefois parmi les semences chaudes mineures.

CERFEUIL. *Cerefolii seu chærophylli herba. Scandix cerefolium*. L. Plante annuelle indigène. P. U. Les feuilles.

C. B. Involucres formés de 1 ou 2 folioles; cor. 5 pét. égaux cordiformes; étam. saillantes; fruit très-allongé, lisse, terminé en pointe, et surmonté de 2 styles persistans.

P. P. Feuilles pétiolées, tripinnées, à folioles ovales, dentées, d'un vert clair; saveur un peu âcre; odeur agréable.

P. C. L'huile essentielle renfermée dans ces feuilles est d'un jaune de soufre.

U. Léger excitant; a été conseillé comme diurétique dans la jaunisse, etc.

D. ET M. D'AD. Suc, ʒ j à iv. *Eau distillée*, ʒ ij à iv. *Extrait. P.* ℈ j à ʒ ß.

Le Cerfeuil musqué. *Scandix odorata*. L., plante vivace qui habite les montagnes, possède les mêmes propriétés, et peut être employée dans les mêmes cas.

Fenouil. *Fœniculi vulgaris semina. Anethum fœniculum*. L. Plante indigène du midi de la France. P. U. Les graines et la racine.

C. B. Point d'involucres ni d'involucelles; 5 pét. roulés; étam. étalées, plus longues que la corolle; fruit allongé, comprimé sur les bords; fleurs jaunes.

P. P. Graines ovoïdes, striées longitudinalement, d'une odeur aromatique forte et agréable, et d'une saveur sucrée un peu âcre; racine allongée de la grosseur du doigt.

P. C. Contiennent une huile essentielle verte.

U. Employées comme carminatives et stimulantes dans la dyspepsie, les flatulences, les coliques des enfans, etc.; on s'en est également servi comme pouvant augmenter la sécrétion du lait; ces graines étaient rangées parmi les semences chaudes majeures.

D. et M. d'ad. Poudre, ℈ j à ʒ j. Infusion, ʒ ij à iij. *Eau distillée*, ℥ j à ij. *Huile essentielle*, gouttes v à x. Le fenouil et quelques autres substances aromatiques, de la famille des ombellifères, entrent dans la composition de la thériaque pour environ 1/17.

Aneth ou Fenouil puant. *Anethum graveolens*. L.

Cette plante est très-voisine du Fenouil doux dont nous venons de parler, et peut être administrée dans les mêmes cas et aux mêmes doses.

Cumin. *Cuminum cyminum*. L. Plante originaire d'Orient, cultivée en France. P. U. Les graines.

C. B. Involucre et involucelle formés d'un petit nombre de fol.; pét. égaux, échancrés et cordiformes; fruits élipsoïdes, striés; fleurs blanches ou jaunes.

U. et D. Mêmes que les précédens. A l'extérieur, *emplâtre de cumin*. L. (semence de cumin, de carvi et baies de laurier, ana, ℥ iij, poix de Bourgogne ℔ iij, et cire jaune ℥ iij.)

Coriandre. *Coriandri semina*. Graines du *Coriandrum sativum*. L. Fleurit en juillet.

C. B. Point d'involucres; involucelles de plusieurs fol.; pét. condiformes, ceux de l'extérieur plus grands, bifides; fruits globuleux, surmontés de 5 dents inégales; fleurs blanches.

P. P. Graines d'une odeur de punaise, très-désagréable à l'état frais; agréables et aromatiques quand elles sont desséchées.

U. Stomachique et carminatif moins actif que l'anis; entre dans la composition de l'*eau de mélisse composée*. On a quelquefois employé l'infusion chaude de coriandre comme sudorifique.

Anis. *Anisi vulgaris semina*. Graines du *Pimpinella*

anisum. L. Boucage anis, plante originaire du Levant, et cultivée en France.

C. B. Point d'involucre ni d'involucelle ; pét. égaux, cordiformes ; étam. plus longues que les pétales ; anthères arrondies, globuleuses ; fruits ovoïdes, striés longitudinalement, légèrement pubescens ; fleurs blanches.

P. P. Graines d'une saveur aromatique chaude et sucrée ; odeur agréable.

P. C. Contiennent une huile essentielle blanche, se figeant à 10°.

U. L'anis est un stimulant assez vif, employé principalement comme carminatif.

D. ET M. D'AD. Substance, g^r xv à ʒ ß. Infusion, ℥ j ß, par ℔ j d'eau. *Eau distillée*, *P.* ℥ j à ij. *Huile volatile*, gouttes v à x. *Teinture d'anis. L.* ʒ ij à ℥ j.

CARVI. *Carum carvi. L.* Plante indigène qui habite les prairies et les montagnes. P. U. Les fruits.

C. B. Involucre de 1 à 3 fol. ; point d'involucelle ; fruits ovoïdes, présentant 3 côtes sur chaque moitié ; fl. blanches.

U. Employé dans les mêmes cas que le précédent.

MEUM. *Æthusa meum*. L. Plante qui croît dans les Vosges, etc. P. U. Les graines et la racine.

C. B. Involucre et involucelle polypétales ; pét. cordiformes.

U. Sa racine est aromatique et légèrement stimulante ; a été employée comme diurétique et expectorant. Les graines sont carminatives.

On employait encore les graines et la racine de la CAROTTE SAUVAGE. *Daucus Carota*. L., à peu près dans les mêmes cas.

Famille des Araliacées.

C. B. Cette famille ne diffère des ombellifères que par son ovaire à 5 loges; 5 styles et 5 stygmates; et par son fruit charnu. (*Voyez* p. 171.)

GINSENG. *Radix ginseng. Panax quinquefolium.* Lam. Plante vivace qui croît en Chine et au Japon. P. U. La racine.

C. B. Racine pivotante, blanche, semblable à celle du panais; tige herbacée simple, portant à son sommet trois feuilles, grandes, composées, verticillées; fleurs blanches, en ombelle simple entourée d'un involucre polyphylle.

P. P. On la trouve dans le commerce en fragmens fusiformes, jaunâtres, d'une consistance presque cornée, revêtue d'une écorce rugeuse et annelée; saveur amarescente, agréable; odeur presque nulle.

P. C. Contient une grande portion d'amidon et de gomme. L'eau et l'alcool dissolvent les principes actifs.

U. Stimulant, tonique très-peu actif; on l'a beaucoup vantée autrefois comme un spécifique contre toutes les maladies et principalement comme aphrodisiaque. Elle est presque inusitée aujourd'hui.

D. ET M. D'AD Poudre, ʒ ß à ij. Décoction, ʒ ij à iv par ℔ d'eau. *Teinture*, ʒ ß à ij.

Famille des Aroïdes.

C. B. Monocotyl.; étam. hypogynes; feuilles engaînantes; fleurs hermaphrodites ou unisexuées, portées sur un spadice, nues ou enveloppées d'écailles; ovaire en général uniloculaire; stygmate glanduleux; fruit, petite baie.

ROSEAU AROMATIQUE. *Calamus aromaticus. Acorus calamus.* L. Plante vivace, indigène. P. U. La racine.

C. B. Feuilles étroites et ensiformes; spadice cylindrique dépourvu de spathe; fleurs hermaphrodites; cal. persistant; 5 étam.; ovaire uniloculaire; fruit, capsule triangulaire à 3 loges.

P. P. Racine de la grosseur du doigt, tortue, articulée, et donnant naissance à un grand nombre de fébrilles. Saveur piquante, chaude et amère; odeur aromatique, agréable.

P. C. Contient une huile essentielle, une matière extractive amère de la résine, de la gomme, de l'inuline et du ligneux. Par l'ébullition l'eau se charge des principes actifs de cette substance.

U. Excitant général, employé comme stomachique et comme fébrifuge. Peu usité.

D. ET M. D'AD. Substance, ℈ j à ʒ j. Infusion (ʒ vj par ℔ j d'eau) ℥ j à ij 2 ou 3 fois par jour.

Famille des Aurantiacées ou Hesperidées.

C. B. Dicotyl.; polypét.; étam. hypogynes; tige ligneuse; feuilles alternes et ponctuées; cal. monosép. à 4 ou 5 div.; cor. 4 ou 5 pét. insérées autour d'un disque hypogyne; en général 10 étam; 1 style; 1 stygmate; ovaire simple, à plusieurs loges; fruit baie.

ORANGER. *Citrus aurantium.* L. Arbre toujours vert, originaire des Indes, et cultivé en France. P. U. Les feuilles, les fleurs (*voyez* chap. VI). Les fruits (*voyez* les médicamens tempérans), et l'écorce du fruit.

C. B. Tige lisse et cylindrique; feuilles ovales et entières; fleurs blanches; cal. court et plane; cor. à 5 pét. subcampanulé; environ 20 étam. à filets blancs, et souvent soudés 2 ou 3 ensemble; anthères cordiformes; stygmate épais, globuleux et jaunâtre; ovaire ovoïde à 8, 9 ou 10 loges; fruit arrondi.

ECORCE D'ORANGE. *Cortex aurantiorum. Flavedo.*

P. P. Rugeuse, d'une couleur jaune foncée, chargée de petites glandes contenant de l'huile essentielle; saveur amère et aromatique; odeur agréable.

PRÉP. On dépouille autant que possible les écorces d'oranges de la substance blanche qui est entre l'écorce extérieure et le parenchyme du fruit, puis on les fait sécher.

U. Agissent à la manière des excitans en général, et sont employées principalement comme stomachique et carminatif, ou pour aromatiser certaines préparations pharmaceutiques.

D. ET M. D'AD. En substance, ʒ ß à ʒ j. Infusion, ʒ j à ij, par ℔ j d'eau bouillante. *Teinture. P.* (zeste d'oranges frais, ℥ iij, alcool ℔ ij), ʒ ij à iv. *Confection. L.* ʒ ij à vj. *Sirop*, ℥ i à ij. *Huile essentielle*, gouttes ij à vj.

ECORCE DE CITRON. *Citronum cortex.* Ecorce extérieure du citron, ou fruit du *Citrus medica.* L. Arbre très-voisin du précédent.

C. B. Feuilles dentées, d'un jaune verdâtre; cal. plane à 5 div.; 5 pét. sessilles; étam. en général libres; fruit ovoïde.

P. P. Le zeste du citron desséché a le même aspect que celui de l'orange, mais son goût est moins chaud.

P. C. L'huile essentielle que l'on retire de cette substance est moins volatile que l'huile essentielle d'orangers; aussi l'extrait alcoolique d'écorce de citron est-il plus odorant et d'une saveur plus forte que celui d'écorce d'orange, quoique cette dernière substance contienne plus d'huile essentielle.

U. Dans les mêmes cas que le précédent.

D. ET M. D'AD. Substance, ʒ ß à j. *Huile essentielle*, gouttes j à v. *Eau distillée. E.* ℥ i à ij. *Sirop de zeste de citron. P.* (zeste de citron, ℥ v, eau ℔ ij, sucre ℔ iv) ℥ ß à j.

L'HUILE ESSENTIELLE DE BERGAMOTE possède les mêmes propriétés que l'huile essentielle de citron, et s'obtient par expression des écorces des fruits d'un citronnier appelé *Citrus bergamium*.

Famille des Caprifoliacées.

C. B. Dicotyl. monopét.; étam. épygynes; anthères distinctes; feuilles opposees; cal. monosép.; 4 ou 5 étam.; ovaire infere, à 1 ou plusieurs loges; 1 style simple; 1 ou 3 stygmates; fruit charnu.

SUREAU. *Baccæ, flores et cortex sambuci. Sambucus nigra.* L. Arbuste indigène commun dans les haies; fleurit en mai. P. U. Les fleurs, les fruits, et l'écorce moyenne.

C. B. Tige renfermant un canal médullaire très-large; feuilles imparipinnées; cal. à 5 div.; corolle régulière à 5 lobes; 5 étam.; ovaire à 3 loges; fruits noirâtres, ovoïdes, renfermant trois petits noyaux; fleurs blanches en corymbes terminaux,

P. P. Les fleurs ont une odeur aromatique désagréable, un peu vireuse, et une saveur amère. Les fruits ont une saveur douce et acidule, presque inodores; l'écorce moyenne est verdâtre, inodore; d'une saveur d'abord douce, puis amère et âcre.

P. C. Les fleurs contiennent un peu d'huile épaisse; les fruits, une matière sucrée et de l'acide malique. Quant à l'écorce on ne l'a pas analysée. L'eau et l'alcool s'emparent des principes actifs de cette plante.

U. Les fleurs sont légèrement excitantes et diaphorétiques. On les administre dans le commencement des catarrhes pulmonaires peu intenses, dans les cas de rétrocession des exanthèmes, tels que la variole et la scarlatine. Les fruits sont employés comme sudorifiques dans les cas de siphilis constitutionnelle ; à la dose de quatre à six gros, ils sont purgatifs. L'écorce est aussi purgative ; elle agit avec beaucoup d'énergie, et peut produire des vomissemens ; on s'en sert dans les hydropisies.

D. ET M. D'AD. *Fleurs*. Infusion, pinc. ij à iij, par ℔ ij d'eau. *Fruits*. *Rob de sureau*. *P*. ʒ j à ij. *Écorce fraîche*, décoction, ʒ ij à vj, dans ℔ ij d'eau. Suc exprimé, ℥ ß à ij. A l'extérieur, infusion des fleurs en lavement, lotion, etc.

On employait autrefois dans les mêmes cas et de la même manière L'HYÈBLE, *Sambucus ebulus*. L., plante très-voisine de la précédente, dont elle possède toutes les propriétés.

Famille des Théacées.

C. B. Dicotyl. polyp. ; étam. hypogynes ; tiges ligneuses ; feuilles alternes, simples ; cal. monosép. ; étam. en grand nombre ; ovaire libre, globuleux, à 3 ou 4 loges, contenant chacune 2 ovules ; style surmonté de 3 ou 4 stygmates ; fruit, une capsule dure et coriace à 3 ou 4 côtes saillantes.

THÉ. *Thea bohea*. *T. viridis*. L. Arbrisseau cultivé à la Chine et au Japon. P. U. Les feuilles desséchées.

C. B. Cal. persistant, à 5 div. ; corol. à 5, 6 ou un plus

grand nombre de pétales; étam. environ 100, réunies et rapprochées vers le centre de la fleur; fruit, capsules à trois loges arrondies; fleurs blanches, axillaires.

P. P. On distingue dans le commerce plusieurs espèces de thés, telles que le thé vert, le thé noir, etc. Leur saveur est, en général, aromatique et un peu astringente; et leur odeur, aromatique et agréable; mais elle n'appartient pas au thé proprement dit; elle est due aux fleurs de l'*Olea fragrans* et du *Camelia sasangua*, avec lesquelles on l'aromatise, quand il est parfaitement sec et avant de le renfermer dans des caisses.

P. C. Le thé contient du tannin et de l'acide gallique, mais on n'y rencontre pas d'huile essentielle.

U. L'infusion de thé est légèrement excitante et diaphorétique. C'est une boisson d'un usage général chez plusieurs peuples. Elle favorise la digestion, et c'est même un remède vulgaire contre les indigestions.

D. ET M. D'AD. Infusion, ℥ j a ij par ℔ ij d'eau bouillante.

Famille des Fougères.

C. B. Acotylédones; tiges herbacées, souterraines; feuilles alternes, roulées en volutes avant leur développement, et portant les organes de la fructification à leur face inférieure.

CAPILLAIRE DE MONTPELLIER. *Adianthum capillus*

Veneris. L. Plante vivace qui croît dans les lieux humides du midi de la France. P. U. Les feuilles.

C. B. Feuilles radicales ; capsules en lignes interrompues, situées sur le bord des feuilles.

P. P. Feuilles cunéiformes, obtuses, crénelées, d'une couleur brune lorsqu'elles sont sèches ; odeur faible ; saveur amère, aromatique et mucilagineuse.

P. C. Contient du mucilage et un principe amer soluble dans l'eau.

U. Excitant faible, mais très-employé comme expectorant et diaphorétique dans les catarrhes pulmonaires, les affections cutanées, le rhumatisme, etc.

D. ET M D'AD. Infusion, ℥ ß à j dans ℔ ij d'eau. *Sirop de capillaire*, *P.* ℥ j à ij.

Le CAPILLAIRE DU CANADA, *Adianthum pedatum*. L., le CAPILLAIRE NOIR, *Asplenium adianthum nigrum*. L., le CAP. VULGAIRE OU POLYTRIC, *Asplenium trichomanes*. L. ; sont souvent mélangés dans le commerce avec le précédent, et paraissent jouir des mêmes propriétés.

Famille des Chénopodées.

C. B. Dicotyl. apét. ; étam. périgynes ; cal. monosép., persistant à 2, 4 ou 5 div ; 4 à 10 étam. ; ovaire uniovulé ; 1 style à 2 ou 4 div., accompagnées d'un stygmate simple, ou bien 2 à 4 stygmates sessiles ; fruit membraneux ; fleurs quelquefois unisexuées.

Camphrée. *Camphorosma monspeliaca.* L. Plante vivace, très-commune dans le midi de la France. P. U. Les sommités fleuries.

C. B. Tige herbacée, rameuse; feuilles fasciculées, tomenteuses; fleurs en épi; cal. à 4 div.; 4 étam.; 1 style bifide; ovaire libre, globuleux; fruit, akène.

P. P. Odeur forte et camphrée; saveur âcre et amère.

U. Excitant; a été conseillée comme sudorifique et diurétique; mais n'est presque plus employée aujourd'hui.

D. et M. d'ad. Infusion, ʒ ij à iv dans ℔ ij d'eau bouillante.

Le Thé du Mexique. *Bothryos mexicanæ herba. Chenepodium ambrosioïdes.* L., plante originaire de l'Amérique, et cultivée en Europe, a une odeur aromatique et agréable et une saveur âcre et amère; on l'employait comme excitant, ainsi que le *Chenopodium botrys.* L., dans les catarrhes chroniques, l'hystérie, etc. Très-peu usitée.

Famille des Conifèrées.

C. B. (*Voyez* page 19.)

Térébenthine. *Terebenthina.* Suc résineux que l'on retire des pins, *Pinus maritima.* L., *P. sylvestris.* L., du Melèze, *Pinus larix.* L., *Larix europæa.*

De Cand., et de quelques autres arbres de la même famille.

C. B. Des pins. *Voyez* page 19.

P. P. La térébenthine ordinaire ou de pin est épaisse, visqueuse, tenace, de la consistance du miel, diaphane, d'un blanc jaunâtre, d'une odeur aromatique particulière, et d'une saveur âcre, amère et chaude. La *Térébenthine de Venise* est, en général, moins épaisse que la précédente, et d'un goût moins désagréable; elle est fournie par le Mélèze. La *Térébenthine de Strasbourg* qui provient du sapin, *Pinus picea*. L., *Abies pectinata*. D. C., est plus transparente et moins tenace que les précédentes; sa saveur est aussi moins âcre, quoique plus amère.

P. C. La térébenthine contient une résine et une huile essentielle; elle se dissout en entier dans l'alcool et en partie dans l'eau, et se combine facilement avec les huiles fixes.

Prép. On fait des entailles au bas du tronc des pins ou autres arbres résineux, et l'on reçoit, dans des vases, le suc qui en découle. La térébenthine brute, ou *galipot*, est celle qu'on laisse sécher sur les arbres; purifiée, en la faisant fondre par la chaleur et en la passant à travers un lit de paille, elle constitue la poix de Bourgogne. (*Voyez* page 19.)

U. La térébenthine est un excitant général assez puissant, mais son action paraît se porter spécialement sur l'appareil rénal et sur les membranes muqueuses en général; elle donne aux urines une odeur de violette, et souvent les rend rouges ou même sanguinolentes. Son usage est aussi fréquemment suivi d'une irritation plus ou moins vive de la membrane muqueuse de l'urètre. On l'emploie dans les blennorrhagies, les leucorrhées, les catarrhes chroniques de la vessie, etc. On s'en sert aussi quelquefois pour stimuler la membrane muqueuse bronchique, et pour faciliter l'expectoration dans des cas de catarrhes chroniques.

D. ET M. D'AD. Gr x à ℨ j, 2 ou 3 fois le jour, suspendue dans une émulsion. *La térébenthine cuite*, c'est-à-dire celle que l'on a fait bouillir dans de l'eau, est bien moins active, mais elle acquiert assez de consistance pour pouvoir être administrée en pilules, ℨ ß à ℨ ij. *Ong. digestif simple. P.* (téréb. 64 p., jaune d'œuf 32, et huile de mille-pertuis q. s.) *Baume de genièvre* ou *Ong. de térébenthine camphré. P.* (huile d'olives 384 p., cire jaune 64, santal rouge 16, térébenthine 128, camphre 2 p.) A l'extérieur, sur les ulcères, etc. *Baume de Fioraventi* ou *Alcoolat de térébenthine comp. P.* (téréb. 615 p., élémi, tacamahaca et succin, ana 96, styrax liquide 64, galbanum et myrrhe, ana 96, aloès 32, baies de laurier 128, galanga, zédoaire, gingembre, cannelle, gérofle et muscade, ana 48, origan dictamne 32 et alcool 300). A l'intérieur, gr v à x, dans certaines affections des reins et de la vessie. A l'extérieur, dans les douleurs rhumatismales, etc. *Baume d'Arcéus*, *Ong. de téréb. et de graisse. P. Ong. élémi comp. L.* (graisse de mouton 1000 p., thérébenthine et élémi, ana 150, axonge, 500), à l'extérieur. *Diachylon gommé. P.* (Emplâtre simple 1600 p., cire, poix blanche, térébenthine, ana 96, gomme ammoniaque, bdellium, galbanum et sagapenum, ana 32, alcool, q. s.)

Huile essentielle de térébenthine. *Oleum seu spiritus terebenthinæ*. Essence de térébenthine. Huile volatile que l'on retire de la térébenthine.

P. P. Liquide limpide, incolore, d'une pesanteur spécifique de 0,86, d'une saveur piquante, chaude et âcre, et d'une odeur forte, pénétrante et particulière.

P. C. D'après M. de Saussure, cette huile ne contient pas d'oxigène, mais est composée de carbone 87, et d'hydrogène 11. L'alcool bouillant la dissout facilement, mais la plus grande partie s'en sépare par le refroidissement; elle est soluble dans 6 p. d'éther sulfurique.

Prép. En distillant la térébenthine, l'huile essentielle se volatilise. La résine qui reste, porte le nom de *Brai sec* ou de *Colophane*.

U. A hautes doses, cette huile agit comme purgative, et ne produit pas de phénomènes généraux; mais à petites doses, elle est absorbée, et détermine une excitation vive, l'accélération de la circulation, de la céphalalgie, des vertiges, de l'anxiété, et souvent la strangurie, et autres phénomènes dépendant de son action sur le système génito-urinaire. On emploie cette substance avec beaucoup de succès dans le traitement des névralgies, et spécialement dans la sciatique et le tic douloureux. On l'a aussi vantée dans le rhumatisme, les blennorrhagies très-anciennes, la débilité des conduits séminaux, dans l'épilepsie, etc.; comme purgatif, on s'en sert dans des cas de ténia, etc.

D. ET M. D'AD. Gouttes, x à ʒ ß dans 4 p. de miel, 2 ou 3 fois le jour. Comme purgatif, ʒ j à ℥ j suspendu dans une émulsion. *Remède de Durand contre les calculs biliaires.* (Huile de térébenthine 4 p., éther sulfurique 7 p., et sirop q. s.) Gouttes, xij à xxiv dans un véhicule. A l'extérieur, on l'emploie comme stimulant et styptique.

GOUDRON *Picea. Pix liquida.* Substance résineuse que l'on retire du *Pinus maritima* et autres arbres de la même famille.

P. P. Liquide d'un brun noirâtre, ayant la consistance d'un sirop très-épais, très-tenace; odeur forte et particulière.

P. C. C'est un mélange d'essence, d'huile empyreumatique, de charbon et d'acide acétique. L'eau en dissout une partie, et acquiert ainsi une couleur jaunâtre, et une saveur piquante et empyreumatique.

PRÉP., En faisant brûler très-lentement les troncs des arbres dont on a déjà retiré toute la térébenthine qu'ils pouvaient fournir. La poix noire, *Pix nigra*, est la partie résineuse du goudron privé de son huile empyreumatique par l'ébullition prolongée de cette substance dans de l'eau.

U. L'eau de goudron est un stimulant peu énergique, que l'on emploie à l'intérieur dans les catarrhes chroniques, certaines affections de la peau, etc. On a récemment tenté en Angleterre l'usage de la vapeur de goudron dans le traitement de quelques affections du poumon.

D. ET M. D'AD. *Eau de goudron*, ℔ j à iij par jour. A l'extérieur, *Onguent basilicum, ou Unguentum de pice et cerâ. P.* (Poix noire, colophane et cire jaune ana 32 p., huile d'olives 128.) q. q. *Onguent de résine noire. Ung. picis resinæ liquidæ. L.* (Poix noire, résine jaune, cire jaune ana ℥ ix, huile d'olives ℔ j). q. q.

OLIBAN ou encens mâle. *Olibanum*. Gomme-résine que l'on croit généralement provenir du *Juniperus lycia* et du *Juniperus thurifera*. L.; mais que quelques auteurs attribuent au *Boswellia serrata*, arbre de la famille des Térébenthacées. Quoi qu'il en soit, il nous vient de l'Arabie et de quelques parties de l'Afrique, et est en masses plus ou moins volumineuses, sèches, fragiles, demi-transparentes, d'un blanc jaunâtre, recouvertes d'une poussière farineuse, et d'une saveur âcre et aromatique. Lorsqu'on le met sur les charbons ardens, il répand une odeur très-agréable. Il est stimulant comme la plupart des autres gommes-résines; mais on ne l'emploie que très-peu à l'intérieur; il entre dans la composition de la *Thériaque*, du *Baume de Fioraventi* et de *l'Emplâtre aromatique. D.* (Encens ℥ iij; cire jaune ℥ ß, cannelle ʒ vj, huile essentielle de piment et de citron ana ʒ ij.)

GENIÈVRE. *Juniperi baccæ. Juniperus communis.* L.

Arbrisseau indigène, qui croît sur les côteaux secs et arides. P. U. Les fruits, les sommités des tiges et le bois.

C. B. Fleurs dioïques, disposées en chatons axillaires; fleurs mâles, écailles portant à leur face intérieure des anthères globuleuses, sessiles; fleurs femelles, involucre charnu, globuleux, à 3 dents; fruit globuleux, charnu, noir, de la grosseur d'un pois, et contenant 2 ou 3 petits osselets triangulaires.

P. P. Les fruits ou baies de genièvre ont une odeur forte, agréable, et une saveur amère, chaude et térébenthacée.

P. C. Contiennent du sucre, du mucilage et une huile essentielle.

U. Excitent l'économie en général, mais agissent plus spécialement sur les reins. Ils communiquent à l'urine une odeur de violette, et peuvent même quelquefois, à des doses très-hautes, la rendre sanguinolente. Les sommités des tiges et le bois agissent beaucoup plus faiblement. On conseille l'usage des fruits, comme diurétique, dans les hydropisies, les maladies de la peau, l'asthme, etc.

D. ET M. D'AD. Poudre, ʒ ij à vj. Infusion, ʒ iij à vj par ℔ j d'eau ou de vin. *Extrait. P.* gr v à xx 2 ou 3 fois par jour. *Huile essentielle. P.*, gouttes ij à x dans un véhicule. *Esprit de genièvre comp. L.* (Genièvre ℔ j, carvi et fenouil ana ℥ j ß, alcool ℔ viij, eau q. s.) ʒ ij à v ou plus. Par la fermentation, on retire de ces baies une liqueur alcoolique très-employée en Hollande et en Angleterre.

Famille des Térébenthacées.

C. B. Dicotyl. polyp.; étam. périgynes; tiges ligneuses; feuilles alternes; fleurs hermaphrodites ou unisexuées; cal. monosép.; cor. 5 pét., manque quelquefois; 5 ou 10 étam.; ovaire libre et simple; 1 style; 1 stygmate trilobé, ou 3 stygmates; fruit, drupe.

BAUME DE LA MECQUE OU DE JUDÉE. *Balsamum mecanense*. Résine provenant de l'*Amyris opobalsamum*. Willd., et de l'*A. Gileadensis*. L.

C. B. Des AMYRIS OU BAUMIERS. Arbres exotiques; fleurs hermaphrodites; cal. 4 dents; cor. 4 pét.; 8 étam.; 1 stygmate; ovaire à 3 loges; drupes légèrement charnues.

P. C. C'est une résine liquide, d'une teinte jaunâtre, d'une saveur aromatique, d'une odeur semblable à celle de l'anis : moins pesante que l'eau lorsqu'elle est récente.

U. Ce baume est très-rare, et, sous le rapport thérapeutique, ne diffère pas de la térébenthine.

RÉSINE ÉLÉMI. *Elemi*. Résine qui découle de l'*Amyris elemifera*. L. Arbre qui habite l'Amérique.

P. P. Masses demi-transparentes, d'une couleur jaunâtre ou verdâtre, ou gâteaux enveloppés dans des feuilles de roseaux; odeur approchant de celle du fenouil; saveur aromatique; pesant. spécif., 1,018.

P. C. Contient une huile essentielle qu'on peut extraire par la distillation.

U. Les mêmes que ceux des substances précédentes, mais très-peu employé.

MYRRHE. *Myrrha.* Gomme résineuse qui paraît être produite par l'*Amyris Kataf*, arbrisseau de l'Arabie.

P. P. Larmes ou grains fragiles, semi-transparens, d'une teinte jaune-rougeâtre; odeur agréable; saveur amère et aromatique; pesant. spécif. 1,36.

P. C. Contient résine et huile essentielle 34 p., gomme 68. Broyée avec 1/5 de camphre, devient miscible à l'eau.

U. Tonique et excitant beaucoup plus employé que les substances dont nous venons de parler. On s'en sert à l'extérieur dans la carie, les ulcères, le relâchement des gencives, etc.

D. ET M. D'AD. Poudre, gr x à ʒ j. *Teinture. P.*, à l'intérieur, gouttes xv à l. En gargarisme, ʒ ß à ij, par ℔ j d'eau. *Mixture de fer composée ou Mixture de Greffeth. L.* (myrrhe 60 p., carbonate de potasse 25, sulf. de fer 20, teinture de muscade 320, sucre 60, et eau de roses 14,000 p.) ʒ j à ij, 2 ou 3 fois le jour. *Élixir de Garus. P.* (myrrhe 64 p., safran 32, canelle, gérofle et muscade, ana 16, aloès 320, alcool 1000, eau de fleurs d'oranger 500) ℥ ß à j ou plus.

MASTIC. *Mastiche.* Résine du *Pistacia lentiscus.* L. Arbrisseau originaire d'Orient.

C. B. Des PISTACHIERS. Fleurs dioïques en grappes;

fleurs mâles, cal. 3 ou 5 div.; 5 étam.; point de corolle; fleurs femelles, ovaire à 1 loge; 3 stygmates; drupe sèche, bivalve.

P. P. En larmes, ou en masses irrégulières, sèches, jaunâtres demi-transparentes; chauffée, cette substance répand une odeur agréable; elle se ramollit sous la dent.

U. Tonique et stimulant, employé quelquefois comme stomachique; il entre dans la composition de beaucoup de préparations pharmaceutiques.

Bdellium. Gomme-Résine, dont l'origine est inconnue, mais que M. Lamark croit provenir d'un *Amyris*.

P. P. Masses arrondies d'une couleur rougeâtre ou verdâtre; cassure terne, ayant l'aspect de la cire; odeur aromatique; saveur amère et âcre.

P. C. Contient résine 59; gomme 9, bassorine 30, huile volatile 1.

U. Très-peu employé; entre dans la composition du diachylon gommé.

Famille des Légumineuses.

C. B. (*Voyez page* 37.)

Baume du Pérou. *Balsamum peruvianum.* Suc du *Myroxylum balsamiferum.* L. Arbre de l'Amérique méridionale.

P. P. On en trouve dans le commerce trois variétés: la 1re est liquide, blanche, presque transparente; la 2e est solide, et d'une couleur brune ou rousse; et la 3e noire, liquide d'une consistance syrupeuse; odeur forte et agréable, saveur âcre et amère.

P. C. Est composé d'acide benzoïque et d'une résine. (*Voy*. les généralités sur les baumes.)

U. Les mêmes que ceux du précédent.

RÉSINE OU BAUME DE COPAHU. *Copaivæ seu copaibæ balsamum*. Résine provenant du *Copaifera officinalis*. L., arbre qui habite les mêmes lieux que le précédent.

C. B. Cal. à 4 div.; point de cor.; étam. distinctes et étalées; fruit bivalve, à 1 ou 2 graines; fleurs en grappes rameuses.

P. P. Liquide d'une consistance huileuse, d'un blanc jaunâtre, d'une odeur forte et désagréable; saveur âcre et amère; pesant. spécif., 0,95.

P. C. Est composé de résine et d'une huile essentielle, qui s'en sépare en partie par la distillation.

U. Cette substance active la digestion, lorsqu'on l'administre à petites doses; mais à hautes doses, elle occasionne des nausées, des déjections alvines, etc.; lorsqu'elle est absorbée, c'est principalement sur la membrane muqueuse de l'urètre qu'elle paraît agir, bien qu'elle exerce alors une influence excitante sur toute l'économie. On l'emploie tous les jours pour arrêter les écoulemens blennorrhagiques ; on la conseille aussi quelquefois dans les toux chroniques, les dyssenteries, etc.

D. ET M. D'AD. ℨ ß à ij ou même plus, 2 ou 3 fois le jour (Suspendu dans une potion émulsive ou en pilules.)

TÉRÉBENTHINE DE CHIO. *Terebenthina cypria. T. Chia.* Résine qui provient du *Pistacia terebenthus.* L. Cette substance est d'une couleur jaune ; d'une odeur suave, et d'une saveur qui n'est point désagreable : elle est rare, et ne diffère que très-peu de la térébenthine du pin et du mélèze.

BAUME DE TOLU. *Tolutanum balsamum.* Suc qui découle du *Toluifera balsamum.* L. Arbre qui croît dans l'Amérique-Méridionale.

P. P. Substance d'une consistance molle et pâteuse, ou sèche et friable suivant qu'elle est plus ou moins vieille ; d'une couleur jaune dorée ; d'une saveur âcre et amère ; d'une odeur très-suave.

P. C. Elle est composée de résine et d'acide benzoïque ; par conséquent, possède toutes les propriétés chimiques des baumes proprement dits. (*Voy.* p. 105.)

U. On l'emploie dans quelques cas de catarrhes chroniques, de blennorrhagie, etc. ; mais son usage est bien plus restreint qu'il ne l'était autrefois. On l'a vantée comme un sudorifique puissant.

D. ET M. D'AD. En pilules ou en électuaire, g[r] vj à xx. *Sirop. P.* (B. de Tolu 1 p., eau 4, et sucre 10 p.) ℨ j à iij. *Teinture. P.* ʒ j à ij, dans ℥ iv de véhicule. A l'extérieur, en fumigations, etc.

Famille des Diospyrées ou *Ébénacées.*

C. B. Dicotyl., monopét.; étam. périgynes; tiges ligneuses; feuilles alternes et simples; cal. monosép. à 4 ou 5 div.; étam. attachées sur la corolle; style simple; stygmate en général à 4 lobes; ovaire à 4 loges; fruit sec ou charnu.

BENJOIN. *Benzoes gummi. Assa dulcis.* Baume qui découle du *Styrax benzoe.* Dryander, arbre qui croît aux Indes-Orientales.

C. B. Du genre STYRAX. Cal. persistant à 5 ou 7 dents; cor. tubuleuse à sa base, limbe à 3 ou 5 dents; filets soudés par la base; fruit globuleux, sec.

P. P. Le *Benjoin amygdaloïde* est en masses solides, formées de larmes blanches, réunies par une pâte brunâtre; il est fragile; sa cassure est nette et brillante.

Le *Benjoin en sorte* est d'une couleur brune-rouge, et présente une cassure uniforme. L'odeur du benjoin est aromatique et agréable; sa saveur chaude et un peu acidule.

P. C. Contient 1430 p. de résine, 223 d'acide benzoïque, 25 d'une substance analogue au baume du Pérou, 8 d'un principe aromatique particulier, et 30 de débris de ligneux, etc.; chauffé, se décompose, et donne des vapeurs blanches d'acide benzoïque impur. Il est entièrement soluble dans l'alcool et dans l'éther.

U. Le benjoin est un stimulant général que l'on emploie dans quelques cas de catarrhes chroniques, pour stimuler les poumons, et faciliter l'expectoration, dans l'atonie des organes digestifs, etc.; on s'en est même servi avec succès pour faire cesser peu à peu les fièvres intermittentes. Dans quelques cas de catarrhes chroniques, on a aussi fait respirer aux malades la vapeur qui se dégage du benjoin placé sur des charbons ardens.

D. ET M. D'AD. Poudre, g^r vj à x. *Teinture. P.* Gouttes, xv à ℨ j. *Teinture de benjoin composée. L.* (Benjoin ℥ iij, storax ℥ ij, baume de tolu ℥ j, aloës spicata ℨ iv, alcool ℔ ij). ℨ ß à j. *Sirop de benjoin. P.* ℨ ij à ℥ j ou plus. *Baume de Commandeur.* (Racine d'angélique ℥ ß, fleurs d'hypéricum ℥ j, alcool ℔ ij ℥ iv, myrrhe et oliban, ana ℥ ß, storax calamite et benjoïn ana ℥ iij, aloës succotrin ℥ ß, ambre gris g^r vj). A l'intérieur, comme stomachique, g^r x à ℨ ß. A l'extérieur, q. q.

ACIDE BENZOÏQUE. *Acidum benzoïcum. Flores benzoes.* Principe immédiat qui existe dans tous les baumes.

P. P. Se présente sous formes d'aiguilles cristallines, blanches, satinées et un peu ductiles; leur odeur ressemble à celle du benjoin; mais cela tient à la présence d'une petite quantité d'huile volatile; car, il est possible de les obtenir parfaitement inodores; saveur piquante et un peu amère; chauffées, se volatilisent.

P. C. L'acide benzoïque est composé de carbone 74, oxigène 20, et hydrogène 5. Il est soluble dans 22 p. d'eau bouillante, dans 200 p. d'eau froide, dans 1 p. d'alcool bouillant, et dans 2 p. d'alcool à la température ordinaire. Il rougit le tournesol, et se combine avec les bases salifiables.

PRÉP. En faisant chauffer du benjoin dans des vaisseaux fermés.

U. Employé principalement, comme stimulant de l'organe pulmonaire, dans les catarrhes chroniques, etc.; peu usité.

D. ET M. D'AD. Gr x à ʒ ß.

STORAX. *Storax vulgaris.* Storax solide. Storax calamite. Baume provenant du *Storax officinale.* L. Arbre très-voisin du précédent, et qui habite l'Orient et le midi de l'Europe.

P. P. Le storax en larmes est en petits grains transparens, rouges; celui en pains est en masses de la grosseur du poing, cette substance est fragile, douce au toucher, d'un brun rougeâtre. Son odeur a quelques rapports avec celle du benjoin; mais est plus forte; sa saveur est âcre et amère.

P. C. *Voy.* les généralités sur les baumes, p. 105.

U. A été employé à l'intérieur comme stimulant par quelques médecins, et entre dans la composition de la thériaque, du diascordium, etc.; mais c'est principalement à l'extérieur que l'on s'en sert.

D. ET M. D'AD. A l'intérieur, gr x à ʒ ß. A l'extérieur, uni avec 2 p. d'onguent de poix ou de résine.

Le STYRAX LIQUIDE ou COPALME, baume fourni par le *Liquidambar styraciflua,* arbre qui croît en Amérique, est liquide, opaque, d'un gris verdâtre et d'une odeur moins agréable que celle du storax; il entre dans la composition de l'*Onguent de styrax comp. P.*

Le BAUME DE PEUPLIER, est une gomme-résine, que l'on extrait des bourgeons du Peuplier, *Populus nigra.* L., arbre indigène de la famille des Salicinées. Cette substance est glutineuse, d'une couleur rousse; d'une odeur aromatique. Elle est stimulante, et entre dans la composition de l'*Onguent populeum. P.*

Le LABDANUM, ou Ladanum, est une gomme-résine, provenant du *Cistus creticus.* L., de la famille des Cistées. Il est solide, en morceaux cylindriques, aplatis, roulés en spirales; d'une couleur grise, d'une odeur aromatique, et d'un goût agréable. Il jouit des mêmes propriétés que le précédent, mais il est très-peu employé.

CHAPITRE VI.

Substances excitantes dont l'action se porte spécialement sur un ou plusieurs organes.

Les médicamens dont nous devons traiter ici varient beaucoup, soit sous le rapport de leurs propriétés physiques et chimiques, soit sous celui de leur action sur l'économie animale ; nous les diviserons en ceux qui exercent une influence plus spéciale, 1° sur le système rénal ; 2° sur le système cutané ; 3° sur les organes génitaux ; 4° sur certaines glandes et sur l'absorption ; et 5° sur le système nerveux.

§ I. *Médicamens excitans qui agissent spécialement sur la sécrétion rénale.*

Parmi les médicamens que nous venons de passer en revue, il en est un certain nombre qui communiquent à l'urine une odeur particulière, et paraissent stimuler les reins et les membranes muqueuses en général, plus vivement que le reste de l'économie ; mais cette différence ne nous a pas paru assez marquée pour nous autoriser à séparer ces substances des autres excitans généraux, et nous nous sommes bornés à les rassembler à la fin du dernier chapitre, afin qu'elles servent de passage à l'étude des diurétiques.

Les médicamens diurétiques (διουρεω, j'urine), agissent sur l'économie, en général, à la manière des excitans, mais ils s'en distinguent par l'influence directe qu'ils exercent sur le système rénal. En effet, lors même qu'ils ne stimulent que très-faiblement les autres organes, et qu'on les administre à l'état solide, ils peuvent agir d'une manière particulière sur les reins, et augmenter beaucoup la sécrétion de l'urine. Cet effet n'est point en rapport avec l'excitation générale, et paraît en être indépendant. Ainsi l'urée augmente beaucoup la sécrétion de l'urine, sans avoir en même temps une action bien marquée sur le reste de l'économie. Il nous paraît donc évident que l'on doit admettre une classe de médicamens essentiellement diurétiques; mais il ne faut y ranger que les substances qui exercent une influence directe et spéciale sur la sécrétion de l'urine, et ne point donner ce nom, comme on le faisait autrefois, à tous les médicamens susceptibles d'activer d'une manière indirecte cette sécrétion, quel que soit du reste leur mode d'action sur l'économie. Cet abus était porté si loin que l'on rangeait dans cette classe des toniques, des excitans généraux, des émolliens, etc.; seulement parce que leur action sur l'économie, en général, peut être suivie de la diurèse.

Les médicamens diurétiques nous sont fournis par les trois règnes ; ils n'ont aucun caractère physique ou chimique qui leur soit commun. On les administre, en général, en dissolution afin de favoriser leur action en augmentant la masse des liquides en circulation. Enfin, c'est principalement dans les hydropisies actives et chroniques, la goutte, etc., que l'on a recours à leur usage, comme nous le verrons, du reste, à leur histoire particulière.

MÉDICAMENT DIURÉTIQUE TIRÉ DU RÈGNE ANIMAL.

URÉE. *Urea*. Principe immédiat des animaux, contenu dans l'urine.

P. P. Cette substance cristallise en lames minces, brillantes, incolores, ou en feuilles quadrilatères, allongées, transparentes; odeur urineuse; saveur fraîche et piquante; elle est plus pesante que l'eau et déliquescente.

P. C. Composée d'oxigène 28, azote 32, carbone 14, et hydrogène 11. Elle est très-soluble dans l'eau et dans l'alcool.

PRÉP. En traitant de l'urine concentrée par de l'acide nitrique, et en décomposant le nitrate acide d'urée, qui se précipite, par du sous-carbonate de potasse, et en dissolvant l'urée, ainsi mise à nu, dans de l'alcool.

U. Cette substance agit d'une manière spéciale sur les reins, et active la sécrétion de l'urine, sans exercer une influence notable sur aucune autre partie de l'économie ; on l'a, par conséquent, conseillée depuis peu comme un diurétique puissant.

D. ET M. D'AD. G^{r} v à x dans un véhicule alcoolique.

MÉDICAMENS DIURÉTIQUES TIRÉS DU RÈGNE MINÉRAL.

SOUS-CARBONATE DE POTASSE. *Sub-carbonas potassæ.* Sel de tartre.

P. P. Solide blanc, incristallisable, déliquescent, inodore, saveur âcre et caustique.

P. C. Le sous-carbonate de potasse du commerce, contient en général du sulfate et de l'hydrochlorate de potasse, de l'alumine, des oxides de fer, etc. Il est soluble dans 2 p. d'eau et verdit le sirop de violette.

SUBST. INCOMP. Les acides forts, l'eau de chaux, les sulfates de magnésie, de zinc, de cuivre et de fer, l'alun, les hydrochlorates d'ammoniaque, de fer, de mercure, le nitrate d'argent, le tartrate d'antimoine et de potasse, l'acétate de cuivre, etc.

PRÉP. En lessivant les cendres de substances végétales.

U. Ne peut être administré à l'intérieur qu'à petites doses, à cause de sa causticité ; alors, il détermine, 1° une irritation de la membrane muqueuse intestinale, d'où peuvent résulter des effets purgatifs ; 2° l'augmentation de la sécrétion de l'urine. Ce dernier effet est très-marqué, même lorsqu'on administre ce sel à l'état solide, et n'est accompagné, ni de l'accélération de la circulation; ni de l'augmentation de la chaleur, ou des autres phénomènes qui caractérisent la médication excitante. Il ne détermine jamais l'écoulement des règles, ni la diaphorèse. Ce sel, porté dans le torrent de la circulation, exerce donc une influence spéciale sur l'appareil rénal.

On l'emploie dans les hydropisies passives, la goutte, les engorgemens viscéraux, les scrophules, etc. On l'administre également dans des cas de gravelle et de calculs vésicaux. (*Voy.* Potasse. p. 3.)

D. ET M. D'AD. Gr x à ℨ j dans un véhicule mucilagineux ou dans du vin blanc. *Liq. sub-carb. potassæ. L.* (contenant environ 1/2 de ce sel), gouttes xv à ℨ j ou plus, 2 ou 3 fois par jour. Entre dans la composition de la potion antiémétique de Rivière.

CARBONATE DE POTASSE NEUTRE. *Carbonas potassæ.*

P. P. Cristaux rhomboïdaux incolores; inaltérables à l'air, d'une saveur alcaline sans être âcre.

P. C. Contient deux fois autant d'acide carbonique que le précédent. Soluble dans 4 p. d'eau froide, et en partie décomposé dans l'eau bouillante; insoluble dans l'alcool.

PRÉP. En saturant du sous-carbonate de potasse avec du gaz acide carbonique.

U. Possède les mêmes vertus que le sous-carbonate, sans être caustique comme lui; aussi, il doit lui être préféré. La grande quantité d'acide carbonique qu'il contient, le rend également plus propre à la préparation des boissons effervescentes.

D. ET M. D'AD. Les mêmes que ceux du précédent.

SOUS-CARBONATE DE SOUDE. *Sub-carbonas sodæ.* Alcali minéral.

P. P. Cristallise en prismes rhomboïdaux à sommets tronqués, efflorescens; saveur âcre, légèrement caustique.

P. C. Soluble dans 2 p. d'eau froide, et une moindre quantité d'eau bouillante; verdit le sirop de violette.

SUBS. INCOMP. Les mêmes que pour les précédens.

PRÉP. En lessivant les cendres du *Salsosa soda.* L., et autres plantes marines.

U. Les mêmes que ceux du précédent.

D. ET M. D'AD. G^r x à ʒ ß, à l'état solide avec des extraits amers.

NITRATE DE POTASSE. *Nitras potassæ.* Nitre. Salpêtre.

P. P. Cristaux prismatiques à 6 faces; inaltérables à l'air, blancs, inodores; saveur fraîche et piquante, suivie d'un arrière-goût légèrement amer; chauffé, il fond, et forme alors une masse opaque et vitreuse appelée *Sel minéral ou de prunelle.*

P. C. Se dissout dans 5 p. d'eau froide, et dans 1/4 d'eau bouillante; il fuse sur les charbons ardens.

Subst. incomp. L'acide sulfurique, l'alun, les sulfates de magnésie, de fer, de zinc et de cuivre.

Prép. On traite les *platras* par l'eau, pour dissoudre les nitrates de potasse, de chaux et de magnésie, et les hydrochlorates qu'ils contiennent; ensuite on verse dans la dissolution, du sulfate de potasse, qui transforme les nitrates de chaux et de magnésie en nitrate de potasse.

U. A hautes doses, il irrite vivement la surface gastro-intestinale, et produit par sympathie, l'abattement, la lenteur du pouls, la diminution de la chaleur, l'anxiété, etc.; à petites doses, il ne produit pas ces effets, mais paraît exercer une influence spéciale sur la sécrétion de l'urine. Aussi l'emploie-t-on comme diurétique, dans la deuxième période des inflammations aiguës des voies urinaires, dans les épanchemens séreux, etc. On s'en sert aussi, comme excitant, dans les fièvres ataxiques.

D. et M. d'ad. Comme diurétique, g^r vj à xx dans ℔ j de véhicule mucilagineux et acide. Comme stimulant, en pilules, (nitre g^r ij et camphre g^r iv) n° iv ou v par jour. *Trochisques de nitrate de potasse. E.* (nitre 1 p., sucre 3, mucilage de gom. adragant. q. s.) ʒ j à ij.

Acétate de potasse. *Acetas potassæ.* Terre foliée de tartre. Sel qui se trouve dans la sève de presque tous les végétaux.

P. P. Cristallise en paillettes blanches, brillantes, extrêmement déliquescentes; saveur piquante; odeur faible, mais particulière.

P. C. Une partie d'eau dissout à froid 1, 5 de ce sel. Il est soluble dans l'alcool.

Subs. incomp. La plupart des fruits acides, presque tous les acides et un grand nombre de sels.

Prép. En saturant une dissolution de sous-carbonate de potasse avec du vinaigre distillé.

U. A petites doses, il est diurétique, et est alors employé dans les mêmes cas que les substances précédentes; à plus hautes doses, c'est un cathartique très-doux.

D. et M. d'ad. Comme diurétique, ℈ j à ʒ j, en dissolution, plusieurs fois le jour. Comme cathartique, ʒ iv à ℥ j.

Acétate de soude. *Acetas sodæ.* Terre foliée minérale.

P. P. Cristallise en longs prismes cannelés, inaltérables à l'air; d'une saveur piquante et amère.

P. C. Soluble dans 3 p. d'eau froide et dans une moindre quantité d'eau bouillante. Les cristaux renferment un tiers de leur poids d'eau de cristallisation.

Prép. En saturant du sous-carbonate de soude par du vinaigre.

U. Les mêmes que ceux du précédent; mais il est moins actif.

D. et M. d'ad. ʒ ij à iv.

SAVON AMYGDALIN. *Sapo medicinalis. Sapo ex sodâ amygdalinus.*

Les savons sont des composés produits par l'action des bases salifiables sur les corps gras. Les huiles sont ainsi transformées en un principe doux et en acides margarique et oléïque, qui se combinent avec la base salifiable pour former le savon, qui est un véritable sel. Pendant la saponification des graisses animales, il se produit aussi de l'acide stéarique. Tous les savons, excepté ceux à base de potasse, de soude et d'ammoniaque, sont insolubles dans l'eau. Le savon médicinal est formé de soude et d'huile d'amandes douces.

P. P. Solide, blanc, saveur légèrement alcaline; se dessèche à l'air.

P. C. Est soluble dans l'eau, l'alcool et l'éther.

SUBS. INCOMP. Les acides et tous les sels solubles, exceptés ceux à bases de soude, de potasse et d'ammoniaque, les substances tannantes, etc.

PRÉP. En faisant agir 210 p. d'huile d'amandes douces sur 100 d'une dissolution de soude à 36°.

U. Administré à l'intérieur, il excite les organes digestifs, et paraît agir comme diurétique, sans cependant accélérer la circulation. Son usage, long-temps continué, paraît affaiblir tous les tissus; car il survient une pâleur générale, de la bouffissure ou de l'amaigrissement, de la faiblesse, des hémorragies, etc. On l'emploie pour combattre les indurations, les engorgemens des viscères abdominaux, les tumeurs scrophuleuses, la goutte, la dyssenterie, etc. Ainsi que les autres préparations alcalines, on le conseille dans les cas de gravelle. Enfin, l'eau de savon est très-utile dans les cas d'empoisonnement par les acides, pour neutraliser ces substances.

On se sert aussi de ce médicament à l'extérieur, dans des cas d'engorgemens glanduleux, de tumeurs indolentes, etc.

D. ET M. D'AD. En substance, g^r x à ℥ j (progressivement) 2 ou 3 fois par jour. *Pilules de savon. P.* (Savon 250, racine de guimauve en poudre 32 p., et nitrate de potasse 8), g^r x à ℈ ij. *Pilules de savon composées.* (Voyez *Opium, Assa-fétida, Scille, Aloès, Colchique*, etc.) En lavemens, en suppositoires, etc. A l'extérieur, en dissolution, q. q. *Emplâtre de savon.* (emp. d'oxide de plomb 4 p., emp. gommeux 2 p., savon 1 p.) q. q. *Liniment de savon camphré.* (Voyez *Camphre.*)

MÉDICAMENS DIURÉTIQUES TIRÉS DU RÈGNE VÉGÉTAL.

Famille des Liliacées.

C. B. Monocotyl.; étam. épigynes; tige herbacée; feuilles alternes; cal. pétaloïde à 6 sépales; pistil libre; style simple, manque quelquefois; stygmate trilobé; ovaire triloculaire; fruit, capsule triloculaire à 3 valves, polysperme.

SCILLE. *Scillæ seu squillæ radix. Scilla maritima.* L. Plante indigène, qui croît sur les bords de la mer. P. U. Les écailles du bulbe.

C. B. Feuilles radicales, ovales, lancéolées, d'un vert foncé; hampe de 2 ou 3 pieds de haut; fleurs blanches, pédonculées, en épi terminal; cal. à sépales étalés; étam. à filets simples; capsule trigone.

P. P. Bulbe ovoïde, très-gros, recouvert de membranes brunes, et formé à l'intérieur de tuniques épaisses, charnues et remplies d'un suc visqueux; les écailles extérieures sont rougeâtres; les autres sont blanchâtres. L'odeur de la scille est pénétrante, mais se perd par la dessication; sa saveur est âcre et amère. Les écailles desséchées portent le nom de *Squames de scille.*

P. C. Elles contiennent, d'après M. Vogel, 1° 35 d'un principe particulier très-amer, inodore, incolore, transparent, friable, déliquescent, très-soluble dans l'eau, dans l'alcool et dans le vinaigre, que l'on nomme *Scillitine*, et qui paraît être la partie active de la scille; 2° 24 de tannin; 3° 6 de gomme; 4° 30 de ligneux, et 5° des traces de matières sucrées et de citrate de chaux.

U. L'action de la scille sur l'estomac peut occasioner des nausées, des vomissemens et des coliques; mais lorsqu'elle est absorbée, elle porte principalement son action sur les reins, et occasionne l'augmentation de la sécrétion de l'urine, ou même la strangurie et l'émission d'urines sanguinolentes : elle exerce aussi une influence stimulante très-marquée sur la sécrétion bronchique, et à fortes doses, porte son influence sur le système nerveux, et détermine des mouvemens convulsifs, etc. Il paraît aussi qu'elle ralentit le pouls.

C'est principalement comme diurétique et excitant général, que l'on fait usage de cette substance dans les hydropisies, etc. On en conseille aussi l'usage à la fin des catarrhes pulmonaires et des toux chroniques, pour faciliter l'expectoration. Enfin, administrée de manière à occasioner des nausées continuelles, elle paraît pouvoir être très-utile dans le traitement de certaines affections tuberculeuses.

D. ET M. D'AD. Poudre, gr j à x. *Vin scillitique. P.* (scille 1 p., vin 16 p.), ℥ ß à j. *Teinture*, gouttes xv à ʒ j. *Vinaigre scillitique. P.* (scille 8 p., vinaigre 64 p., et alcool 1 p.), ʒ ß à ʒ j. *Miel scillitique. P.* (la scille y entre pour 1/6). ʒ ß à ʒ ij. *Oxymel scillitique. P.* (vinaigre scillitique 1 p., miel 2 p.), ʒ j à iij. *Pilules scillitiques. P.* (scille 3 p., gomme ammoniaque 1 p., oxymel. q. s.) gr ij à vj, 2 ou 3 fois le jour. *Pilules de scille comp. L.* (scille ʒ j. gingembre et savon, ana ʒ iij, gomme ammoniaque ʒ ij), gr x à ʒ j. *Vin scillitique amer, ou Vin diurétique. P.* (écorce de quinquina, de Winter et de citron, ana 4 p., racine de dompte-venin, squames de scille et angélique, ana 2, p., genièvre et macis, ana 1 p., et vin blanc 128 p.), ℥ ß à ij, plusieurs fois le jour.

Famille des Erycinées.

C. B. Dicotyl. monopét.; étam. périgynes; tiges ligneuses; cal. monosép. persistant, à 4 ou 5 div.; corolle à 5 lobes, en général persistante; 8 ou 10 étam.; style et stygmate simples ; ovaire libre, à 5 loges ; fruit, capsule à 5 loges et a 5 valves.

BUSSEROLE OU RAISIN D'OURS. *Folia uvæ ursi. Arbutus uva ursi.* L. Arbuste indigène, très-commun dans les montagnes. P. U. Les feuilles.

C. B. Tige rampante ; feuilles alternes ; cal. étalé, très-petit ; corolle tubuleuse urcéolée ; 10 étam. ; anthères rouges ; fleurs en capitule terminal, accompagné de 3 bractées ; fruit, baie rouge, pisiforme.

P. P. Feuilles épaisses, luisantes, d'un vert foncé en dessus, d'un vert clair en dessous, assez semblables à celles du buis ; inodores ; d'une saveur astringente et un peu amère.

P. C. Contient du tannin, du mucus, une matière extractive amère, de la résine, de l'acide gallique, etc. L'eau s'empare de ses principes actifs.

U. On a beaucoup exagéré les propriétés médicinales de cette plante : quoi qu'il en soit, elle paraît agir comme diurétique. On l'emploie dans les affections néphrétiques et calculeuses, la blennorrhagie, etc.

D. ET M. D'AD. Poudre, ℈ j à ʒ j. Décoction ou infusion, ʒ j à iv par ℔ j. d'eau.

Famille des Urticées.

C. B. (*Voyez* p. 92.)

PARIÉTAIRE. *Parietariæ herba. Parietaria offici-*

nalis. L. Plante indigène, vivace, qui croît en abondance dans les vieux murs.

C. B. Tiges herbacées; feuilles ovales, velues; fleurs polygames, axillaires; calice tubuleux, persistant, à 4 div; 4 étam.; akène ovoïde, renfermé dans le calice.

P. P. Toutes les parties de cette plante sont inodores, et ont une saveur herbacée un peu salée.

P. C. Elle contient du nitrate de potasse et beaucoup de mucilage.

U. Diurétique faible, cependant très-employée dans les affections inflammatoires des voies urinaires.

D. ET M. D'AD. Infusion*, manip. j. par ℔ j. d'eau. Suc exprimé, ℥ ij à iv. En lavemens et en cataplasmes.

Famille des Asparaginées.

C. B. Monocotyl.; étam. épigynes; tige herbacée ou sarmenteuse; racine fibreuse; cal. pétaloïde à 4 ou 6 sépales; même nombre d'étamines; style simple ou trifide; stygmate trilobé; ovaire à 3 loges; fruit, baie globuleuse.

ASPERGE. *Asparagus officinalis.* L. Plante indigène. P. U. La racine et les jeunes pousses.

C. B. Tige dressée, cylindrique, glabre; feuilles capillaires, fasciculées; fleurs petites, d'un jaune verdâtre, unisexuées; cal. campanulé; style trigone; 3 stygmates; baies pisiformes à 3 loges.

P. P. La racine est écailleuse, cylindrique, charnue, et donne naissance à un grand nombre de fibres allongées ; jaune à l'extérieur, blanche à l'intérieur ; saveur mucilagineuse et amère.

P. C. Le suc de cette plante contient un principe immédiat, particulier, cristallisable, d'une saveur fraîche et légèrement nauséeuse, très-soluble dans l'eau, insoluble dans l'alcool, que l'on nomme *Asparagine.* On y trouve aussi du mucus, une matière sucrée, etc.

U. Cette substance, que l'on rangeait autrefois parmi les *Cinq racines apéritives*, communique à l'urine une odeur très-désagréable, et paraît en activer la sécrétion, sans agir d'une manière marquée sur le reste de l'économie. D'ailleurs ces propriétés lui sont communes avec les autres parties de la plante, et dépendent de la présence de l'asparagine. On peut administrer cette substance en décoction ; mais son action est très-faible.

Le Petit houx, *Ruscus aculeatus.* L., est un sous-arbrisseau de la même famille dont les racines étaient jadis vantées comme diurétiques, mais dont l'usage est entièrement abandonné de nos jours.

Les racines d'Ache, *Apium graveolens.* L., de Persil, *Apium petroselinum.* L. et de Fenouil, *Anethum fœniculum*, plantes de la famille des Ombellifères, sont aussi légèrement diurétiques. On peut les administrer en infusion à la dose d'environ une once. Le *Sirop des cinq racines. P.* (racines d'ache, de fenouil, de persil, d'asperge et de petit houx, ana, p. é.) est aussi employé quelquefois comme diurétique.

Le BOIS NÉPHRÉTIQUE est regardé par quelques auteurs comme provenant du *Guilandina moringa*. L. arbre de la famille des Légumineuses, mais M. Virey pense qu'il appartient à un *Cissampelos* de la famille des Ménispermées. Quoi qu'il en soit, ce bois est d'une texture poreuse, d'une couleur jaunâtre, d'une saveur légèrement amère et sans odeur; la couleur de l'infusion aqueuse de cette substance change du bleu au jaune, suivant qu'on la regarde par transmission ou par réflexion. Autrefois on la vantait comme un diurétique très-puissant, mais elle est très-peu employée aujourd'hui.

Le CHARDON ROLAND OU PANICAUT, *Eryngium campestre*. L., de la famille des Ombellifères est légèrement amer et aromatique, et est employé comme diurétique peu irritant.

Le colchique d'automne, la digitale pourprée, sont des diurétiques très-énergiques; mais comme ils jouissent de propriétés encore plus marquées, nous renverrons leur histoire aux chapitres VII et IX.

On emploie encore comme diurétiques l'ARRÊTE-BOEUF, *Ononis spinosa*. L., la BUGRANE JAUNE. *Ononis natrix*. L., de la famille des Légumineuses; le CAPRIER, *Capparis spinosa*. L., de la famille des Capparidées; le CÉTÉRACH OU CAPILLAIRE DORÉ, *As-*

plenium ceterach. L., de la famille des Fougères ; l'Alkékenge, *Physalis alkekengi.* L., de la famille des Solanées, etc. ; mais l'action de ces substances est très-faible, et elles n'exercent pas d'influence bien marquée sur la sécrétion urinaire.

§ II. *Médicamens excitans qui agissent spécialement sur la peau.*

On a donné les noms de diaphorétiques (διαφορεω, je dissipe) et de sudorifiques aux médicamens qui peuvent déterminer l'augmentation de la transpiration cutanée. Mais comme un grand nombre de substances dont le mode d'action est entièrement différent peuvent produire cet effet, nous n'avons pas cru devoir en faire une classe séparée. Ainsi la plupart des excitans généraux, des narcotiques, et certains médicamens tempérans peuvent provoquer la sueur, sans cependant exercer sur la peau une influence plus grande que sur les autres parties du corps ; mais il y a, sans contredit, un certain nombre de substances qui agissent spécialement sur le système cutané, car l'excitation qu'elles y déterminent n'est point en rapport avec l'influence stimulante qu'elles exercent sur le reste de l'économie. Le soufre, par exemple, est un excitant général beaucoup moins énergique que le poivre ; cependant, il agit sur la peau d'une manière bien plus marquée que ne le fait cette dernière substance. L'augmentation de la transpiration peut être un des effets de cette action stimulante, mais elle n'en est pas la suite nécessaire, et, pour que ces médicamens soient sudorifiques, il faut, en général, les administrer avec une quantité assez considérable d'un liquide dont la température est élevée. On les conseille dans le traitement des affections dartreuses et autres phlegmasies chroniques de la peau, la goutte, le rhumatisme, la siphilis, les hydropisies, les affections catarrhales des membranes muqueuses, etc.

SUBSTANCES MINÉRALES.

SOUFRE SUBLIMÉ. *Sulphur sublimatum.* Fleurs de soufre.

P. P. Poudre cristalline, d'un jaune citron, inodore, presque sans saveur; pesanteur spécifique, 1,9; fond à 170°, et se volatilise ensuite.

P. C. Corps simple, très-avide d'oxigène, chauffé à l'air, brûle avec une flamme bleuâtre, et se transforme en acide sulfureux dont l'odeur est très-forte et caractéristique; insoluble dans l'eau et dans l'alcool, soluble dans les huiles grasses et essentielles; forme avec l'hydrogène du gaz acide hydro-sulfurique.

PRÉP. On fait sublimer du soufre en canons, ou soufre brut, dans des vaisseaux fermés, et ensuite on lave le produit obtenu pour enlever la petite quantité d'acide sulfureux qui se forme pendant l'opération.

U. Administré à l'intérieur à assez hautes doses le soufre est purgatif; mais pris en moindre quantité, il détermine l'augmentation de la chaleur animale, et l'accélération du pouls, active les sécrétions bronchique, cutanée, rénale, etc. Lorsqu'il occasionne ces phénomènes il paraît être absorbé et transformé, au moins en partie, en acide hydro-sulfurique, car les gaz intestinaux, l'urine, la sueur, l'haleine, etc., acquièrent une odeur fétide qui appartient à ce gaz. L'usage du soufre continué pendant long-temps peut occasioner des hémorragies, de l'agitation, et autres phénomènes dépendant de son action excitante sur toute l'économie. C'est à cette action générale que l'on doit attribuer les effets salutaires que ce médicament produit dans certaines affections catarrhales, les engorgemens scrophuleux, l'aménorrhée, l'œdème, la paralysie produite par les vapeurs mercurielles ou saturnines, etc. Mais l'influence qu'il exerce sur les maladies cutanées paraît être d'une nature particulière, et ne peut être que difficilement expliquée par le seul fait de l'excitation générale qu'il suscite dans toute l'économie. Le soufre paraît stimuler la peau d'une manière spéciale, et en changer, pour ainsi dire, le mode de vitalité ; aussi est-il un des médicamens les plus précieux pour le traitement des affections herpétiques, psoriques, etc. On l'emploie dans ces maladies non-seulement en substance, tant à l'intérieur qu'à l'extérieur, mais aussi à l'état d'acide sulfureux, sous forme de fumigations, et combine a l'hydrogène dans les bains appelés sulfureux. (Voy. *Acide sulfureux ; Hydro-sulfure de potasse ; et Eaux minerales sulfureuses*).

D. ET M. D'AD. A l'intérieur en substance, comme purgatif, ℨ j à ij. Comme stimulant général et antiherpétique g^r xij à ℈ j, 2 ou 3 fois par jour. *Tablettes de soufre*. (soufre 1 p., sucre 8 p.), ℨ j à iv. *Tablettes de soufre comp. P.* (soufre ℨ ij, acide benzoïque g^r xij, R. d'iris ℨ ß, huile d'anis g^r viij, sucre ℥ v. ß, gomme adragant q. s.) n° 3 ou 4. *Baume de soufre, Oleum sulphuratum. P.* (soufre 1 p., et huile d'olives 4 p.), gouttes x à ℨ ß. *Baume de soufre anisé, ol. anisi sulph. P.* (soufre et huile volatile d'anis, même proportions), gouttes v à x. *Baume de soufre térébenthiné, ou baume de Rulland.* (sol. de 1 p. de soufre dans 4 d'huile essent. de térébenthine), entre dans la composition des *Pilules de Morton. Poudre de soufre et de scille, ou poudre incisives. P.* (soufre 2 p., scille 1 p., sucre 3 p.), g^r v à ℨ ß.

A l'extérieur, fumigations et bains (voyez *page* 112). *Onguent soufré ou citrin.* (graisse 8 p., soufre 3) ℥ j à iij en frictions. *Ong. de soufre contre la gale. P.* (graisse, 30, soufre, 15, mur. d'ammoniaque et alun, ana 1 p.) *Ong. de soufre comp. L.* (soufre, 206 p., racine d'ellébore blanc, 32, nitrate de potasse, 1, et graisse 618), antipsorique très-puissant, environ ℥ iv par friction. *Ong. soufré alcalin du docteur Helmérick. P.* (graisse 8, soufre 2, carb. de potasse 1.) comme le précédent. *Cérat soufré. P.* (céral simple et soufre, p. é.) q. q.

SULFURE DE POTASSE. *Sulphuretum potassæ*. Foie de soufre. Oxide de potassium sulfuré.

P. P. Substance solide, dure, fragile, d'une cassure vitreuse, d'une couleur brune et d'une saveur âcre, caustique et amère. Sans odeur lorsqu'elle est bien sèche, mais ayant une odeur très-fétide lorsqu'elle est humide.

P. C. Le sulfure de potasse attire l'humidité de l'air, et se transforme ainsi en sulfate et en hydro-sulfate sulfuré de potasse, dont la couleur est d'un jaune verdâtre, et l'odeur très-fétide. L'eau le dissout après l'avoir décomposé, comme nous venons de le dire. Il verdit le sirop de violette.

Prép. Par la voie sèche, en faisant fondre dans un creuset p. é. de soufre et de potasse caustique. Par la voie humide, en faisant bouillir pendant long-temps du soufre sublimé dans une dissolution concentrée de potasse.

U. Stimulant très-énergique; concentré et à hautes doses, il agit comme un poison violent. Administré à petites doses, il augmente l'activité de tous les organes; mais paraît agir plus spécialement sur la peau, sur les poumons et sur la circulation.

On emploie ce médicament à l'intérieur, dans des cas de toux chroniques, de coqueluches opiniâtres, etc. On l'a beaucoup vanté contre le croup, mais il ne paraît pas mériter les éloges qu'on en a faits. C'est à l'extérieur que l'on fait le plus fréquemment usage de cette substance; en effet, l'action qu'elle exerce alors sur la peau, ainsi que ses effets stimulans généraux, sont d'une grande utilite dans le traitement des maladies herpétiques, psoriques, scrophuleuses, rhumatismales, etc.

D. ET M. D'AD. A l'intérieur, en substance gr v à xx dans du miel, en pilules, ou délayé dans de l'eau. *Sirop de sulfure de potasse de M. Chaussier. P.* (sulfure, 16, eau dist. d'hyssope, 250, et sucre 480) ℥ ij à iij par jour. *Sirop béchique de Willis. L.* (sulfure, 1 p., vin blanc, 24 p., et sucre, 16) mêmes doses. *Eau de sulfure de potasse. D.* (soufre, 1 p. bouilli dans 18 p. d'une solut. de potasse caustique.) A l'extérieur, en bain ℥ j à iij. *Liniment savoneux hydro-sulfuré antipsorique de M. Jadelot. P.* (savon 500, huile de pavots blancs 250, sulfure de potasse sulf. 100, huile de semences de pavots, 750). q. q.

EAUX MINERALES HYDRO-SULFUREUSES. Eaux hépatiques. Eaux sulfureuses.

Les eaux minérales qui appartiennent à cette classe, ont en général une saveur amère et salée, une odeur fétide, semblable à celle d'œufs pourris, et sont douces et onctueuses au toucher. Les sources d'où elles proviennent sont presque toutes chaudes; la température de celle d'Olette, qui est l'une des plus chaudes, est de 88° centigr. La composition chimique de ces eaux minérales varie beaucoup; mais elles contiennent toutes de l'acide hydro-sulfurique libre, ou combiné avec un alcali; les autres substances qu'on y trouve, sont des sulfates, des hydro-chlorates, et des carbonates de soude, de magnésie et de chaux. Il y existe même quelquefois de l'acide carbonique libre, et une matière végéto-animale, nommée bitume.

Les eaux minérales hydro-sulfureuses agissent sur l'économie animale à la manière des excitans; elles augmentent l'appétit, activent la circulation, et déterminent une sueur abondante, ou un écoulement considérable d'urine; leur usage continu occasionne même un mouvement fébrile qui dure plusieurs jours. Du reste, comme c'est principalement à la présence de l'acide hydro-sulfurique qu'elles doivent leurs vertus, nous renverrons le lecteur pour plus de détails, à ce que nous venons de dire sur le mode d'action de l'hydro-sulfure de potasse, page 220.

On emploie ces eaux, soit à l'intérieur, soit à l'extérieur, dans un grand nombre de cas. Dans les éruptions dartreuses et beaucoup d'autres affections cutanées, elles produisent les effets les plus utiles. On s'en sert aussi avec avantage dans les catarrhes chroniques, lorsqu'on veut stimuler d'une manière douce et continue la membrane muqueuse, qui tapisse les bronches et les cellules pulmonaires. Leur efficacité est également vantée à juste titre, dans le traitement des affections scrophuleuses, et des engorgemens des glandes lymphatiques. Enfin, on les conseille aussi contre les rhumatismes chroniques, les fausses ankyloses, etc.

Les principales eaux minérales hydro-sulfureuses naturelles, sont celles de :

Aix-la-chapelle (Prusse, près de Liége). Celle

du *Bain de l'Empereur*, dont la température est de 58° centig., contient (sur 1000 grammes), acide hydro-sulfurique, 28 pouces cubes; acide carbonique, 18 p. cub.; hydro-chlorate de soude, 2,36 gram.; carbonate de soude, 0,54; carb. de chaux, 0,13; carb. de magnésie, 0,04; sulfate de soude, 0,26; silice, 0,07. On l'emploie principalement sous forme de douches, etc. Les eaux de la *Grande source* s'administrent à l'intérieur de 1 à 4 verres par jour.

Aix-en-savoie (près de Chambéry). La source dite *de Soufre*, contient, d'après M. Socquet, 8,4 grains de soufre uni à de l'hydrogène; 22 d'acide carbonique libre; 2 d'extractif animalisé; 33 de sulfate de soude; 29 de sulf. de magnésie; 72 de sulfate de chaux; 9 d'hydro-chlorate de soude; 31 d'hydro-chlorate de magnésie; 108 de carbonate de chaux, et 59 de carbonate de magnésie sur ℔ 112 d'eau. Sa température est de 45° centigr. Les eaux de la source, dite d'*alun*, contiennent moins d'acide hydro-sulfurique, et plus d'acide carbonique libre. Se décomposent très-facilement. A l'intérieur, de 3 à 10 verres. En bains, etc.

Bagnères Luchon (Haute-Garonne). Température de 30° à 73° centig. 2 myriagrammes d'eau de la *source de la Reine*, contiennent, 18 pouces cubes de gaz acide hydro-sulfurique; 9 *id*. de gaz acide carbonique; 11 gr. d'hydro-chlorate de magnésie; 8 d'hydro-chlo. de soude; 10 de sulfate de magnesie ; 23 de sulfate de chaux ; 11 de carbonate de chaux ; 6 de soufre ; 4 de silice et 5 d'une matière végéto-animale ; à l'intérieur, de 2 à 5 verres par jour ; à l'extérieur, en bains, etc.

Barèges (Hautes-Pyrénées). Temp. 26° à 36° centig. Ces eaux renferment de l'hydro-sulfate de soude et de la soude caustique, qui à l'air se transforme bientôt en carbonate ; la proportion des principes fixes est très-petite, car ils n'entrent dans la composition de ces eaux, que pour 1/3400 de leur poids. Elles ne contiennent pas d'acide hydro-sulfurique libre. Doses, en boisson de 3 à 4 verres par jour.

Bonnes (Basses-Pyrénées). Température de 24° à 26°. 20 litres contiennent, acide carbonique, environ 90 p. cub. ; acide hydro-sulfurique 480 p. c ; hydro-chlorate de magnésie gr. 19 ; hydro-chl. de soude 27 ; sulfate de magnésie ʒ j gr. 6 ; sulfate de chaux ʒ j gr. 57 ; carbonate de chaux 41 gr. ; soufre 4 gr., et silice 4 gr. En boisson, de ℔ j à vj par jour ; en bains, en douches, etc.

Cauterêts (Hautes-Pyrénées). Température de 30° à 52° centig. Celle de la *source de la Baillère* contient, sur 20 litres, acide carbonique, 80 p. cub. ; acide hydro-sulfurique 160 p. c. ; hydro-chlorate de magnésie 8 gr. ; hydro-chl. de soude 8 ; sulfate de magnésie 18 ; sulf. de chaux 34 ; carbonate de chaux 10 ; silice 4 ; soufre 4 ; (temp. 40°). Les eaux de la source de *Mahourat* renferment de l'acide hydro-sulfurique, des sels à base de soude, et un peu de matière gelatineuse. Usages, en boisson à la dose de 2 ou 3 verres ou plus par jour; en bains, en douches, en lotions, etc.

Enghien (Seine-et-Oise). Elles sont froides. Celles de la *fontaine de la Pêcherie* renferment (sur 15 kilogrammes) 270 p. c. d'acide hydro-sulfurique; 54 grains d'acide carbonique libre; 31 de sulfate de chaux; 35 de sulfate de magnésie; 47 de carbonate de chaux; 14 d'hydro-chlorate de magnésie; 5 de silice, et une très-petite quantité de matière colorante extractive. Les eaux des autres sources sont moins chargées que celles dont nous venons de donner l'analyse. En boisson de 2 à 4 verres par jour ou plus; en bains, etc.

Saint-Sauveur (Hautes-Pyrénées). Température 35° centigr. Ces eaux ressemblent beaucoup, tant par leur composition que par leurs propriétés physiques et médicales aux eaux de Barèges; mais elles sont plus faibles.

Les autres eaux hydro-sulfureuses naturelles les plus employées sont: celles de St.-Amand (Nord); de Bade (Suisse); de ~~Carlsbad~~ (Bohême); Dax (Landes); Evaux (Creuse); ~~Gréoulx~~ (Basses-Alpes); Northeim (Allemagne); Olette; Sultzmatt (Haut-Rhin); Wisbaden (Allemagne), etc.

Les eaux minérales hydro-sulfureuses factices, indiquées dans le Codex, sont celles de:

Barèges, composées d'eau saturée d'acide de hy-

+ carlsbad + Greoulx

dro-sulfurique 130 p., eau 520, carbonate de soude 0,8, et hydro-chlorate de soude 0,025.

BONNES. Eau 250 p.; eau saturée d'acide hydro-sulfurique 130; hydro-chlorate de soude 0,15; sulfate de magnésie 0,05.

AIX-LA-CHAPELLE. Eau 520; eau hydro-sulfureuse 130; carbonate de soude 1, et muriate de soude 0,45.

NAPLES. Eau chargée de quatre fois son volume d'acide carbonique 492 p.; eau hydro-sulfureuse 164 p.; carbonate de soude 0,9, et carbonate de magnésie 0,5.

EAU HYDRO-SULFUREUSE POUR BAINS. *P.* Hydro-sulfure de soude liquide (à 52° degr. de l'aréomètre) 320 p., et 128 p. de la *Dissolution gélatino-saline. P.* (composée d'eau 500 p.; carbonate de soude et gélatine, ana 32 p.; sulfate et muriate de soude, ana 16 p., et naphte, 1 p.)

SUBSTANCES VÉGÉTALES.

Famille des Rutacées.

C. B. Dicotyl.; polypét.; étam. hypogynes; feuilles, en général, alternes et composées; cal. monosép. à 5 div.; cor. 4 ou 5 pét.; étam. 8 ou 10; style simple; stygmate simple ou à 5 lobes; ovaire à 4 ou 5 côtés et à autant de loges; fruit globuleux ou comprimé.

GAIAC. *Guaicum officinale.* L. Arbre de l'Amérique-Méridionale. P. U. Le bois et la résine.

C. B. Feuilles opposées, paripinnées; cor. à 5 pét. réguliers et étalés; 10 étam.; ovaire à 5 loges, pédicellé; capsule 5 loges; fleurs bleues, axillaires et pédonculées.

Bois de gaiac. *Lignum guaiaci. Lig. sanctum.*

P. P. Se trouve dans le commerce en gros morceaux irreguliers ou en bûches dont l'extérieur est souvent recouvert d'une écorce épaisse, grisâtre et résineuse; le bois est très-compact, dur, plus pesant que l'eau; l'aubier est d'une couleur jaune claire; la partie centrale, d'un brun rougeâtre ou verdâtre; saveur âcre et un peu amère; presque inodore; devient légèrement aromatique lorsqu'on le frotte; quand il a été conservé pendant long-temps, sa surface interne présente souvent de petites efflorescences blanches et brillantes, que l'on regarde comme etant formées d'acide benzoïque. On trouve aussi dans le commerce ce bois en râpure (*Rasura vel scobis ligni guaici*), sous forme de poudre grossière d'une couleur jaune, qui devient verte à la lumière.

Résine de gaiac. *Resina guaiaci.* Suc propre, qui découle de l'écorce du *Guaiacum officinale.*

P. P. Masses irrégulières friables, à cassure brillante, d'une couleur brune verdâtre; réduite en poudre, cette substance est d'abord grise, mais devient verte par l'action de l'air et de la lumière; odeur agréable, semblable à celle du benjoin; saveur d'abord faible, puis âcre et désagréable. Pesant. specif. 1,22; chauffée, perd sa couleur et fond ensuite.

P. C. Cette substance contient, d'après Brandes, 798 de résine pure, et 202 d'écorce, contenant extractif 21, gomme 15 et ligneux 165. Le bois en renferme une grande quantité, qu'on peut extraire, en le traitant par de l'alcool peu concentré. L'eau ne s'empare des principes actifs du gaïac, que par une longue ébullition : ils sont très-solubles dans l'alcool et l'éther. La dissolution alcoolique est d'une couleur brune foncée, qui passe au bleu ou au vert, par l'action de l'acide nitrique, de l'amidon, etc.

U. Le gaïac agit sur l'économie en général à la manière des excitans; mais la plupart des praticiens lui attribuent une influence plus spéciale sur la peau. En effet, il augmente d'une manière notable la perspiration cutanée; mais faut-il attribuer cet effet à la grande quantité de liquide avec lequel on l'administre habituellement, ou à une action excitante qui se porterait particulièrement sur la peau ? C'est ce que nous ne pouvons décider. Quoi qu'il en soit, on l'emploie comme sudorifique dans la goutte et le rhumatisme chronique; on en retire aussi de très-bons effets dans le traitement de certaines affections chroniques de la peau. Enfin, on l'a beaucoup vanté contre la siphilis, mais principalement comme moyen auxiliaire.

D. ET M. D'AD. Décoction, bois de gaïac râpé, ℥ j à ij par ℔ ij d'eau réduites à moitié. *Teinture de bois de gaïac. P.* ʒ j. à ij. *Décoction de gaïac comp. P.* (bois de gaïac et racine de salsepareille, ana 48 p., bois de salsepareille, 8 p., réglisse, 16 et eau 2000 p., qu'on réduit à 1500.) ℥ iv à vj. 2 ou 3 fois le jour.

Résine de gaïac, en pilule, g^r x à ℈ j par jour. *Teinture*, *P.* même dose que pour le bois. *Teinture de gaïac ammoniacale. L.* (résine de gaïac, 1 p., esprit aromatique d'ammoniaque, 12 p.), ʒ j à ℥ ß ou plus, 2 fois le jour.

Famille des Asparaginées.

C. B. (*Voyez* page 213.)

Salsepareille. *Salsaparillæ radix. Smilax salsaparilla.* L. Arbuste sarmenteux, originaire de l'Amérique. P. U. La racine.

C. B. Fleurs dioïques; cal 6. div.; fl. mâles, 6 étam.; fleurs femelles, 1 ovaire à 3 loges monospermes; 3 stygmates baie arrondie à 3 graines.

P. P. Racine fibreuse, longue de plusieurs pieds, de la grosseur d'une plume à écrire, ridée, d'un brun noirâtre au-dehors, blanche en dedans, inodore et d'une saveur mucilagineuse et légèrement amère.

P. C. D'après M. Pallotta cette racine contient, outre de la fécule, du mucilage et de l'albumine, un principe particulier, qu'il nomme *Pareilline*. Cette substance est blanche, pulvérulente, plus pesante que l'eau distillée, d'une saveur amère et un peu astringente; d'une odeur particulière; insoluble dans l'eau froide; elle se dissout un peu dans l'eau chaude, et l'alcool froid; est soluble dans ce liquide bouillant; rougit un peu le curcuma; et peut enfin se combiner avec les acides faibles, et former des sels neutres. M. Pallotta pense que c'est le principe actif de la plante.

SUBS. INCOMP. L'infusion de noix de galle, l'eau de chaux, le nitrate de mercure, et l'acétate de plomb.

U. On l'a considérée comme diaphorétique et diurétique; mais son action est très-faible sous ce rapport. On l'emploie très-fréquemment, soit seule, soit unie aux autres substances dites sudorifiques, dans le traitement des symptômes vénériens consécutifs, le rhumatisme chronique et certaines maladies de la peau. Elle paraît très-utile pour combattre les ulcérations du larynx et du pharynx, qui dépendent de la maladie siphilitique, ou de l'abus des mercuriaux. M. Pallotta a récemment employé la pareilline; et d'après ses observations, il paraît qu'elle occasionne le ralentissement du pouls, des nausées, une faiblesse générale, des sueurs abondantes, etc.

D. ET M. D'AD. Poudre, ʒ ß à j. Décoction, ℥ j à ij par ℔ ij d'eau réduites à j. *Décoction de salsep. comp. L.* (décoction simple de salsep. ℔ iv, sassafras, gaïac, réglisse, ana ℥ j, racine de garou ʒ iij). ℥ iv à vj, 2 ou 3 fois le jour. *Sirop. P.* ℥ ß à ij. *Extait. L.* g^r xij à ʒ ß. *Sirop de Cuisinier. P.* (salsepareille ℔ ij, bourrache, roses blanches, séné et anis, ana ʒ ij, sucre et miel, ana ℔ ij, eau, ℔ xxij, réduit en consistance de sirop) ℥ ß à ij.

Squine. *Radix chinæ. Smilax china.* L. Arbuste sarmenteux, très-voisin du précédent, et qui croît en Chine. P. U. La racine.

P. P. Racine ligneuse, pesante, garnie de nœuds, d'une couleur brune foncée à l'extérieur, inodore, et d'une saveur visqueuse et un peu acerbe.

P. C. Contient beaucoup de fécule. L'eau dissout le peu de principes actifs qu'elle recèle.

U. Les mêmes que ceux de la salsepareille.

D. et M. d'ad. Décoction, ℥ ij à iij par ℔ ij d'eau. *Extrait*, ℈ j à ʒ j.

Famille des Laurinées.

C. B. (*Voyez* p. 117.)

Sassafras. *Lignum vel cortex sassafras. Laurus sassafras.* L. Arbre originaire de l'Amérique-Septentrionale. P. U. Le bois, l'écorce et la racine.

C. B. Fleurs dioïques; fleurs mâles, cal. pubescent à 6 div.; 9 étam. dont 3 stériles; anthères quadrilatères à 4 loges; pistil stérile; fl. femelles, 5 étam. avortées; stygmate glanduleux; ovaire ovoïde; fruit, drupe pisiforme.

P. P. Le bois est léger, d'une couleur grisâtre, composé de couches concentriques; l'écorce est épaisse, rugueuse, d'une nature spongieuse, d'un brun rougeâtre, et recouverte d'un épiderme résineux, jaunâtre; odeur aromatique, forte, analogue à celle du fenouil; saveur douceâtre, puis chaude et un peu âcre. Le bois de la racine est moins odorant et moins sapide que l'écorce, mais cependant plus que le bois de la tige.

P. C. Contient une huile essentielle plus pesante que l'eau, très-volatile, d'une couleur jaune pâle, rougissant par l'action de la lumière ; d'une saveur âcre et pénétrante et d'une odeur très-forte. L'eau et l'alcool s'emparent de ses principes actifs.

U. Stimulant assez énergique, et ordinairement employé comme sudorifique dans les mêmes cas que le gaïac, quoiqu'il soit moins actif.

D. ET M. D'AD. Poudre, ʒ ß à j. Infusion, ℥ ß à ij par ℔ ij d'eau. *Huile volatile*, gouttes ij à viij. *Eau distillée*, ℥ j à iv. *Teinture*, ʒ ß à ʒ j. *Extrait*, ℈ j à ʒ j.

Famille des Solanées.

C. B. (*Voyez* page 128).

DOUCE-AMÈRE, OU MORELLE GRIMPANTE. *Dulcamaræ stipites. Solanum dulcamara.* L. Sous-arbrisseau indigène, qui fleurit en juin et juillet. P. U. Les tiges.

C. B. Feuilles trilobées; fleurs violettes pédonculées et en grappes ; cal. persistant, très-petit ; cor. à lobes étroits et marqués à leur base de 2 petites taches vertes; étam. rapprochées en cône ; baie ovoïde rougeâtre.

P. P. Tiges ligneuses, grêles ; d'une odeur forte et vireuse, qui s'affaiblit par la dessication ; et d'une saveur douceâtre, puis amère.

P. C. M. Defosses y a découvert un principe immédiat alcalin, nommé *Solanine*, qui se présente sous forme d'une poudre blanche, opaque, inodore, d'une saveur légèrement amère et nauséeuse; inaltérable à l'air; chauffée, se décompose sans fondre ni se volatiliser; est insoluble dans l'eau froide; soluble dans l'alcool et dans l'éther; ramène au bleu le tournesol rougi par un acide; se dissout dans les acides, et peut former des sels neutres incristallisables.

U. La douce-amère irrite les voies digestives; et, après avoir été absorbée, paraît porter principalement son action sur les systèmes cutané et nerveux. En effet, elle occasionne des sueurs, des démangeaisons et des picotemens à la peau, de légers mouvemens convulsifs, de la pesanteur de tête, etc. L'influence narcotique qu'on lui attribue est nulle ou du moins très-faible. D'après M. Magendie, la solanine produit des vomissemens et le sommeil.

On a conseillé l'usage de la douce-amère comme sudorifique dans les affections rhumatismales et vénériennes, la gale et autres maladies de la peau, le scorbut, etc.; mais elle est très-peu usitée aujourd'hui.

D. ET M. D'AD. Infusion, ʒ j à ℥ j par ℔ j d'eau, progressivement. *Extrait*, g^r v à x. *Sirop*, ʒ j à ℥ ß. *Décoction de douce-amère. L.* (douce-amère, ℥ j, eau ℔ j ß réduite à ℔ j.) ℥ ß à ℥ ij, 2 ou 3 fois le jour.

Morelle noire. *Solanum nigrum*. L. Plante indigène annuelle, très-voisine de la précédente, mais dont les fleurs sont blanches et les baies noires à l'époque de leur maturité. Elle contient, de même que la douce-amère, de la solanine unie à l'acide malique; son action sur l'économie est très-peu marquée; on peut, du reste, l'administrer dans les mêmes cas que la substance précédente. A l'extérieur, on l'emploie en cataplasmes, comme émollient, et sédatif dans des cas de panaris, de phlegmons, et d'éruptions cutanées très-douleureuses.

Famille des Graminées.

C. B. Monocotyl.; étam. hypogynes; chaume creux, entrecoupé par des nœuds; feuilles alternes engaînantes; fleurs paniculées ou en épis, nues, ayant de simples écailles nommées glumes ou balles, au lieu de corolle et de calice; en général 3 étam.; ovaire supère, uniloculaire; 1 ou 2 styles; graines nues à endosperme farineux.

Canne de provence. *Radix donacis. Arundo donax*. L. Plante vivace qui croît dans le midi de la France. P. U. La racine.

C. B. Tiges ligneuses; feuilles longues, rudes au toucher; épillets solitaires; cal. ext. triflore à 2 balles; glume entourée de soies persistantes; 3 étam.

P. P. Racine articulée, grosse, horizontale; couverte d'un épiderme jaune, luisant; saveur douce et sucrée.

P. C. Contient une matière extractive muqueuse,

un peu amère ; une matière résineuse ; une huile essentielle ; une substance azotée et du sucre.

U. Excitant peu actif, diaphorétique et diurétique. C'est un remède vulgaire contre la trop grande abondance de lait.

D. ET M. D'AD. Décoction, ℥ ß à ij dans, ℔ ij d'eau réduites à moitié.

LE ROSEAU A BALAIS, *A. Phragmites*. L., jouit des mêmes propriétés que le précédent, et est souvent employé à sa place. On croit qu'il entre dans la composition du *Rob de Laffecteur*.

LES RACINES DU SOUCHET LONG, *Cyperus longus*. L., du S. ROND. *Cyp. Rotundus*. L., et de quelques autres plantes du même genre sont aussi employées comme sudorifiques.

Les BOIS de SANTAL CITRIN, de SANTAL JAUNE et de SANTAL ROUGE, proviennent du *Pterocarpus santalinus*. L., arbre de la famille des Légumineuses, qui habite l'Amérique. On les rangeait jadis parmi les bois sudorifiques, mais ces substances sont presque inusitées aujourd'hui.

L'ASTRAGALE, *astragalus exscapus*. L., plante vivace de la famille des Légumineuses, qui croît dans les Alpes, a une saveur amère et astringente. On a beaucoup vanté la décoction de sa racine, comme sudorifique, dans le traitement de la maladie vénérienne ; mais on en a presque généralement abandonné l'usage.

Le Cynanque-dompte-venin, *Asclepias vincetoxicum.* L., plante vivace de la famille des Apocynées, très-commune aux environs de Paris, est aussi employé comme sudorifique. On se sert de la racine, dont la saveur est âcre et désagréable : elle occasionne souvent des vomissemens.

La Lobélie, *Lobelia syphilitica.* L., de la famille des Campanulacées, agit comme sudorifique, lorsqu'on la donne à faibles doses ; mais à hautes doses, elle devient émétique et purgative. Elle a jouit d'une grande réputation dans le traitement des maladies vénériennes.

Enfin, la Scabieuse, *Scabiosa arvensis.* L., l'Écorce d'orme, *Ulmus campestris.* L., les Feuilles de cassis, *Ribes nigra.* et la Racine de scorzonère, *Scorzonera hispanica.* L., étaient autrefois rangées parmi les diaphorétiques ; mais leur usage est aujourd'hui presque abandonné. Il en est de même de l'Œillet rouge, *Dianthus caryophyllus.* L., dont on emploie plus guère que le sirop pour édulcorer les potions excitantes.

§ III. *Médicamens excitans qui agissent d'une manière spéciale sur les organes de la génération.*

Nous ne devons pas nous occuper ici de la longue liste de substances que les anciens auteurs de matière médicale rangeaient parmi les *Emménagogues*, ou médicamens de nature à provoquer la menstruation ; car la plupart d'entre eux, n'ont point d'action spéciale sur la matrice, et ne produisent les phénomènes dont nous venons de parler, que par suite de leur influence sur l'économie en générale. Les préparations ferrugineuses que l'on emploie très-souvent pour rétablir ou activer les évacuations mensuelles, peuvent nous servir d'exemple.

Nous ne connaissons point de médicament qui jouisse de la propriété particulière d'exciter les règles ; mais il en est un certain nombre qui, en même temps qu'ils stimulent les autres parties de l'économie, paraissent agir avec plus d'énergie sur les organes de la génération. Les cantharides, dont nous avons déjà parlé, en traitant des substances vésicantes, sont de ce nombre. Celles dont nous allons maintenant nous occuper, paraissent irriter d'une manière spéciale la matrice ; mais elles sont en petit nombre, et on ne les emploie que rarement.

Famille des Rutacées.

C. B. (*Voyez* p. 78.)

Rue odorante. *Rutæ herba. Ruta graveolens.* L. Arbuste qui croît dans le midi de la France. P. U. Toute la plante, mais principalement les feuilles.

C. B. Feuilles alternes et pinnées; cal., plane, persistant à 4 div. aiguës ; pétales concaves, onguiculés; anthères biloculaires, ovoïdes ; style central, plus court que les étamines; stygmate simple; capsule à 4 ou 5 loges polyspermes; fleurs jaunes disposées en corymbes paniculés.

P. P. Odeur forte, aromatique et désagréable; saveur âcre, amère et chaude.

P. C. Contient une huile volatile, qui est verte lorsqu'on la retire des feuilles fraîches, et jaune quand elle provient des feuilles sèches; son odeur est moins désagréable que celle de la plante: celle-ci renferme aussi du soufre.

U. C'est un stimulant général, mais qui exerce aussi une influence particulière sur l'utérus; en effet, ce médicament occasionne l'excitation ou même l'inflammation de cet organe, sans produire en même temps des effets stimulans généraux assez énergiques, pour qu'on puisse leur attribuer les phénomènes locaux dont il est ici question; on l'emploie comme emménagogue, anthelmentique, etc. On l'a aussi conseillé comme antispasmodique.

D. ET M. D'AD. Poudre gr x a ℈ ij. *Extrait*, gr x à ʒ ß. *Huile essentielle*, gouttes ij à v.

Famille des Conifèrées.

C. B. (*Voyez* p. 19.)

SABINE. *Sabinæ folia. Juniperus sabina.* L. Arbrisseau qui habite le midi de la France. P. U. Les feuilles.

C. B. Diffèrent très-peu de ceux du *Juniperus communis* (p. 89.)

P. P. Les feuilles sont très-petites, ovales, aiguës et comme imbriquées sur la tige; d'une odeur forte et térébenthacée, et d'une saveur âcre et amère. Elles contiennent une quantité assez considérable d'huile essentielle.

U. Est un excitant très-puissant, mais paraît porter plus spécialement son action irritante sur la matrice, dont elle peut déterminer l'inflammation. On l'emploie à l'intérieur, comme emménagogue; et à l'extérieur, comme irritant, sur les ulcères fongueux, etc. Peu usitée.

D. ET M. D'AD. A l'intérieur, poudre, g^r v à ℈ j, 2 ou 3 fois le jour. *Huile essentielle*, gouttes iv à xx dans une potion. *Extrait. D.* g^r x à ʒ ß 2 ou 3 fois le jour. A l'extérieur, en cataplasme, etc. *Onguent de sabine. D.* (sabine ℔ ß, axonge ℔ ij, cire ℔ ß.) *Cérat de sabine. L.* (contenant le double de sabine), employé comme épispastique.

Famille des Iridées.

C. B. Monocotyl.; étam. périgynes; fleurs, d'abord renfermées dans une spathe; cal. pétaloïde à 6 div.; 3 étam.; style simple ou trifide; 1 ou 3 stygmates; fruit, capsule à 3 loges polyspermes.

SAFRAN. *Crocus orientalis. Crocus sativus.* L. Plante originaire d'Orient et cultivée en France. P. U. Les stygmates.

C. B. Cal. à tube long et grêle; étam. placées à la base des 3 div. externes du calice; styles trifides; 3 stygmates crénélés; fleurs grandes, radicales, violettes, sortant du milieu des feuilles.

P. P. Filamens longs, un peu roulés, d'une couleur rouge orangée très-foncée, d'une saveur piquante et amère, et d'une odeur forte et particulière.

P. C. Contient, d'après MM. Bouillion-Lagrange et Vogel, de l'huile essentielle, d'un jaune doré, très-âcre et caustique; de la résine et 66/100 de *Polychroïte*, matière colorante, soluble dans l'eau et dans l'alcool, mais très-peu soluble dans l'éther, et insoluble dans les huiles. D'après M. Henry, cette substance est un mélange d'huile essentielle et de matière colorante; il a également constaté que le safran contient 42/100 de matière colorante et 1/10 d'huile essentielle.

U. A très-petites doses, est employé comme excitant des organes digestifs; à plus fortes doses, agit sur l'économie en général à la manière des stimulans; cependant, il paraît que c'est principalement sur l'utérus qu'il porte son influence. On l'emploie souvent avec succès pour combattre les douleurs lombaires, qui précèdent ou accompagnent la menstruation; il est également usité comme emménagogue, stomachique et antispasmodique.

D. ET M. D'AD. Poudre, g^r v à ʒ ß. *Sirop. P.* (safran, 1 p., vin, 16 p., sucre, 18 p.) ʒ j à ij ou plus. *Teinture. P.* ʒ ß à ʒ ij. *Électuaire ou confection de safran corrigé. P.* (terre sigillée et yeux d'écrevisses, ana ʒ iv, cannelle, ʒ xj, dictamne de Crète et santal, ana ʒ j ß, miel, sp. de capillaire et sucre blanc, ana ℔ j ß, safran et santal rouge, ana ʒ iij, huile essent. de citron, gouttes xvj) ʒ j à ℥ ß. Il entre dans la composition d'un grand nombre d'autres préparations pharmaceutiques. A l'extérieur, on l'emploie en collyres et en cataplasmes excitans.

Ergot ou Seigle ergoté. *Secale cornutum. Clavus secalinus.* Excroissance qui se développe quelquefois à la place des grains du seigle et de quelques autres graminées. M. de Candolle la regarde comme une espèce de champignon, et la nomme *Sclerotium clavus*; mais la plupart des auteurs pensent qu'elle est due à une maladie particulière qui dénature le grain du seigle.

P. P. Le seigle ergoté est allongé, recourbé et dépasse beaucoup la balle; il est fragile, dur, et commé corné, renflé à sa partie moyenne, et en général marqué d'un sillon longitudinal sur un de ses côtés; d'une couleur violette plus ou moins foncée à l'extérieur, et blanchâtre à l'intérieur; d'une saveur âcre et mordicante, et d'une odeur faible et désagréable.

P. C. D'après M. Vauquelin, il contient: 1° une matière colorante jaune foncée, soluble dans l'alcool; 2° une matière huileuse blanche; 3° une matière colorante violette, insoluble dans l'alcool; 4° un acide libre, qui paraît être de l'acide phosphorique; 5° de l'ammoniaque libre, et 6° une

21

matière azotée très-putréfiable. L'eau et l'alcool s'emparent des principes actifs de cette substance.

U. L'usage du seigle ergoté, comme aliment, est suivi d'accidens très-graves; tels que le tétanos, la gangrène des extrémités, et peut même occasioner la mort. A très-petites doses, cette substance paraît exciter les contractions de la matrice, et pouvoir ainsi être utile dans les accouchemens rendus difficiles par l'inertie de cet organe; c'est principalement en Amérique que l'on emploie ce moyen avec succès, pour hâter l'accouchement, ou pour arrêter l'hémorragie occasionée par le relâchement de l'utérus; mais on ne doit jamais l'administrer que lorsque les douleurs naturelles ont cessé ou sont insuffisantes, et que l'orifice utérin est suffisamment dilaté.

D. ET M. D'AD. Poudre, g^r x à xxx, suspendus dans ℥ vj de véhicule. Décoction, g^r xxx à lx dans ℔ j d'eau, par cuillerées de 10 en 10 minutes. On peut aussi l'administrer sous forme d'extrait, de teinture ou de sirop.

§ IV. *Médicamens excitans qui agissent spécialement sur certaines glandes et sur l'absorption en général.*

L'action des médicamens, dont nous devons parler ici, varie beaucoup. Ainsi, bien qu'ils soient tous des stimulans généraux plus ou moins énergiques, les uns portent principalement leur influence sur le corps thyroïde et les glandes mammaires; d'autres, sur les glandes salivaires, etc. Mais une propriété qui leur est commune, c'est l'activité qu'ils paraissent donner à l'absorption en général, action qui est surtout remarquable lors de l'engorgement des glandes lymphatiques, ou de l'existence de certaines tumeurs ou épanchemens séreux ; c'est ainsi que l'iode, porté dans le torrent de la circulation, fait souvent disparaître en très-peu de temps des tumeurs volumineuses et anciennes.

Mais ce qui rend ces médicamens d'une plus haute importance encore, c'est la propriété qu'ont un certain nombre d'entre eux de faire cesser les symptômes vénériens consécutifs. Dans l'état actuel de nos connaissances, il est impossible d'expliquer cette action. Aussi nous bornerons-nous à dire qu'elle est d'une nature spécifique, et que l'on nomme antisiphilitiques les substances qui jouissent de ces vertus.

C'est à des doses *altérantes* (c'est-à-dire assez petites, pour ne pas déterminer d'évacuation ou d'autre effet immédiat apparent), que l'on administre en général ces médicamens, afin de susciter par leur action lente, mais continue, les changemens que l'on désire obtenir, sans déterminer cependant les accidens qui pourraient résulter de leur emploi à des doses trop élevées ; mais il faut toujours surveiller leur action avec la plus grande attention, et interrompre leur usage aussitôt qu'il se manifeste le moindre signe fâcheux, car leur influence se continue même pendant un certain temps après qu'on a cessé de les administrer.

Iode, corps simple qu'on trouve dans la soude de varec, etc.

P. P. Solide, noir grisâtre, en écailles ou paillettes, d'un éclat métallique ; pesant. spécif. 4,94; odeur semblable à celle du chlore, mais plus faible; saveur âcre et chaude; colore la peau en jaune; chauffé, se réduit en vapeur d'une belle couleur violette.

P. C. Forme des acides avec l'oxigène et avec l'hydrogène : l'eau en dissout 1/700, et se colore en jaune; l'alcool et surtout l'éther en dissolvent beaucoup plus; l'iode se combine avec l'amidon, et forme un composé d'une couleur bleue.

Prép. En traitant à chaud les eaux mères de la soude de varec par l'acide sulfurique.

U. A hautes doses, l'iode est un poison irritant très-énergique; à petites doses et employé d'une manière continue, il exerce une influence stimulante générale, qui cependant se fait plus spécialement sentir sur les membranes muqueuses gastro-intestinale, pulmonaire et génitale. Cet effet peut être porté au point de déterminer une gastro-entérite opiniâtre ou les symptômes de la phthisie pulmonaire, caractérisée par un amaigrissement très-rapide. Outre cette action, l'iode en exerce encore une autre très-remarquable, et pour ainsi dire spécifique, sur le corps thyroïde, sur les glandes mammaires, etc. En effet, on observe que, chez les personnes soumises à l'influence de ce médicament, ces organes s'atrophient plus ou moins complètement, après avoir été, dans quelques cas, le siege d'un travail inflammatoire très-marqué.

C'est M. Coindet de Genève, qui le premier a fait connaître l'utilité de ce médicament dans le traitement du goître et des scrophules. A l'aide de l'iode, on est parvenu à obtenir la résolution de certains engorgemens des ganglions lymphatiques, tels que les tumeurs scrophuleuses, les bubons anciens et indolens, etc. Le docteur Baron, médecin anglais, assure s'en être servi avec avantage pour combattre des tumeurs squirrheuses de l'ovaire ou d'autres organes, et même certaines affections tuberculeuses. On l'emploie encore comme un puissant emménagogue, et récemment M. Richond l'a proposé dans le traitement des blennorrhagies, des leucorrhées chroniques et des engorgemens des testicules. Dans tous les cas, on ne doit l'employer qu'avec la plus grande réserve, et se hâter d'en interrompre l'usage, dès que l'on voit survenir de l'amaigrissement, qui, en général, est le premier indice de son action nuisible; action qui paraît même se prolonger assez long-temps après qu'on en a cessé l'emploi.

A l'extérieur, on s'en sert avec avantage dans les mêmes cas.

D. ET M. D'AD. En substance, gr 1/8 à j deux fois par jour, en pilules. *Teinture. F.* de M. (iode ℈ ij, alcool ℥ j, 20 gouttes contiennent environ 1 gr) gouttes x à xx, 2 ou 3 fois par jour dans ℥ iv de véhicule. *Ether sulf. ioduré. F.* de M. (iode ℈ ij, éther ℥ j), gouttes iv à x, 3 fois le jour. *Pommade d'iode.* (iode 1 p., axonge 24 p.) ℈ j par friction.

Hydriodate de potasse. Ce sel n'existe qu'à l'état liquide; car, par la cristallisation ou la dessication, il se transforme en iodure de potassium, qui se présente sous forme de cristaux cubiques, opaques, d'un blanc laiteux; chauffé, il se volatilise sans se décomposer; il est très-soluble dans l'alcool et dans l'eau, et il repasse alors à l'état d'hydriodate. Cette dissolution est susceptible de dissoudre une quantité d'iode égale à celle qu'elle contient déjà; elle forme alors un hydriodate iodure, d'une couleur rouge-brune foncée.

L'hydriodate de potasse est formé de potasse 27, et acide hydriodique 100, qui lui-même est composé de 100 d'iode, et de 0,814 en poids d'hydrogène.

Prép. S'obtient en traitant l'iode par une dissolution de potasse, et en séparant l'hydriodate au moyen de l'alcool.

U. On l'emploie dans les mêmes cas que l'iode; il paraît moins susceptible de déterminer des accidens.

D. et M. d'ad. *Solution d'hydriodate de potasse, F.* de M. (hydriodate ʒ ß, eau distillée ℥ j) gouttes v à xx, 3 fois par jour. *Solution d'hydriodate de potasse iodurée.* (hydriodate gr xviij, iode pur gr v, eau distillée ʒ v.) gouttes iv à v, 3 fois par jour et plus progressivement. *Pommade d'hydriodate de potasse. F.* de M. (hydriod. 1 p., axonge 24 p.) ℈ j par friction.

Proto et deuto-iodure de mercure. Le premier est jaune, le second d'un beau rouge ; tous deux sont insolubles dans l'eau, solubles dans l'éther et dans l'alcool. Le proto-iodure est composé de mercure 100, et iode 62,5 ; on l'obtient en décomposant le proto-nitrate de mercure par l'hydriodate de potasse. Le deuto-iodure contient, mercure 100, et iode 125 ; on le prépare en décomposant le sublimé corrosif par l'hydriodate de potasse.

U. C'est principalement dans les affections scrophuleuses compliquées de siphilis, dans les engorgemens des ganglions et les ulcérations chroniques, dépendans d'une siphilis constitutionnelle, qu'on emploie ces médicamens, qui produisent quelquefois la salivation, et dont l'action très-énergique exige la plus grande prudence.

D. et M. d'ad. En substance. Proto et deuto-iodure g^r 1/8 à 1/2, 2 fois par jour en pilules. *Teint. de deuto-iodure de mer.* F. de M. (deuto-iodure, g^r xx alcool ℥ j ß; 26 gouttes contiennent environ 1/8 de grain), gouttes x à xx. *Solution éthérée de proto ou de deuto-iodure. F.* de M. (mêmes proport. que la teint.) gouttes iv à x. *Pommade de proto ou de deuto-iodure. F.* de M. (iodure 1 p., axonge 24 p.)

Mercure. *Hydrargyrum.* Vif-argent. Metal qui se trouve dans la nature a l'état natif, etc.

P. P. Liquide à la température ordinaire, brillant, blanc tirant un peu sur le bleu, insipide, inodore ; pesant. spécif. 13,56, entrant en ébullition à 350°, et se congelant à 40° — 0°.

P. C. Il peut se combiner avec l'oxigène en deux proportions. Le protoxide est noir, le deutoxide est rouge; le mercure ne décompose pas l'eau, mais si on le fait bouillir avec ce liquide, il en absorbe 1/500 de son poids, mais sans devenir plus pesant, car l'eau en dissout une petite quantité, et acquiert ainsi des propriétés médicinales. Le soufre et le chlore peuvent également se combiner avec ce métal; trituré avec de la graisse, ou agité très-long-temps dans de l'eau, il se divise au point de perdre son éclat métallique, et de se présenter sous forme de poudre noirâtre, sans cependant avoir absorbé d'oxigène.

Prép. On sépare le mercure des autres métaux avec lesquels il peut être amalgamé par la distillation.

U. Les préparations mercurielles agissent toutes à peu près de la même manière; elles exercent, par suite de l'absorption de leurs molécules, une action stimulante sur toute l'économie, qui peut être portée au point de donner lieu aux symptômes d'une fièvre inflammatoire. Mais, outre cette influence générale, le mercure agit d'une manière très-marquée sur les organes sécréteurs et spécialement sur les glandes salivaires; c'est ainsi qu'il occasionne souvent la salivation, la fétidité de l'haleine, etc. Un autre phénomène plus inexplicable encore, c'est l'effet que ce médicament produit sur l'absorption; il augmente l'activité de cette fonction, et l'on voit quelquefois, sous son influence, disparaître des engorgemens viscéraux et des tumeurs plus ou moins volumineuses. Enfin l'emploi long-temps prolongé des préparations mercurielles détermine une série de symptômes très-graves, tels que l'amaigrissement et la faiblesse generale, la bouffissure, le tremblement des membres et la paralysie.

Le mercure et ses différentes préparations sont très-employés en médecine. C'est surtout dans le traitement des maladies vénériennes que leur usage est le plus général. Leur mode d'action dans ces cas, ne saurait s'expliquer, mais leur utilité est si incontestable, que pendant long-temps, on les a considérées comme le spécifique de ces affections. On profite de l'influence que le mercure exerce sur l'absorption et sur la nutrition, pour combattre les engorgemens chroniques et non inflammatoires des viscères, les tumeurs blanches, etc. L'action du mercure sur tout le système, caractérisée par la salivation, la maigreur, etc., paraît être suivie de bons effets dans certaines inflammations locales. M. Laennec a employé avec succès cette médication dans le traitement de la péritonite puerpérale et les médecins anglais administrent journellement ces préparations non-seulement dans des cas analogues, mais aussi dans les fièvres continues, le choléra-morbus, la fièvre jaune, etc.; enfin on emploie encore ce métal, soit à l'extérieur, soit à l'intérieur, dans certaines affections herpétiques, scrophuleuses, vermineuses, etc.

D. ET M. D'AD. Eau chargée de particules mercurielles, comme vermifuge, ℥ j à iij. *Pilules de mercure* ou *Pilules bleues. L.* (merc. purifié 2 p., conserve de roses 3 p., poudre de réglisse 1 p.) *Idem. E.* (merc. et cons. de roses, ana 1 p., amidon 2 p.), g^r v à xv, 2 ou 3 fois le jour. *Pil. de merc. de scammonée et d'aloës. P.* (merc. 8 p., miel 96 p., aloës et scammonée, ana 16 p., macis et cannelle, ana 2 p.), g^r xij à ℈ ij. *Sirop de mercure*, ou *mercure gommeux. P.* (merc. 1 p., gomme arab. 3 p , sp. diacode 4 p.) ʒ j à ℥ j progressivement. *Hydrargyrum cum cretâ. L.* (merc. 3 p., craie préparée 5 p.), g^r v à ʒ ß. *Hydrag. cum magnesiâ. D.* (merc. 2 p., magnésie 1 p.) Mêmes doses. *Ong. mercuriel double ou napolitain. P. L.* (merc. et axonge p. é.) ℈ j à ʒ j par friction. *Ong. gris. P.* (1/8 de mercure), ʒ j à ℥ j. *Liniment de mercure. L.* (ong. merc. double, axonge et ammoniaque liquide, ana 4 p., camphre 1 p., alcool q. s.) *Emplâtre de mercure. L.* (merc. 24 p., huile soufré, 1 p., emplâtre de litharge 96 p.) *Emplâtre de mercure camphré* ou *de Vigo. P.* (contient 1/8 de mercure.)

PROTO-CHLORURE DE MERCURE. *Proto-chloruretum hydrargyri. Sub-murias hydrargyri.* Calomélas. Mercure doux.

P. P. Solide, blanc, demi-transparent, jaunissant un peu à l'air, inodore, insipide ; chauffé, se volatilise, et peut ainsi cristalliser en prismes tétraèdres, terminés par des pyramides à 4 faces ; pesant. spécif. 7,17.

P. C. Contient mercure 100 et chlore 18 ; insoluble dans l'eau et dans l'alcool.

SUBS. INCOMP. Les alcalis, l'eau de chaux, les sulfures de potasse et d'antimoine, le fer, le plomb, le cuivre, le décomposent.

Prép. En faisant chauffer dans des vaisseaux fermés p. é. de mercure métallique et de deuto-chlorure de mercure. Le calomel se sublime et on le lave pour enlever le peu de sublimé corrosif qui pourrait avoir échappé à la décomposition et s'être volatilisé avec lui.

U. Lorsque le calomel est absorbé, il agit comme les autres mercuriaux (*voy. ci-dessus*), mais son action locale sur le canal intestinal le rapproche des purgatifs.

D. et M. d'ad. Comme cathartique, gr v à xv, en pilules. Comme altérant, gr j à v. *Pilules de sous-muriate de mercure comp.* ou *de Plummer. L.* (calom. et sulfure d'antimoine, ana 1 p., gaïac pulv. 2 p.), gr v à x, 2 fois le jour. Comme antisiphilitique, en frictions sur les gencives, autour du gland, etc., gr 1/4 à j.

Deuto-chlorure de mercure. *Deuto-chloruretum hydrargyri.* Deuto-hydro-chlorate ou muriate de mercure. Sublimé corrosif.

P. P. Masses ou pains circulaires, blancs, demi-transparens sur les bords, convexes, unis et luisans d'un côté, concaves et hérissés de petits cristaux confus de l'autre ; exposés à l'air, ils deviennent opaques et pulvérulens à leur surface ; inodores ; saveur extrêmement âcre, caustique et métallique ; pesant. spécif. 5,13 ; le deuto-chlorure chauffé se volatilise facilement et répand alors une fumée blanche d'une odeur piquante.

P. C. Composé de mercure 100 et de chlore 36 ; soluble dans 11 parties d'eau froide et 2 p. d'eau bouillante, il passe alors à l'état d'hydro-chlorate de deutoxide de mercure ; soluble dans 4 p. d'alcool, et très-soluble dans l'éther. Sa dissolution aqueuse est décomposée par l'eau de chaux, qui e précipite l'oxide jaune, et le transforme en hydrochlorate de chaux ; le mélange qui en résulte porte le nom d'*Eau phagédénique*.

Subs. incomp. Les alcalis et leurs carbonates, le tartre émétique, le sulfure de potasse, les savons, le fer, le cuivre, le plomb, le mercure métallique, les substances végétales tannantes, etc.

Prép. On fait chauffer en vases clos un mélange de 4 p. d'hydro-chlorate de soude, 1 p. de peroxide de manganèse et 5 p. de sulfate de mercure. Le deuto-chlorure qui se forme se volatilise, et vient se condenser sur les parois supérieures du vase.

U. A la dose de quelques grains, ce sel est un poison corrosif des plus violens ; à très-petites doses, il détermine les phénomènes généraux dont nous avons parlé, page 248.

D. et M. d'ad. gr 1/16 à 1/2 en pilules ou en solution. *Liq. de Van Swieten. P. Liq. hydrarg. oximuriatis. L.* (sublimé 1 p., eau distillée 900 p., et alcool 100 p.) ℥ ß dans ℥ v de véhicule mucilagineux, et progressivement jusqu'à ℥ j ß. *Pommade de Cyrillo. P.* (sublimé 1 p., axonge 8 p.) ʒ ß à j en frictions. Le docteur Chéron vient de proposer l'emploi de l'*Ether mercuriel* (sublimé g^r xvj, éther sulfurique ℥ j) et du *Sirop mercuriel* (éther mercuriel ℥ j, sirop simple ℔ ij) dans le traitement de la siphilis. *Trochisques escarrotiques. P.* (sublimé 1 p., amidon 2 p., mucil. de gom. adragant, q. s.) *Trochisques de minium. P.* (minium 1 p., sublimé 2, mie de pain 8, eau de roses, q. s.)

PROTO-NITRATE DE MERCURE. *Nitras hydrargyri in cristallos concretus..*

P. P. Cristaux prismatiques, blancs, d'une saveur âcre et styptique.

P. C. Ils rougissent le tournesol; broyés avec de l'eau, se transforment en nitrate acide, qui reste en dissolution et en sous-nitrate, qui se précipite sous forme d'une poudre jaunâtre. Le sur-nitrate constitue l'*Eau mercurielle*, *remède du capucin*, *du duc d'Antin, etc.*; en y versant de l'ammoniaque, on obtient un précipité noir de protoxide de mercure qui constitue le *Mercure soluble de Hahnemann.*

PRÉP. En faisant bouillir de l'acide nitrique affaibli sur un excès de mercure métallique.

U. Comme antisiphilitique à l'intérieur; à l'extérieur, comme stimulant et détersif.

D. ET M. D'AD. *Sirop de Belet* (nitrate de merc. 3 p., éther nitriq. 1 p., sp. de sucre 256 p.) ℥ ß dans un véhicule approprié. A l'extérieur, *Onguent de nitrate de merc. fort. E.* (mercure 1 p., acide nitrique 2 p., huile d'olives 9 p., et axonge 3 p.) *Ong. citrin. P.* (mercure 64 p., acide nitrique 95 p., axonge 1000), en frictions, ʒ j à ij, 2 fois le jour. *Eau mercurielle. P.* (mercure 120 p., acide nitrique 150 p., et eau distillée 900), en lotions sur les ulcères vénériens.

Acétate de mercure. *Acetas hydrargyri.* Terre foliée mercurielle.

P. P. Cristallise en paillettes blanches et nacrées, inaltérables à l'air; saveur désagréable.

P. C. Peu soluble dans l'eau, sans action sur le tournesol.

Prép. En décomposant du nitrate de mercure dissout dans l'eau, par de l'acétate de potasse. L'acétate de mercure se précipite presque en entier, et il suffit ensuite de le laver.

U. Antisiphilitique, peu employé.

D. et M. d'ad. De g^r j à vj, 1 ou plusieurs fois le jour. Entre dans la composition des *Dragées de Keyser.*

Cyanure de mercure. *Cyanuretum seu Prussias hydrargyri.* Prussiate ou hydro-cyanate de mercure.

P. P. Cristallise en prismes quadrangulaires, coupés obliquement; saveur très-styptique et désagréable; très-pesant; inodore et sans action sur le tournesol.

P. P. Est composé de mercure 79,9, et cyanogène 20,1. Soluble dans l'eau froide, mais plus soluble dans l'eau bouillante.

Prép. En faisant bouillir du bleu de Prusse et de l'oxide de mercure dans de l'eau.

U. Antisiphilitique très-actif dont M. Chaussier à introduit l'usage.

D. et M. d'ad. En dissolution (g^r xij à xxiv dans ℔ ij d'eau), ℥ j à ij.

Sulfure rouge de mercure. *Sulfuretum hydrargyri rubrum*. Cinnabre. Vermillon. Bi-sulfure de mercure ; se trouve dans la nature.

P. P. D'une couleur violette lorsqu'il est en fragmens, d'un beau rouge lorsqu'il est en poudre.

P. C. Contient 100 p. de mercure et 16 p. de soufre. Chauffé à l'air, se transforme en acide sulfureux et en mercure.

Prép. En faisant chauffer ensemble du mercure et du soufre.

U. Employé à l'extérieur par M. Biett, dans le *prurigo pedicularis*. En fumigations, comme excitant et sudorifique, dans diverses affections chroniques de la peau, la siphilis ancienne et rebelle, etc.

D. et M. d'ad. Pommade (dans la proportion de 1/11) q. q. En fumigations, ℨ j ß à iij.

Hydro-chlorate d'or. *Murias auri*. Muriate d'or.

P. P. Cristaux d'un jaune foncé, d'une saveur styptique, très-désagréable ; ce sel est très-déliquescent.

P. C. Très-soluble dans l'eau ; est décomposé par les alcalis, les corps avides d'oxigène, etc.

Prép. En dissolvant des feuilles d'or dans de l'eau régale.

U. M. Chrétien a employé, avec avantage, ce sel, ainsi que l'oxide d'or, dans le traitement des maladies vénériennes récentes et constitutionnelles, les affections scrophuleuses rebelles, les squirrhes, etc.

D. ET M. D'AD. A l'intérieur, en pilules, 1/16 de grain. En friction, à l'intérieur de la bouche gr 1/8 à 1/2).

HYDRO-CHLORATE DE BARYTE Muriate de baryte. Chlorure de barium.

P. P. Le chlorure de barium cristallise en prismes à 4 pans, aplatis; décrépite sur le feu, et en se dissolvant dans l'eau, se transforme en hydrochlorate de baryte, dont la saveur est très-âcre et piquante.

P. C. Le chlorure est soluble dans 4 p. d'eau froide et dans 2 p. d'eau bouillante; la dissolution forme un précipité blanc avec l'acide sulfurique et tous les sulfates.

PRÉP. En faisant fondre ensemble du sulfate de baryte et du chlorure de calcium, et en séparant le sulfate de chaux du chlorure de baryte, qui se forment ainsi, au moyen de l'eau qui dissout ce dernier, et ne dissout pas le sulfate de chaux.

U. A hautes doses, ce sel est un poison très-violent; les symptômes qu'il occasionne alors dépendent en partie de son action locale, mais principalement de l'influence qu'il exerce sur le système nerveux, après avoir été absorbé. Employé à très-petites doses, il paraît pouvoir être utile dans les maladies scrophuleuses, les engorgemens des viscères et des glandes lymphatiques, les affections squirrheuses, l'hydropisie, etc.; mais souvent il occasionne des vomissemens, etc.; on s'en est aussi servi comme anthelmintique.

D. ET M. D'AD. *Solution. P.* (mur. 1 p., eau 5 p.), gr v à x, 2 ou 3 fois le jour. A l'extérieur, comme excitant et escarrotique faible, en lotion sur des ulcères, etc.

HYDRO-CHLORATE DE CHAUX. Muriate de chaux. Chlorure de calcium.

P. P. Cristallise (mais très-difficilement) en prismes à 6 pans striés et terminés par des pyramides; très-déliquescent et d'une saveur âcre, amère et très-piquante.

P. C. Soluble dans 1/2 p. d'eau à 0°, 1/4 d'eau à 15° et en toutes proportions dans l'eau bouillante. Chauffé, se transforme en chlorure de calcium, après avoir éprouvé la fusion ignée.

PRÉP. En traitant le carbonate de chaux par l'acide hydro-chlorique liquide.

U. Ce sel exerce une influence stimulante sur toute l'économie, mais agit plus particulièrement sur les glandes lymphatiques; son mode d'action est analogue à celui du muriate de baryte, et il n'est point vénéneux comme lui; on l'emploie comme fondant dans les affections scrophuleuses, les engorgemens des glandes lymphatiques, les cas de débilité générale, etc.

D. ET M. D'AD. gr vj à ʒ j, en solution dans de l'eau. *Liquor calcis muriatis. L.* (mur. de chaux 2 p., eau distillée 3 p.), gouttes xxx à ʒ j, dans ℥ ij ou plus d'eau, 2 ou 3 fois le jour.

§ V. *Médicamens excitans, dont l'action se porte spécialement sur le système nerveux.*

Comme la manière d'agir des substances excitantes, dont l'influence se porte principalement sur le système nerveux est très-variée, il serait difficile d'en rien dire de général. En effet, l'alcool et la noix vomique appartiennent tous deux à cette classe; mais leurs effets, comme chacun sait, ne se ressemblent nullement. Il en est cependant un certain nombre qui ont entre elles beaucoup d'analogie, et qui forment un groupe assez naturel. Ce sont celles qui ont été nommées antispasmodiques (ἀντὶ, contre, et σπασμὸς, spasme). Nous les réunirons sous cette dénomination à la fin de ce chapitre, et elles nous serviront ainsi de transition pour arriver aux narcotiques.

Quant au mode d'action des autres médicamens de cette nature, qui ne rentrent pas dans cette catégorie, nous ne pouvons le faire connaître qu'à l'histoire particulière de chacun d'eux.

Règne minéral.

Phosphore. *Phosphorus.* Corps simple.

P. C. Solide, demi-transparent, blanc jaunâtre, flexible, de la consistance de la cire; odeur alliacée.

P. C. Ce corps est très-avide d'oxigène; exposé

à l'air, il s'enflamme ; il est insoluble dans l'eau, mais soluble dans l'huile et dans l'éther.

PRÉP. En décomposant du phosphate acide de chaux par du charbon.

U. C'est un excitant très-puissant, dont l'action très-prompte, mais peu durable, paraît se porter particulièrement sur le système nerveux et sur les organes de la génération ; mais son usage est dangereux. On l'a employé avec succès dans des cas de fièvres adynamiques avec prostration extrême des forces, de paralysie, etc.

D. ET M. D'AD. En dissolution dans de l'éther ou dans de l'huile ou réduit en poudre et suspendu dans une émulsion, 1/4 de grain à un grain par jour.

RÈGNE VÉGÉTAL.

Famille des Apocynées.

C. B. Dicotyl., monopét.; étam. hypogynes; feuilles opposées ou verticillées; cal. monosép. à 5 div.; cor. régulière; 5 étam. libres ou monadelphes; 1 style; stygmate capilé; ovaire double; fruit, follicule ou baie.

NOIX VOMIQUE. *Nux vomica. Strychnos nux vomica.* L. Arbre qui croît dans l'Inde. P. U. Les graines.

C. B. Feuilles entières, ovales, lisses; cor. tubuleuse; étamines libres et distinctes; ovaire simple, uniloculaire; fruits ovoïdes, de la grosseur d'une orange et contenant plusieurs graines éparses dans une pulpe aqueuse.

P. P. Graines rondes, aplaties, ombiliquées sur une de leurs faces, larges de 6 à 8 lignes, dures et comme cornées ; recouvertes, dans toute leur étendue, de poils très-courts et très-serrés ; d'une couleur brune claire; d'une saveur extrêmement amère et désagréable.

P. C. D'après MM. Pelletier et Caventou, elles contiennent : 1° de la *Strychnine* (*Voy.* page 262) unie à l'acide igasurique ; 2° une matière colorante jaune ; 3° une huile concrète ; 4° de la gomme ; 5° de l'amidon ; 6° un peu de cire ; 7° de la bassorine, et 8° du ligneux. On y a depuis peu trouvé aussi de la *Brucine*. (*Voy.* page 263). Les principes actifs sont peu solubles dans l'eau, mais se dissolvent très-bien dans l'alcool.

U. Cette substance agit avec une grande violence sur le corps vivant. A la dose de quelques grains, elle donne lieu à des contractions spasmodiques des muscles, au tétanos, et si la quantité est un peu plus considérable, elle occasionne la mort. Elle paraît porter son action sur la moëlle épinière seulement ; car, la section de cet organe, derrière l'occiput et même la décapitation, n'empêchent pas les effets que nous avons indiqués d'avoir lieu, et de se continuer pendant quelque temps. On a profité de l'action énergique de la noix vomique sur le cordon rachidien, pour combattre certaines paralysies, la contracture et l'atrophie des membres, certaines amauroses, etc. Il est digne de remarque que les contractions spasmodiques que produit ce médicament, se font sentir, de préférence, dans les parties paralysées.

D. ET M. D'AD. Poudre, gr iv à xv, peu employée. *Extrait aqueux*, gr ij à x, *Extrait alcoolique*, beaucoup plus énergique, gr j à x progressivement. *Teinture. F.* de Mag. (*Ext. alcooliq.* de noix vom. gr iij, alcool ℥ j) gouttes xv à xx. A l'extérieur, en frictions sur les parties paralysées.

FÈVE DE SAINT-IGNACE. *Faba sancti Ignatii. Strychnos Ignatia. Ignatia amara.* L. Arbre très-voisin du précédent, qui croît aux îles Philippines. P. U. Les graines.

P. P. Grosses comme des olives, arrondies et convexes d'un côté, anguleuses de l'autre; d'une couleur brune pâle à l'extérieur; d'un brun verdâtre à l'intérieur; leur substance est dure, compacte et comme cornée; odeur nulle; saveur excessivement amère.

P. C. Les principes constituans, sont les mêmes que ceux de la noix vomique, mais en proportions différentes. La strychnine y est environ trois fois plus abondante, et il s'y trouve moins de brucine.

U. Les mêmes que ceux de la substance précédente; elle est seulement plus énergique encore. Rare dans le commerce, et peu employée.

D. ET M. D'AD Poudre, gr ij à iv. *Extrait alcoolique*, gr 1/2 à v.

LA RACINE ET LE BOIS DE COULEUVRÉE, *Strychnos colubrina.* L., et l'UPAS-TIEUTÉ, dont on ne fait pas usage en médecine doivent leurs propriétés délétères à la strychnine qu'ils contiennent; et d'où on peut l'extraire en assez grande quantité.

STRYCHNINE. Alcali végétal; principe actif des substances précédentes.

P. P. Poudre blanche, composée de cristaux très-petits; inodore; d'une saveur excessivement amère; ni fusible, ni volatile; inaltérable à l'air.

P. C. D'après MM. Pelletier et Dumas, la strychnine est composée de carbone 78, azote 8, hydrogène 6, et oxigène 6; elle est insoluble dans l'eau et dans l'éther; très-soluble dans l'alcool et les huiles volatiles; verdit le sirop de violettes et ramène au bleu le tournesol rougi par un acide; se combine avec les acides affaiblis, et forme des sels neutres; prend avec l'acide nitrique une couleur rouge très-foncée, lorsqu'elle contient de la brucine.

PRÉP. On traite la noix vomique par l'eau bouillante, et on évapore jusqu'à consistance de sirop, puis on ajoute de la chaux, qui se combine avec l'acide igasurique, et laisse la strychnine à nu; on la sépare au moyen de l'alcool, et on la purifie par des cristallisations successives.

U. L'action de cet alcali est semblable à celle des substances dont on l'extrait, seulement elle est beaucoup plus forte. On peut l'employer dans les mêmes cas.

D. ET M. D'AD. En pilules, gr 1/12 à 1/8 *Teinture. F. de Mag.* (strychnine gr iij, alcool ℥ j) gouttes v à xx dans une potion de ℥ iv.

FAUSSE ANGUSTURE. *Cortex pseudoangusturæ.*

Écorce apportée de l'Amérique-Méridionale, et qui appartient, suivant quelques auteurs, au *Brucœa antidyssenterica;* mais qui, très-probablement, est fournie par un arbre du genre *Strychnos*.

P. P. Écorces roulées sur elles-mêmes, ou en plaques épaisses, compactes, pesantes; d'une couleur grise rougeâtre à l'intérieur, variable à l'extérieur; la poudre est d'un blanc jaunâtre; odeur analogue à celle de l'ipécacuanha faible; saveur très-amère, persistante, mais sans âcreté.

P. C. Elle contient de l'acide gallique combiné avec la *Brucine*, une matière grasse, de la gomme, une matière colorante jaune, du ligneux, etc. L'eau et l'alcool s'emparent des principes actifs.

U. Cette substance agit de la même manière que la noix vomique et les autres strychnos, mais elle est moins énergique. On pourrait l'employer dans les mêmes cas.

Brucine. Alcali végétal; principe actif de l'écorce de fausse augusture.

P. P. Substance solide, d'un blanc nacré, tantôt cristalline, tantôt en feuillets comme l'acide borique; inodore; d'une saveur très-amère.

P. C. Composée de carbone 75, azote 7, hydrogène 6, oxigène 11; peu soluble dans l'eau; très-soluble dans l'alcool. Elle fond à une température au-dessus de 100°, et se fige comme de la cire par le refroidissement; verdit le sirop de violettes, et forme des sels avec les acides affaiblis.

PRÉP. On fait un extrait alcoolique de fausse augusture prealablement traitée par l'éther, et on le dissout dans de l'eau; puis on précipite la matière colorante par l'acétate de plomb; on précipite ensuite l'excès de ce sel par l'acide hydro-sulfurique, et on fait bouillir la liqueur avec de la magnésie; on filtre, et on obtient la brucine en dissolution, mais contenant encore un peu de matière colorante.

U. A peu près le même mode d'action que la strychnine, mais beaucoup moins énergique. Il faut environ 6 grains de cette substance pour produire les effets d'un grain de strychnine. M. Andral fils l'a employée avec succès dans la paralysie.

D. ET M. D'AD. gr 1/2 à v.

ARNIQUE. *Arnicæ flores, radix. Arnica montana.* L. Plante vivace qui croît dans les Vosges, les Alpes, les Pyrénées, etc., et fleurit au mois de juillet. P. U. Les fleurs et la racine.

C. B. Tige simple, pubescente; feuilles sessiles, ovales entières, d'un vert clair en dessous; fleurs grandes, d'un beau jaune; fruits allongés, surmontés d'une aigrette plumeuse.

P. P. Odeur agréable, faiblement aromatique, qui excite l'éternuement; saveur des fleurs un peu aromatique, amère et piquante; celle de la racine est amère et âcre.

P. C. D'après MM. Lassaigne et Chevalier, les fleurs de cette plante contiennent: 1° une résine odorante; 2° une matière amere nauséabonde, analogue à la *Cytisine*; 3° de l'acide gallique; 4° une matiere colorante, jaune; 5° de l'albumine; 6° de la gomme et enfin des sels à base de potasse et de chaux. L'eau et l'alcool dissolvent les principes actifs.

SUBS. INCOMP. Les sulfates de fer et de zinc, l'acétate de plomb et les acides minéraux.

U. Le premier effet qui résulte de l'ingestion de ce medicament est une irritation des voies digestives, caractérisée par un sentiment de pesanteur à la région épigastrique, des nausées, quelquefois des vomissemens, des coliques et même des déjections alvines; mais ces phenomènes ne sont que passagers, et cessent promptement si l'on persiste dans l'emploi de cette plante à doses modérées; les organes paraissent s'habituer facilement à son action. Le second effet se porte sur le cerveau et tout le système nerveux; il se manifeste par une céphalalgie plus ou moins vive, des mouvemens spasmodiques, des picotemens et des fourmillemens dans les membres, et une sorte de contraction permanente des muscles respirateurs. On voit que ce médicament est un stimulant très-énergique, et qu'il peut convenir dans un grand nombre de cas.

On l'emploie ordinairement dans les rhumatismes chroniques, dans les paralysies, dans l'amaurose, en un mot comme stimulant du cerveau. On l'a vanté comme fébrifuge; mais quoiqu'il réussisse quelquefois, il ne peut, en aucune manière, remplacer le quinquina. Enfin, on le conseille dans les fièvres qui ont un caractère adynamique ou ataxique. La poudre des fleurs agit comme un violent sternutatoire.

D. ET M. D'AD. *Fleurs*, poudre, gr x à ʒ ß. Infusion, ʒ j à iv par ℔ ij d'eau bouillante. Décoction, ʒ ij à ℥ j par ℔ ij d'eau. *Eau distillée*, ℥ j à iij. *Extrait*, gr xij à ℈ j. *Racine*, moins usitée, poudre, ʒ j à iij dans les 24 heures; décoction et infusion, mêmes doses.

ALCOOL. *Alcool. Spiritus vini.*

P. P. Liquide transparent, incolore, d'une saveur brûlante, d'une odeur pénétrante et agréable. Pesanteur spécif. 0,792; entre en ébullition à 78° cent.

P. C. Les élémens de l'alcool peuvent être représentés par du gaz hydrogène bi-carboné et de la vapeur d'eau en volumes égaux. Exposé à l'air, il en attire l'humidité, et s'évapore rapidement. Il peut se combiner avec l'eau en toute proportion. Le mélange de ces deux liquides est accompagné d'une élévation de température, et détermine des changemens dans la densité de l'alcool. Ainsi la pes. spécif. de 92 p. d'alcool et de 8 d'eau, est de 0,815; et de 99 d'eau et 1 d'alcool, est de 0,999. Pour reconnaître la proportion de l'alcool, on se sert en général de l'aréomètre de Baumé, dont le n° 10 correspond à l'eau distillée, et le n° 40 à l'alcool, contenant seulement 8 p. d'eau sur 100. L'eau-de-vie du commerce, qui contient en général à peu près moitié alcool et moitié eau, marque de 18° à 22° degrés de l'aréomètre.

L'alcool s'enflamme facilement, et brûle avec une flamme étendue et blanche, sans laisser de résidu. La plupart des acides minéraux le décomposent et le transforment en éther. Il dissout le phosphore, le soufre, l'iode, les alcalis minéraux et végétaux, ainsi que les sels déliquescens. Tous les autres oxides métalliques, les sels insolubles dans l'eau et les sels efflorescens sont insolubles dans l'alcool: il dissout les résines, les huiles, les baumes, les savons, etc., etc.

Prép. L'alcool est un des produits de la fermentation vineuse, et on le sépare, par la distillation, des autres substances avec lesquelles il se trouve mêlé dans l'eau-de-vie, le vin, etc.

U. L'alcool est un des stimulans diffusibles les plus énergiques; concentré, il agit comme un poison violent; affaibli, et pris en petite quantité, il occasionne une chaleur plus ou moins vive à l'épigastre, l'irritation du système nerveux, l'accélération de la circulation, etc.; en plus grande quantité, il détermine l'ivresse, l'inflammation de l'estomac, et peut même occasioner la mort. L'alcool à 36°, ou *Esprit de vin rectifié*, est employé pour préparer les élixirs, les teintures, et il semble augmenter l'activité de beaucoup de substances médicinales. Il n'est jamais employé seul en médecine; à l'état d'eau-de-vie, l'on en fait un usage habituel, comme liqueur de table et comme cordial; à l'exté rieur, on s'en sert comme rubéfiant, astringent, tonique, etc.

VIN. *Vinum*. Liqueur alcoolique produit par la fermentation du raisin, fruit du *Vitis vinifera* L., arbre sarmenteux de la famille des Vinifères.

Les vins diffèrent beaucoup, selon la nature du raisin, qui les a produits, et la manière dont ils ont été faits. Ainsi, ils sont rouges lorsqu'on emploie du raisin noir avec l'enveloppe des grains ; et ils sont blancs, au contraire, lorsqu'on emploie du raisin blanc, ou même du raisin noir dépouillé de cette enveloppe : leur odeur et leur saveur varient aussi beaucoup et ne sont pas en rapport avec la quantité d'alcool qu'ils contiennent. Le vin de Bourgogne, par exemple, n'est guères plus spiritueux que celui de Surène, cependant il est d'une qualité bien différente. En général, ce sont les vins des pays chauds, qui ont le plus de bouquet : ceux des pays plus froids sont, au contraire, âpres et souvent même tres-acides. On attribue le bouquet du vin à un principe huileux très-fugace, que jusqu'ici on n'est point parvenu à isoler. Tous les vins donnent à l'analyse chimique, les mêmes produits, savoir : de l'eau, de l'alcool, un peu de mucilage, des principes colorans, du tartrate acide de potasse, du tartrate de chaux et de l'acide acétique. C'est à la présence de l'alcool qu'ils doivent principalement leurs propriétés stimulantes et diffusibles. Ce principe, qu'on peut séparer par la distillation, s'y trouve en proportions très-différentes, comme on peut le voir par le tableau suivant, que l'on doit à M. Brande.

Noms des Vins.	Proportions d'alcool (p. sp. 0,825.) Sur 100 de vin en vol.
Lissa	25,41
Marsala	25,09
Oporto	23,39
Madère	22,27
Xérès	19,17
Ténériffe	19,79
Constance	19,75
Muscat du cap	18,25
Roussillon	18,13
Malaga	17,26
Ermitage blanc	17,43
Malvoisie	16,40
Lunel	15,52
Bordeaux	15,10
Sauterne	14,22
Bourgogne	14,57
Champagne	13,80
Idem, mousseux	12,61
Grave	13,37
Frontignan	12,89
Côte-rôtie	12,32
Tokai	9,88

Comme nous l'avons déjà dit, les qualités des

vins diffèrent beaucoup ; on peut les diviser, 1° en astringens ou secs, tels que ceux d'Alicante, de Bordeaux, de Bourgogne, de Xérès, de Madère, etc., qui contiennent une petite quantité de tannin, qui leur donne une saveur plus ou moins austère, et qui occasionne la formation d'un précipité avec la gélatine ; 2° en vins sucrés, tels que le vin de Malaga, de Rota, de Rivesalte, de Lunel, etc., qui contiennent une quantité assez grande de sucre, qui n'éprouve pas la fermentation, et 3° enfin les vins mousseux, tels que celui de Champagne, qui ont été mis en bouteille avant que la fermentation se soit apaisée, et qui, par conséquent, contiennent une grande quantité de gaz acide carbonique en dissolution; en général, ces derniers vins ne sont pas très-alcooliques.

L'action des vins sur l'économie animale dépend principalement de la quantité d'alcool qu'ils contiennent ; cependant, une quantité donnée de vin n'agit pas de la même manière qu'un mélange d'alcool et d'eau, dans les mêmes proportions, et certains vins, qui donnent à l'analyse chimique à peu près la même proportion d'alcool, n'enivrent pas avec la même facilité. Il faut attribuer ces différences aux diverses espèces de combinaisons dans lesquelles l'alcool se trouve dans ces produits complexes; quoi qu'il en soit, tous ces phénomènes sont assez généralement connus pour qu'il ne soit pas nécessaire de les décrire ici; nous dirons seulement que les vins astringens agissent comme toniques aussi bien que comme excitans, et peuvent déterminer la constipation ; et que les vins mousseux, dont l'action sur le cerveau est très-prompte et très-intense, malgré la petite proportion d'alcool qu'ils renferment, exercent aussi une influence diurétique très-marquée.

Les usages des vins comme médicamens sont très-nombreux ; on les administre, avec avantage, dans certains cas de fièvres adynamiques et ataxiques, dans les affections scorbutiques et scrophuleuses. enfin, dans toutes les maladies asthéniques. Ils servent aussi de véhicule à beaucoup de médicamens. Leur usage est contre-indiqué dans toutes les phlegmasies aiguës.

Antispasmodiques.

Les antispasmodiques sont des médicamens excitans qui exercent une influence spéciale sur le système nerveux, et qui tendent à calmer les contractions musculaires irrégulières et désordonnées que l'on nomme mouvemens spasmodiques. En général leurs effets, qui sont d'autant plus marqués que le malade est dans un état de faiblesse et d'irritabilité plus grandes, se manifestent très-promptement, mais ne durent que peu de temps et leur action est bientôt émoussée par l'habitude. Ils paraissent exciter et fortifier le système nerveux, en même temps qu'ils régularisent, pour ainsi dire, son action; ils apaisent la douleur, et calment l'agitation sans occasioner l'état d'assoupissement qui caractérise la médication narcotique ; ils tendent à diminuer les mouvemens convulsifs des muscles, pourvu que l'inflammation du système cérébral n'en soit pas la cause. On voit donc que, sous ce point de vue, ils diffèrent essentiellement des autres médicamens excitans ; l'éther, par exemple, agit avec la même promptitude que l'alcool, et, pour cette raison, a reçu, de même que ce dernier, le nom de diffusible, mais au lieu d'occasioner des mouvemens convulsifs comme lui, il tend plutôt à les calmer, et peut même être employé avec avantage pour combattre les accidens de l'ivresse convulsive.

La plupart des médicamens de ce genre sont remarquables par leur odeur et par la grande volatilité de leurs principes actifs ; mais leur nature varie considérablement. On les emploie en général pour combattre les convulsions intermittentes ou cloniques, et d'autres symptômes nerveux, comme nous le verrons en faisant leur histoire particulière ; mais, de même que tous les autres excitans, leur usage est nuisible, toutes les fois qu'il existe une inflammation de quelque organe important.

Ether. On désigne par ce nom une substance qui est toujours le produit de l'art, et qui résulte de l'action des acides sur l'alcool. M. Thénard établit trois genres d'éthers : 1° ceux qui sont formés d'hydrogène, d'oxigène et de carbone, savoir, les éthers sulfurique, phosphorique, arsenique et fluo-borique, qui sont tous identiques; 2° ceux qui sont formés par de l'hydrogène bi-carboné combiné à l'acide qui a servi à leur préparation; savoir, les éthers hydro-chlorique et hydriodique; 3° ceux qui résultent de la combinaison de l'acool avec l'acide employé pour les faire; savoir, les éthers nitrique, acétique, tartarique, etc.

Les éthers du second genre ne sont pas employés en médecine.

Ether sulfurique. *Æther sulfuricus. Æ. vitriolicus.* Ether du premier genre, produit par l'action d'un acide concentré, tel que l'acide sulfurique ou phosphorique sur l'alcool, et dans la composition duquel l'acide qui a servi à sa préparation n'entre pas.

P. P. Liquide incolore, limpide, d'une odeur forte et particulière, agréable; saveur chaude et piquante, pesant. specif. 0,711, extrêmement volatil; entre en ébullition à 35°; en s'évaporant, à la température ordinaire, il produit un froid considérable.

P. C. D'après M. Gay-Lussac ses élemens peuvent être représentés par 2 volumes de gaz hydrogène bi-carboné et 1 volume de vapeur d'eau, d'où il résulte que pour transformer l'alcool en éther, il faut lui enlever la moitié de l'hydrogène et de l'oxigène qu'il contient dans les proportions nécessaires pour former de l'eau. Il brûle très-facilement avec une flamme blanche très-étendue. Il est soluble dans 10 parties d'eau; s'unit en toutes proportions avec l'alcool et l'ammoniaque, dont il est séparé par l'eau.

Prep. On mêle peu à peu parties égales d'alcool et d'acide sulfurique concentré; on chauffe légèrement le mélange, et l'éther se volatilise.

U. Cette substance est un stimulant diffusible très-énergique. Prise intérieurement, à petites doses, elle produit une chaleur intérieure, et excite rapidement le système nerveux; mais elle ne paraît avoir d'influence bien marquée que sur l'appareil circulatoire : à hautes doses, elle peut déterminer l'inflammation de l'estomac, des éblouissemens et même l'ivresse. On s'en sert avec avantage dans la plupart des affections nerveuses, telles que les vomissemens spasmodiques, les coliques nerveuses, l'hystérie, etc. On en retire des avantages marqués dans les fièvres typhoïdes, pour calmer les mouvemens convulsifs, le hoquet, etc. On l'a vantée comme fébrifuge et comme anthelmintique. Administré en lavement, l'éther est souvent très-utile dans la colique néphrétique. La vapeur qui s'en dégage continuellement est employée pour irriter la surface pituitaire dans les cas de syncope, etc. A l'extérieur, on se sert de l'éther comme réfrigérant; enfin ce liquide est employé comme dissolvant d'un grand nombre de médicamens.

D et Méd'Ad. A l'intérieur, gouttes viij à x sur du

sucre ou dans un véhicule froid, ʒj à ij. *Éther sulfurique alcoolisé*, *Liqueur anodine d'Hoffmann*. *P.* (contenant p. é. d'alcool et d'éther, et un peu d'huile douce de vin.) ʒ ß à j. *Sirop d'éther*. *P.* (éther sulf. 12 p, sucre 250 et eau 175 p.) ʒ ß à j.

ETHER NITRIQUE. *Æther nitricus*. Ether du troisième genre.

P. P. Liquide d'un blanc jaunâtre, son odeur, semblable à celle de l'éther sulfurique, est plus forte et occasionne même une sorte d'étourdissement; sa saveur est âcre et brûlante; il entre en ébullition à 21° centig.

P. P. D'après M. Thénard, cet éther est formé d'alcool et d'acide nitreux, et contient toujours une petite quantité d'acide acétique. Il ne rougit pas la teinture de tournesol; agité avec de l'eau, il se décompose en partie, et un peu d'acide nitreux est mis à nu. Il se décompose spontanément avec la plus grande facilité.

PRÉP. En distillant parties égales, en poids, d'alcool et d'acide nitrique.

U. Il agit de la même manière que l'éther sulfurique; mais comme il est beaucoup plus volatil, son application sur la surface du corps occasionne un froid plus intense. L'*Ether nitrique alcoolisé*, *P.* se prépare en faisant arriver de la vapeur d'éther nitrique dans de l'alcool jusqu'à ce que son poids soit doublé.

Ether acétique. *Æther aceticus.* Ether du troisième genre.

P. P. Liquide incolore, d'une odeur agréable d'éther et d'acide acétique, d'une saveur particulière, et de la pesanteur specifique de 0,86; il entre en ébullition à 71° centig.

P. C. Composé d'alcool et d'acide acétique: ne rougit pas le tournesol; se dissout dans environ 7 p. d'eau sans éprouver de décomposition. Il est décomposé par la potasse.

U. Est moins diffusible que les précédens, mais peut remplir les mêmes indications; on s'en est aussi servi à l'extérieur en frictions dans des cas de douleurs rhumatismales.

Famille des Laurinées.

C. B. (*Voyez* p. 117.)

Camphre. *Camphora.* Principe immédiat contenu dans beaucoup de plantes, mais que l'on retire principalement du *Laurus camphora*. L. Arbre qui croît en Asie.

C. B. Feuilles alternes, ovales, luisantes à la face supérieure, glauques à l'inférieure; fleurs en corymbes portés sur un long pédoncule.

P. P. Cette substance se trouve dans le commerce, sous formes de pains arrondis, convexes d'un côte, un peu concaves de l'autre; elle est blanche, cristalline, demi-transparente, cassante, mais cependant difficile à pulvériser, tenace entre les dents ; d'une odeur forte et *sui generis;* d'une saveur âcre, suivie d'une sensation de froid ; pesant. spécif. 0,98 ; se volatilise très-aisément.

P. C. Le camphre est composé de carbone 74,38, hydrogène 10,67, et oxigène 14,61 ; s'enflamme facilement, et brûle avec beaucoup de fumée sans laisser de résidu. L'alcool en dissout les 3/4 de son poids ; très-soluble dans l'éther, dans les huiles fixes et volatiles, mais à peine soluble dans l'eau, qui le précipite de ses dissolutions alcooliques. Traité par l'acide nitrique à chaud, il se transforme en acide camphorique.

Prép. On l'extrait principalement du bois du *Laurus camphora,* en le faisant chauffer en vases clos dans de l'eau, dont la vapeur entraîne le camphre, qui vient se condenser à la partie supérieure de l'appareil ; pour le purifier, on le sublime de nouveau.

U. L'action locale du camphre est faible, et de nature irritante. Son action générale est difficile à définir, et varie beaucoup suivant les doses et les individus ; c'est principalement sur le système nerveux que ses effets se font sentir. Administré à petites doses, il n'augmente pas la rapidité du pouls, si ce n'est par suite de son action locale sur une surface enflammée ; il calme la douleur, porte au sommeil, diminue les mouvemens spasmodiques, en un mot, paraît agir comme sédatif. A fortes doses, il devient un excitant très-énergique et donne lieu à des vertiges, à des syncopes et à des convulsions, accompagnés de pâleur du visage, de frissons, de ralentissement du pouls; quelquefois même il peut occasioner la mort. Ce médicament est employé à l'intérieur, dans les affections nerveuses et spasmodiques, telles que les névralgies, les spasmes de la vessie et de l'œsophage, l'hystérie, la danse de Saint-Guy, etc. On l'a souvent administré dans les fièvres typhoïdes, pour combattre les symptômes nerveux et surtout le délire, les soubresauts des tendons, etc. On l'a vanté comme antiaphrodisiaque.

A l'extérieur, on s'en sert avec beaucoup d'avantage dans les douleurs rhumatismales, la goutte, etc.

D. ET M. D'AD. Poudre, g^r j à ℈ j. *Émulsion camphrée. P.* (camphre, g^r iv par ℥ j d'émulsion.) ℥ ß à ℥ ij. *Mixture camphrée. L.* (camphre ʒ ß, alcool gouttes x, eau ℔ j.) ℥ ß à ℥ ij. *Teinture de camphre comp. L.* (camph. 2 p., opium et acide benzoïque, ana 1 p., alcool 188 p.), gouttes xx à c. *Potion camphrée. P.* (serpentaire, ʒ ij, eau ℥ iv, sp. de kinâ ℥ j, teint. de kinâ ʒ ij, camphre, g^r xij, acét. d'ammoniaque ℥ j.) *Alcool camphré. P. Tinctura camphoræ. E.* (camphre 1 p., alcool 50 p.), à l'ext., q. q. *Liniment camphré. P. L.* (camphre 2 à 8 p., huile d'olives 64 p.) q. q. *Liniment camphré comp. L.* (camph. 2 p., ammoniaq. liq. 6 p., alcool de lavande 12 p.) q. q.

Famille des Ombellifères.

C. B. (*Voyez* p. 171.)

ASSA FŒTIDA. *Assæfœtidæ gummi*, suc gommoresineux du *Ferula assa fœtida*. L. Plante vivace qui croît en Perse.

C. B. Feuilles radicales pétiolées; tige nue, cylindrique; involucre et involucelle polyp.; pétales égaux; fruits éliptiques comprimés; fleurs d'un brun rougeâtre.

P. P. L'Assa fœtida est en masses agglutinées, friables, qui se cassent facilement, d'une couleur brune ou fauve, parsemées de points blancs et violets, d'une odeur pénétrante, et d'une fétidité remarquable, d'une saveur âcre, amère et piquante. Cette substance se ramollit facilement par la chaleur; sa pesanteur spécifique est de 1,52.

P. C. Elle est composée de résine 65, huile volatile 5,60, gomme 19,44, bassorine 11,66, malate acide de potasse 0,30. L'alcool et l'éther s'emparent des principes actifs. Triturée avec l'eau, elle forme une sorte d'émulsion non permanente; avec un 12e de camphre, elle forme une masse emplastique; et avec du carbonate d'ammoniaque, on peut la réduire facilement en poudre sans qu'elle subisse d'altérations dans sa nature.

Prép. En faisant, à la partie supérieure des racines mises à nu, des sections transversales successives jusqu'à ce qu'elles soient épuisées.

U. Ce médicament est un excitant général très-actif, dont l'influence paraît se porter plus particulièrement sur le système nerveux. On l'emploie très-souvent et avec avantage, comme antispasmodique, dans l'hystérie, l'hypocondrie, les coliques nerveuses, l'asthme, etc. On l'a également vanté comme emménagogue, anthelmintique, etc.

D. ET M. D'AD. En substance, g^r x à ʒ ß, en pilule ou suspendu dans une émulsion. *Teinture. P.* (assa fœtida 1 p., alcool 4 p.), ʒ ß à j ß. *Teinture éthérée. P.* (assa fœtida 1 p., ether sulf. 4 p.), g^r xv à ʒ ß. *Mixture d'assa fœtida. L.* (assa fœtida 1 p., eau 48 p.), ℥ ß à j ß ou plus. *Esprit d'ammoniaque fétide. L.* (assa fœtida ʒ x et esprit d'ammoniaque ℔ ij, distill. et reduit à ℔ j ß) ʒ ß à j. *Potion fétide. P.* (sp. d'armoise comp. ℥ j, teint. d'assa fœtida, g^r xiv, eau distillée de valériane et de fl. d'oranger, ana ℥ ij. éther sulf. ʒ ß.)

SAGAPENUM. *Sagapenum gummi.* Gomme séraphique. Suc gommo-résineux, qui paraît provenir du *Ferula persica*, plante qui croît dans l'Asie mineure.

P. P. Masses ou larmes poisseuses, rousses à l'extérieur, blanchâtres à l'intérieur; saveur âcre et désagréable; odeur semblable à celle de l'assa fœtida, mais moins forte.

P. C. Sa composition est très-analogue à celle de l'assa fœtida.

U. Il en est de même quant à ses propriétés médicinales, mais on ne l'emploie que très-rarement.

GALBANUM. *Galbanum gummi.* Suc de la racine du *Bubon galbanum.* L. *Selinum galbanum.* Sprengel, plante de l'Afrique, très-voisine des Férules.

P. P. En larmes ou en masses conglomérées, jaunâtres, demi-transparentes, tenaces, à cassure grenue ; odeur forte et vireuse ; saveur aromatique et désagréable.

P. C. Sa composition est à peu près la même que celle de la précédente.

U. Comme antispasmodique et excitant général, dans les mêmes cas que l'Assa fœtida : très-peu employé.

GOMME AMMONIAQUE. *Gummi ammoniacum.* Suc épaissi qui paraît provenir du *Bubon gummiferum.* L., ou du *Heracleum gummiferum.* Willd., plante très-voisine des précédentes, et qui croît en Afrique.

P. P. Larmes blanches ou jaunâtres, ou masses formées de larmes agglomérées, mêlées avec des graines ; saveur un peu amère et nauséabonde ; odeur faible, mais désagréable.

P. C. Est formée de gomme 18, résine 70, matière glutineuse, insoluble dans l'eau et dans l'alcool, 4,4, et eau 6.

U. Comme stimulant, antispasmodique, emménagogue, etc. On la conseille dans les catarrhes chroniques, dans certains engorgemens viscéraux, l'hystérie, etc.

D. ET M. D'AD. Poudre, g^r x à ʒ ß. *Teinture*, ℈ j à ʒ j. *Mixture. L.* (gomme amm. 1 p., eau 8 p.), ℥ ß à j. *Pilules balsamiques ou de Morton. P.* (cloportes en poudre 18 p., gomme ammoniaque 11, acide benzoïque 6, safran et baume du Pérou, ana 1, baume de soufre anisé) g^r vj à xx. A l'extérieur, comme résolutif. *Emplâtre. L.* (gomme ammoniaque 5 p., acide acétique 6 p.) *Emplatre d'ammoniaque avec le mercure. L.* (gomme ammoniaque 26, mercure purif. 24, huile sulfurée 1, térébenthine 2.)

Opoponax. *Gummi opoponax.* Suc gommo-résineux, que l'on retire des racines du *Pastinaca opoponax.* L., plante qui croît dans le midi de la France, l'Orient, etc.

C. B. Point d'involucre ni d'involucelle; pét. inégaux; fruit éllipsoïde, membraneux sur les bords; fleurs jaunes.

P. P. Friable, sèche et opaque; en larmes ou morceaux irréguliers, roux à l'extérieur, d'un brun rougeâtre, marbrés de jaune à l'intérieur; saveur âcre et chaude; odeur aromatique, ressemblant un peu à celle de la myrrhe.

P. C. Contient résine 42, gomme 33, amidon 4, huile volatile 5.

U. Mêmes que ceux des précédens; très-peu employé, surtout à l'intérieur.

Famille des Valerianées.

C. B. Dicotyl.; monopét.; étam. épigynes, distinctes; tige herbacée; feuilles opposées; fleurs nues; cal. adhérent, limbe formant un bourrelet circulaire; cor. tubuleuse à 5 lobes inégaux; 1 à 5 étam.; style simple; stygmate, en général à 3 div.; ovaire uniloculaire; fruit, akène.

Valériane sauvage. *Valerianæ sylvestris radix. Valeriana officinalis.* L., plante vivace, indigène. P. U. La racine.

C. B. Tige cylindrique, striée et velue; fleurs petites; cal. dont le bourrelet se transforme en une aigrette plumeuse; 3 étam.; fruit, akène ovoïde, surmonté d'une aigrette.

P. P. La racine blanchâtre en dedans, et jaunâtre en dehors, est garnie d'un grand nombre de fibrilles grêles et allongées; presque inodore lorsqu'elle est fraiche, elle acquiert, par la dessication, une odeur fétide, pénétrante et particulière; saveur âcre et amère.

P. C. Cette racine desséchée, contient : 1° 48 d'un principe particulier, soluble dans l'eau, et insoluble dans l'alcool et dans l'éther; 2° 24 p. d'une résine noire; 3° 1 p. d'une huile très-volatile d'un blanc verdâtre, d'une odeur forte et camphrée; 4° 36 p. de matière gommeuse; 5° 6 de fécule et enfin 266 de ligneux.

Prép. Il faut choisir les racines de la 2e ou 3e année, et les recueillir au printemps ou en automne.

U. La valériane est un excitant général très-puissant, mais dont l'action se porte principalement sur le cerveau. Elle occasionne des éblouissemens, des contractions convulsives, de l'agitation, etc. L'odeur de cette plante agit d'une manière très-remarquable sur les chats; elle les attire et leur occasionne des mouvemens convulsifs. C'est principalement dans les maladies nerveuses, telles que la danse de Saint-Guy, l'épilepsie et l'hystérie, que l'on emploie cette plante. On s'en est aussi servi comme fébrifuge et comme excitant général.

D. et M. d'ad. Poudre, ʒ ß à ℥ j ou plus, 2 ou 3 fois le jour. Infusion, ʒ ij à j par ℔ j d'eau *Eau distillée*, ℥ j à ij. *Extrait*, ℈ j à ʒ j. *Teinture. P.* ʒ ij à ℥ ß. *Teinture de Valé-*

riane ammoniacée. L. (valériane ℥ iv, esprit aromatique d'ammoniaque ℔ ij.) ʒ ß à ij dans du lait.

LA GRANDE VALÉRIANE, *Valeriana phu.* L., et la VALÉRIANE CELTIQUE OU NARD CELTIQUE, *Valeriana celtica.* L., jouissent des mêmes propriétés que la précédente, mais à un plus faible degré.

Famille des Aurantiacées.

C. B. (*Voyez* p. 178.)

FLEURS D'ORANGER. *Aurantii flores. Naphæ flores.* Fleurs du *Citrus aurantium.* (*Voy.* p. 178).

P. P. Blanches, disposées en bouquets à l'extrémité des rameaux; odeur très-suave; saveur amère et aromatique.

P. C. Contiennent une huile essentielle, appelée *Néroli;* une matière amère, jaune, soluble dans l'eau et dans l'alcool; mais insoluble dans l'éther, de la gomme, de l'albumine, de l'acétate de chaux, de l'acide acétique libre et du soufre.

U. L'action stimulante de ce médicament est peu intense, mais il exerce une influence très-marquée sur le système nerveux; et on l'emploie tous les jours avec beaucoup de succès, comme antispasmodique et calmant, pour combattre une foule d'affections nerveuses.

D. ET M. D'AD. *Eau distillée. P.* ℥ ß à ij ou plus. *Huile essentielle*, gouttes ij à v. *Sirop. P.* ℥ ß à ij ou plus.

Feuilles d'oranger. *Aurantii folia.** Feuilles du *Citrus aurantium.* (*Voy.* p. 178).

P. P. Feuilles ovales, entières, glabres, luisantes des deux côtés et parsemées d'un grand nombre de vesicules remplies d'huile essentielle; saveur amère et chaude.

P. C. Renferment de l'huile essentielle, une matière extractive et du tannin.

Prép. Elles doivent être récoltées dans leur plus grande verdure et séchées isolément.

U. Ce médicament est employé comme tonique stimulant et antispasmodique. On en a vanté l'usage dans les convulsions, l'épilepsie et autres affections nerveuses.

D. et M. d'ad. Poudre, ℈ ß à ʒ j. Infusion, n° xx à xxx par ℔ ij d'eau.

Famille des Tiliacées.

C. B. Dicotyl. polypét.; étam. hypogynes; feuilles alternes, simples, stipulées; cal. coloré à 4 ou 5 div. profondes, caduques; corolle à 4 ou 5 pét.; étam. nombreuses et distinctes; ovaire simple, 2 à 5 loges; 1 style; 1 stygmate; fruit sec ou charnu, à 2 ou plusieurs loges.

Tilleul. *Flores tiliæ.* **Tilia europea.* L. Arbre indigène, commun dans les forêts. P. U. Les fleurs.

C. B. Calice caduc à 5 div.; ovaire à 5 loges biovalées; capsule globuleuse à 5 loges.

P. P. Odeur très-suave; saveur douce et mucilagineuse.

P. C. Toutes les parties de cet arbre contiennent une grande quantité de mucilage.

U. Les fleurs sont employées comme antispasmodiques, calmantes et légèrement diaphorétiques. On s'en sert avec avantage dans les affections nerveuses. Leur usage est très-répandu.

D. ET M. D'AD. Infusion, pinc. ij à iij par ℔ ij d'eau bouillante. *Eau distillée*, ℥ ij à iv. Les feuilles et l'écorce sont émollientes et peuvent remplacer la guimauve.

La Pivoine, *Pæonia officinalis* et *Pæonia humilis*. L., de la famille des Renonculacées, a été très-vantée comme antiépileptique et antihystérique; cependant, elle ne jouit que d'une très-faible action. Sa racine peut être administrée en poudre à la dose de ʒ ß à ʒ j. On prépare aussi une eau distillée de cette plante.

La Vulvaire, *Chenopodium vulvaria*. L., plante indigène de la famille des Chénépodées, a une odeur fétide très-prononcée, et contient du sous-carbonate d'ammoniaque libre. On l'a employée comme antispasmodique.

Il en est de même de la Primevère, *Primula officinalis*. L., plante vivace indigène légèrement aromatique, dont l'action est encore plus faible. Elle entre dans la composition du thé suisse.

Médicamens antispasmodiques tirés du règne animal.

Musc. *Moschus orientalis*. Substance sécrétée par

une espèce de bourse, de deux à trois pouces de diamètre, que porte, sous la peau du bas-ventre, en avant du prépuce, un mammifère ruminant nommé Chevrotin, *Moschus moschiferus*. L., de la classe des *Mamellés*, ordre des *Pécores*. Cet animal habite le Thibet, la grande Tartarie, la Chine, la Sibérie, etc. Cet organe sécréteur est particulier au mâle ; la femelle en est dépourvue. Il se remplit avec plus d'abondance dans le temps du rut ; et c'est aussi alors que l'humeur sécrétée a le plus d'odeur.

P. P. Le musc est sous la forme de grumeaux onctueux au toucher, d'une couleur brune foncée avec une teinte de rouge, qui au premier aspect ressemblent assez bien à du sang coagulé et corrompu ; son odeur est particulière, très-diffusible et persistante ; son goût est un peu amer et désagréable. Dans le commerce, on veut qu'il soit contenu dans la poche membraneuse qui l'a produit.

P. C. D'après MM. Blondeau et Guibourt il est composé : 1° d'eau ; 2° d'ammoniaque ; 3° de stéarine ; 4° d'élaïne ; 5° de cholestérine ; 6° d'huile acide combinée à l'ammoniaque ; 7° d'une huile volatile ; 8° d'un acide indéterminé ; 9° de gélatine ; 10° d'albumine ; 11° de fibrine ; 12° d'une matière très-carbonée, soluble dans l'eau ; 13° de sels à base d'ammoniaque, de potasse et de chaux, enfin de poils, de sable et autres matières étrangères. Il est très-inflammable, et lorsqu'il est pur, il s'évapore en totalité si on le jette sur un brasier.

L'eau bouillante le dissout en partie, ainsi que l'alcool qui s'empare des principes les plus actifs : le meilleur dissolvant est l'éther sulfurique.

Subs. incomp. Les dissolutions de musc sont décomposées par le deuto-chlorure de mercure ; le sulfate de fer, le nitrate d'argent et l'infusion de quinquina jaune.

U. Stimulant, diffusible et antispasmodique. On l'emploie dans les fièvres ataxiques et typhoïdes pour combattre les symptômes nerveux, tels que le délire, les soubresauts des tendons ; les mouvemens convulsifs, etc. On l'a encore préconisé dans la coqueluche, l'épilepsie, le tétanos, l'hydrophobie, l'hystérie, et autres affections purement spasmodiques. Uni à l'ammoniaque, il est employé avec succès en Angleterre, pour s'opposer aux progrès de la gangrène.

D. et M. d'ad. En substance, sous forme de pilules, ou dans une potion, g[r] xx à xxx. *Eau distillée*, ℥ j à iij ; *Teinture*, gouttes xv à ʒß dans une potion. *Teinture éthérée. P.* ℈ j à ʒ j. *Mixture de musc. L.* (musc, gomme arabique et sucre ana 1 p., eau de rose 48 p.). ℥ß à ij.

Castoréum. *Castoreum*. Substance analogue au musc, fournie par le *Castor fiber*. L., de la classe des mamellés, ordre des *Loirs* ; animal qui habite les régions septentrionales de l'Europe, l'Asie et l'Amérique. Entre l'anus et les organes génitaux, cet animal porte quatre poches membraneuses, allongées, pyriformes ; les deux supérieures sont plus petites ; elles ne contiennent guère qu'une matière grasse ; les inférieures, plus grosses, sont remplies d'environ deux onces d'une matière huileuse épaisse, qui se dessèche facilement, c'est le castoréum des officines.

P. P. Poches réunies deux à deux par une sorte de lien qui paraît être leur conduit excréteur, l'une grosse, l'autre plus petite ; sèches, arrondies, pesantes, solides et remplies d'une substance solide, renfermée dans des cellules membraneuses, friable, d'une couleur brune foncée, d'une odeur forte, désagréable et particulière et d'une saveur amère, un peu âcre et nauséeuse.

P. C. M. Bizio y a trouvé une matière particulière qui paraît en être le principe actif, et qu'il a nommée *Castorine;* elle cristallise en prismes longs, diaphanes et disposés en faisceaux ; a la même odeur que le castoréum et une saveur cuivreuse ; est presque insoluble dans l'eau froide, insoluble à froid dans l'alcool, soluble dans 100 parties de ce liquide bouillant et dans les huiles volatiles. Cette substance n'a aucune propriété acide ni alcaline. Le castoréum contient encore une huile volatile, de la cholestérine, un peu de résine, des sels à base de potasse, de chaux et d'ammoniaque, du fer et, suivant M. Laugier, de l'acide benzoïque. Il est peu soluble dans l'eau, mais soluble dans l'alçool.

U. On emploie avec avantage le castoréum pour combattre les affections spasmodiques telles que l'hystérie et l'hypocondrie ; on l'administre souvent dans l'aménorrhée, lorsqu'elle dépend d'un état spasmodique de l'utérus; il jouit en outre d'une qualité légèrement stimulante.

D. ET M. D'AD. En substance, sous forme pilulaire, g^r^ vj à ℈ j. *Teinture*, gouttes x à xxx. *Teinture de castoréum comp. E.* (Castoréum ℥ j, assa fœtida ℥ß, esprit d'ammoniaque ℔ j) ʒß à j. *Teint. de cast. éthérée. P.* Gouttes xx à ℈ ij. En lavement, ʒß à j.

AMBRE GRIS. *Ambarum griseum.* Substance particulière qui se forme vers la partie cœcale du canal intestinal du *Cachalot macrocéphale*, Lacépède. On ne le trouve pas chez tous ces animaux et on l'attribue à un état morbide de l'intestin, qui occasionne l'endurcissement des excrémens, et la formation d'une ou plusieurs concrétions de cette nature. On en recueille souvent sur les bords de la mer.

P. P. Boules irrégulières, de grosseur et de poids très-différens, formées de couches concentriques, ou d'une substance grenue, grise, parsemée de taches noirâtres ou blanchâtres, opaque, se brisant en écailles, mais en général assez molle pour conserver l'empreinte de l'ongle; saveur fade; odeur forte et *sui generis;* chauffée, se ramollit, fond et se volatilise.

P. C. L'ambre gris contient : 52,7 d'*Ambréine*, principe immédiat, particulier, azoté, cristallisable et analogue à la cholestérine; 30,8 de résine, 1,11 d'acide benzoïque et 5,4 d'une substance charbonneuse. On trouve aussi dans les masses de cette substance des débris de certains mollusques, etc. Elle est insoluble dans l'eau, mais soluble dans l'alcool, l'éther et certaines huiles fixes.

U. C'est un stimulant général assez puissant, mais qui paraît porter plus particulièrement son action sur le système nerveux. On l'a employé avec succès dans des cas de névroses, de convulsions, de fièvres adynamiques, etc.

D. ET M. D'AD. gr v à ʒ j. *Teinture. P.* ℈ j à ʒ v. *Teinture éthérée. P.* gr x à ℈ ij dans ℥ iv. Il entre dans la composition de beaucoup de préparations pharmaceutiques.

Succin ou Ambre jaune. Karabé. *Ambarum luteum. Electrum.* Substance résineuse et combustible que l'on trouve dans la terre ou sur les rivages de la mer Baltique.

P. P. Solide d'une couleur jaune plus ou moins foncée ou même rouge d'hyacinthe ; à cassure vitreuse et texture compacte, inodore et insipide ; plus pesant que l'eau.

P. C. Chauffé à l'air, se ramollit, fond et brûle en répandant une odeur aromatique. Il donne par la distillation, un acide particulier nommé *Succinique*, de l'huile essentielle, etc. ; il est insoluble dans l'eau, soluble en partie dans l'alcool et dans une solution de sous-carbonate de potasse. Après avoir été fondu, ou par l'addition d'un peu de camphre, il devient soluble dans les huiles fixes et volatiles.

U. On emploie diverses préparations de succin comme excitans antispasmodiques. Hufeland en conseille l'usage dans la gangrène. On s'en est servi aussi dans des cas de rhumatisme, de paralysies, de névroses, etc.

D. ET M. D'AD. *Teinture*, gouttes XX à LX, dans une potion. *Huile empyreumatique de succin*, gouttes V à XX. *Acide succinique*, gouttes V à ℈ j. A l'extérieur, *Huile de succin*, en liniment.

HUILE ANIMALE DE DIPPEL. Huile pyrogénée ou empyreumatique animale.

P. P. Liquide léger, blanc, brunissant par l'action de la lumière, d'une odeur fétide et pénétrante, et d'une saveur âcre, très-désagréable.

PRÉP. Cette huile s'obtient par la distillation des matières animales; on la purifie en la redistillant avec 2 p. d'eau.

U. Cette substance est un poison très-actif; à très-petites doses, elle a été très-vantée comme antispasmodique, mais son usage est presque entièrement abandonné de nos jours; on l'employait dans l'épilepsie, les névralgies, l'hystérie, etc.; à l'extérieur, on s'en sert quelquefois comme stimulant dans des cas de teignes et de dartres rongeantes.

D. ET M. D'AD. A l'intérieur, gouttes V à XX sur du sucre. A l'extérieur, en dissolution, gouttes XV à LX par ℥ j d'eau. On la mêle aussi avec de l'huile d'olives ou de l'axonge.

CHAPITRE VII.

MEDICAMENS NARCOTIQUES OU STUPÉFIANS.

LES médicamens de cette classe se distinguent de tous les autres par l'influence spéciale et primitive qu'ils exercent sur le système nerveux en général ; mais principalement sur le cerveau, influence qui est caractérisée par la diminution de l'activité de ces organes, ou même par l'interruption mom[illegible]a-née de leurs fonctions. On leur a donné les n[illegible] narcotiques (de νάρκωσ, j'engourdis), de [illegible] fians, de soporifères, de sédatifs, d'anodins (de α, privatif et ὀδύνη, douleur), de calmans, etc. Ces noms indiquent tous un ou plusieurs des effets que ces médicamens produisent sur l'économie animale. En effet, administrés à très-petites doses, leur action se borne presque entièrement aux parties avec lesquelles il sont en contact, et dont ils diminuent la sensibilité ; à des doses un peu plus fortes, ils déterminent un affaiblissement léger, et un état de calme général, qui porte au sommeil. Si la quantité ingérée est plus forte, la plupart de ces médicamens occasionnent de la pesanteur de

* νάρκωσ

tête, l'obscurcissement de la vue, la diminution des facultés intellectuelles, l'affaiblissement musculaire, et enfin un sommeil plus ou moins agité, ou bien de la céphalalgie, des vertiges, et un état particulier, qui tient le milieu entre le sommeil et l'ivresse, et pendant la durée duquel les facultés intellectuelles sont anéanties, et le malade, quoique engourdi et abattu, éprouve une agitation intérieure, de l'anxiété, etc.; c'est ce que l'on nomme le *Narcotisme*. Sous l'influence d'une forte dose d'une substance narcotique, le sang se porte avec violence vers la tête; le malade éprouve des vertiges, des hallucinations, une grande faiblesse musculaire, de l'engourdissement, une sorte d'ivresse, du délire, des vomissemens, etc.; il peut même tomber dans le coma, avoir des mouvemens convulsifs, être paralysé, et enfin mourir.

Pendant le narcotisme, la circulation est tantôt un peu accélérée, tantôt un peu ralentie; mais presque toujours le pouls est inégal et irrégulier; la respiration est laborieuse; et la circulation capillaire de la peau semble se faire plus difficilement; aussi survient-il souvent des sueurs abondantes. L'effet de ces médicamens sur les organes digestifs est encore plus marqué; car même à très-petites doses, ils diminuent l'appétit, et lorsqu'ils produisent le narcotisme, la digestion est presque entièrement arrêtée, comme le prouvent les expériences physiologiques, que nous avons faites sur ce sujet, conjointement avec M. Breschet, et qui sont consignées dans les *Archives générales de médecine*.

On voit, d'après ce que nous venons de dire, que l'action des sédatifs diffère beaucoup de celle des médicamens que nous avons déjà passés en revue. Ceux dont nous venons de parler en dernier lieu portent, il est vrai, leur influence d'une manière spéciale sur le système nerveux, mais ils l'excitent plus ou moins vivement, le fortifient, pour ainsi dire, et semblent en régulariser l'action. Les sédatifs, soit qu'ils agissent en diminuant la sensibilité et la contractilité sans occasioner le sommeil, à la manière de l'acide hydro-cyanique, soit qu'ils affectent aussi les facultés intellectuelles, et déterminent ainsi le narcotisme, etc., comme le fait l'opium, tendent toujours à affaiblir ou à arrêter les fonctions du système nerveux.

La plupart des médicamens qui jouissent de ces vertus sont des végétaux remarquables par leur odeur vireuse, et qui doivent leur activité à la présence d'un alcali organique; d'autres, dont l'odeur n'est pas moins caractéristique, contiennent comme principe actif de l'acide hydro-cyanique.

C'est principalement pour calmer la douleur et pour combattre l'insomnie, que l'on a recours aux narcotiques. Administrés d'une manière convenable, ils peuvent être du plus grand secours dans le traitement des névroses, des douleurs rhumatismales ou ostéocopes, des fièvres nerveuses, dans les dernières périodes des affections cancéreuses, etc.;

mais leur usage est contre-indiqué toutes les fois que la faiblesse du malade est très-grande, et on ne doit les employer qu'avec le plus grand ménagement dans les phlegmasies internes, la manie, etc.

Famille des Papavéracées.

C. B. Dicotyl. polyp.; étam. hypogynes; tiges herbacées; feuilles alternes; cal. 2 sép. caducs; corol. 4 pét.; étam. libres, nombreuses; stygmate sessile; ovaire simple à une seule loge; capsule polysperme.

Opium. *Opium thebaicum*. Suc concret, qu'on retire des capsules encore vertes et des autres parties du *Papaver somniferum*. L., plante originaire de l'Orient.

C. B. Tige cylindrique, glabre, de 2 à 3 pieds de haut; feuilles sessiles, allongées; fleurs solitaires terminales; environ 100 étam.; stygmate orbiculaire, étoilé; capsule arrondie, couronnée par le stygmate persistant; graines très-nombreuses, brunes, très-petites.

P. P. Masses aplaties, circulaires, rougeâtres à l'extérieur, d'un brun noirâtre à l'intérieur, dures, à cassure brillante et compacte; saveur amère, âcre et nauséabonde; odeur particulière, vireuse; pesant. spéc. 1,336. L'opium se ramollit à la chaleur de la main et devient tenace et plastique; chauffé à l'air, il s'enflamme rapidement.

P. C. Il est composé de méconate acide de *Morphine*, qui paraît en être le principe actif (*Voyez* page 299), de *Narcotine*, d'une matière extractive, de mucilage, de fécule, de résine, d'huile fixe, de caoutchouc, d'une substance végéto-animale, de débris de fibres végétales et de sable. L'opium est en partie soluble dans l'eau, l'alcool, l'éther, le vinaigre et le jus de citron; broyé dans l'eau chaude, 5/12 se dissolvent, 6/12 sont suspendus, et 1/12 reste sans être dissout. La dissolution aqueuse, filtrée est transparente; elle n'est pas troublée par l'addition de l'alcool; mais elle forme des précipités avec l'ammoniaque, les carbonates de soude et de potasse, le sublimé corrosif, le nitrate d'argent, l'acétate de plomb, les sulfates de cuivre, de zinc et de fer, et l'infusion de noix de galle.

Prep. L'opium brut du commerce, s'obtient en faisant des incisions multipliées aux capsules du pavot. Il s'écoule un suc visqueux, qui s'épaissit à l'air; on l'enlève et on le mêle avec l'extrait du suc exprimé de la plante.

Pour les usages pharmaceutiques, on purifie l'opium brut en le traitant par une grande quantité d'eau froide; on obtient alors un extrait beaucoup plus pur qu'on nomme *Extrait aqueux d'opium*.

U. L'opium paraît agir directement sur le système nerveux. Administré à très-petites doses, il diminue la sensibilité, et produit un état de calme qui porte au sommeil, ce qui est surtout remarquable lorsque le malade est en proie à la douleur. A doses un peu plus fortes, il agit d'abord comme stimulant très energique; il augmente la force, la fréquence et la plénitude du pouls, ainsi que la chaleur animale et les forces musculaires ; il exalte les fonctions intellectuelles ; mais bientôt et progressivement, on voit succéder à ces effets de la langueur, de la pesanteur de tête, un affaissement général, et un sommeil agité et non réparateur; à hautes doses, c'est un poison des plus violens ; il détermine une inflammation très-intense des organes digestifs, accélère la circulation , quelquefois il la ralentit ; mais, dans tous les cas, le pouls est irrégulier ; il produit une sorte d'ivresse, le coma et, en un mot, tous les symptômes qui caractérisent le narcotisme et qui peuvent être suivis de la mort.

On emploie très-fréquemment l'opium pour calmer les douleurs , combattre l'insomnie et diminuer l'exaltation de la sensibilité dans beaucoup de cas, et notamment dans la plupart des maladies organiques chroniques. On en obtient de très-bons effets dans le traitement des diarrhées et du choléra-morbus. On l'a conseillé dans les fièvres intermittentes seul ou uni à l'émétique ou au quinquina. Il est très-utile dans les névralgies et en général dans toutes les affections nerveuses et spasmodiques. Dans le *Delirium tremens*, on le donne à très-hautes doses, de même que dans le tétanos et l'hydrophobie. Son usage est contre-indiqué dans toutes les maladies très-inflammatoires, et lorsque les symptômes fébriles sont très-développés. Cependant, uni au calomel, il produit souvent de très-bons effets dans certaines inflammations dépendantes de causes locales, telles que les fractures, la brûlure, etc.

D. ET M. D'AD. *Extrait aqueux*, gr 1/3 à j et plus progressivement. *Extrait vineux*, *Laudanum opiatum*. *P.* Mêmes doses. *Laudanum liquide de Sydenham*. *P.* (opium 16 p., safran 8, cannelle et clous de girofle, ana 1, vin d'Espagne 125; 20 gouttes contiennent gr j d'opium.) gouttes x à ʒ ß. *Laudanum de Rousseau*. *P.* (7 gouttes contiennent environ gr j d'opium.) gouttes ij à viij. *Teinture d'opium*. *P. Teinture thébaïque*. *L. E. D.* (extrait aqueux d'opium 1 p., alcool 12; 24 gouttes contiennent gr j d'opium), gouttes xij à ℈ j. *Sirop d'opium* ou *diacode*. (1 once contient gr ij d'opium. *P.* et gr j. *L.*) ʒ j à ℥ j. *Teint. d'opium ammoniacée*. *Elixirium paregoricum*. *E.* (A. benzoïque, safran, ana ʒ iij, opium ʒ ij, huile essentielle d'anis ʒ ß, alcool ammoniacal ℥ xvj; 1 gros contient gr j d'opium.) ʒ ß à j. *Pilules opiacées* ou *thébaïques*. *E.* (opium 1 p., ext. de réglisse 7, piment 2; contiennent 1/10 d'opium.) gr v à xx. *Pilules de cynoglosse*. *P.* (poudre de cynoglosse, semences de jusquiame blanche et opium vineux ana, ʒ iv, mirrhe ʒ vj, oliban ʒ v, safran, castoréum, ana ʒ j ß, sp. d'opium. q. s.; contiennent 1/9 d'opium.) gr iv à viij. *Pil. de savon et d'opium*. *L.* (opium 1 p., savon 4.) gr iij à vj *Électuaire d'opium*. *E.* (poud. aromatiq. ℥ vj, serpentaire de Virg. ℥ iij, opium ℥ ß, vin. q. s., sp. de gingembre ℔ j; contient 1/43 d'opium.) gr xv à ℈ ij. *Confection d'opium*. *L.* (opium ʒ vj, poivre long ℥ j, gingembre ℥ ij, carvi ℥ iij, sp. ℔ j; cont. 1/36 d'op.) gr x à ʒ ß. *Pulvis cretæ comp. cum opio*. *L.* (opium ℈ iv, *Poudre de craie comp*. *L.* ℥ vj ß; cont. 1/43 d'op.) gr xv à ℈ ij. Enfin l'opium entre pour 1/184 dans le *Diascordium* et pour 1/88 dans la *Thériaque*.

MORPHINE, alcali végétal qui se trouve dans l'opium.

P. P. Substance blanche, cristallisée en aiguilles, ou en prismes rectangulaires, inodore, presque insipide, mais dont les solutions sont très-amères; chauffée, peut fondre sans se décomposer; est inaltérable à l'air.

P. C. Composée de carbone 72, azote 5, hydrogène 7 et oxigène 14, elle est presque insoluble dans l'eau, soluble dans 42 p. d'alcool froid et 8 d'éther; verdit le sirop de violettes; peut se combiner avec les acides, et former des sels; décompose la plupart des sels formés par les métaux des quatre dernières classes. Mise en contact avec de l'acide nitrique concentré, elle prend une belle couleur rouge; et donne alors avec le proto-hydro-chlorate d'étain un précipité d'un brun sale.

Prép. On traite une solution aqueuse d'opium par de la magnésie, qui forme, avec l'acide méconique, un sel insoluble, et précipite aussi la morphine et la narcotine; on lave le précipité, d'abord avec de l'alcool faible, pour séparer la narcotine, et ensuite avec de l'alcool concentré bouillant, pour dissoudre la morphine, qui se dépose par le refroidissement.

U. La morphine paraît exercer une influence narcotique très-prononcée, sans agir en même temps comme stimulant à la manière de l'opium; aussi la préfère-t-on à ce médicament complex; mais à cause de son peu de solubilité dans l'eau, on ne l'administre qu'à l'état de sulfate ou d'acétate.

NARCOTINE. Sel d'opium. Sel de Derosne, principe immédiat contenu dans l'opium.

P. P. Substance blanche, cristalline, insipide et inodore.

P. C. Est composée de carbone 68, azote 7, hydrogène 5, et oxigène 18 : elle n'est ni acide ni alcaline ; est insoluble dans l'eau froide, soluble dans 400 p. d'eau bouillante, dans 24 p. d'alcool bouillant et dans 100 p. d'alcool froid ; très-soluble dans les huiles, dans l'éther et dans certains acides.

U. L'action de cette substance diffère considérablement de celle de la morphine. D'après les expériences de M. Orfila, la narcotine exerce une influence stupéfiante, affaiblissante et délétère. A hautes doses, et dissoute dans un acide, M. Magendie a trouvé qu'elle agissait comme un excitant puissant. C'est au mélange de la narcotine avec la morphine, que ce médecin attribue les effets variés de l'opium, qui tantôt doivent être rapportés à son action narcotique, tantôt à son influence stimulante. Quoi qu'il en soit, la narcotine seule ou unie à des acides, ne paraît pas devoir être employée comme médicament.

SULFATE DE MORPHINE.

P. P. Cristaux prismatiques, ou aiguilles soyeuses, divergentes, et souvent ramifiés, blancs, inodores, et d'une saveur très-amère.

P. C. Est formé de morphine 88, et d'acide sulfurique 11 ; se dissout dans deux fois son poids d'eau bouillante ; peut se combiner avec une nouvelle quantité d'acide sulfurique, et former un bi-sulfate. Tous les sels de morphine sont décomposés par l'ammoniaque, et par les oxides métalliques de la seconde classe, qui s'emparent de l'acide et précipitent la base, sous forme de flocons blanchâtres, qui prennent bientôt un aspect cristallin.

Prép. En dissolvant de la morphine dans de l'acide sulfurique étendu d'eau.

U. Agit comme l'opium et la morphine, mais avec plus d'énergie, et peut être employé avec avantage dans les mêmes cas.

D. et M. d'ad. gr 1/4 à gr j, en pilules ou dans une potion. *Sirop de sulfate de morphine. F.* de M. (sulf. de morphine, gr iv, sirop ℔ j) par cuillerées à café.

Acétate de morphine.

P. P. Sel d'une saveur très-amère, cristallisant en aiguilles rayonnées, blanches, inodores, et très-déliquescentes.

P. C. Il est soluble dans son poids d'eau froide ; se décompose plus facilement que le sulfate ; mais jouit, du reste, des mêmes propriétés chimiques.

Prép. En combinant directement la morphine avec l'acide acétique et en évaporant lentement pour faire cristalliser le sel.

U. Les mêmes que ceux du précédent.

D. et M. d'ad. En substance, gr 1/4 à gr j. *Gouttes cal-*

mantes. *F*. de M., (acetate de morphine, gr xvj, eau distillée ℥ j, alcool ʒ j et acide acétique gouttes iij ou iv), gouttes vj à xxiv, peuvent remplacer le laudanum. *Sirop de morphine*. *F*. de M. (acétate de morphine, gr iv, sirop ℔ j.) Mêmes doses que pour le sirop de sulf. de morphine; il peut remplacer avantageusement le sirop diacode.

Le citrate de morphine, fait la base d'une nouvelle préparation introduite dans la pratique, par le docteur Porter. On l'obtient en faisant macérer ℥ iv d'opium avec ℥ ij d'acide citrique cristallisé, dans une pinte d'eau. Il est destiné à remplacer la préparation, connue sous le nom de *Gouttes noires*, *Black drops*, que l'on faisait en combinant de l'opium avec du jus de citron ou du vinaigre impur, et dont la composition est très-sujète à varier. Il paraît que les effets de cette substance sont plus prompts que ceux de l'opium en substance ou en teinture.

Têtes de pavots. *Papaveris capsulæ*. Capsules desséchées du pavot blanc. Elles sont ovoïdes, d'un blanc jaunâtre, inodores, d'une saveur un peu amere, et contiennent un grand nombre de graines très-petites. Elles paraissent contenir les mêmes principes immédiats que l'opium, mais en bien moindre quantité. On fait avec les graines une huile douce nommée *Œillette*. La décoction de têtes de pavots est employée, soit à l'intérieur, soit en lavemens ou en lotions, dans les cas où les calmans sont indiqués. Les capsules servaient autrefois à la préparation du *Sirop de pavot blanc ou diacode*, mais aujourd'hui on y substitue l'opium (*Voyez* page 299).

Les fleurs du COQUELICOT, *Papaver rhœas*. L., plante indigène, annuelle, très-commune, sont plutôt émollientes que narcotiques. Leur saveur est visqueuse et leur odeur, qui est un peu désagréable, se perd par la dessication. On les emploie comme adoucissantes et légèrement calmantes dans les catarrhes pulmonaires peu intenses. On prépare un *Sirop de coquelicot* que l'on donne à la dose de ʒ ij à ℥ j dans les potions pectorales.

Famille des Solanées.

C. B. (*Voyez* p. 128.)

BELLADONE. *Belladonæ folia, baccæ, radix. Atropa belladona*. L. Plante vivace, indigène.

C. B. Tige herbacée, dressée velue; feuilles ovales, aiguës, grandes, d'un vert foncé; cal. à 5 div. profondes et aiguës; cor. subcampanulée; 5 étam. à anthères ovoïdes; fruit, baie arrondie, à 2 loges, d'abord verte, puis rouge et ensuite presque noire; fleurs pourpres, solitaires et axillaires.

P. P. Presque toutes les parties de cette plante ont une odeur vireuse, et une saveur nauséeuse et un peu âcre.

P. C. Elle contient, d'après M. Brandes, malate acide d'*Atropine* 1,51; gomme 8,33; amidon 1,25; chlorophylle résineuse 5,84; ligneux 13,7; une

matière analogue à l'osmazôme, des sels, etc.
L'Atropine est une substance alcaline, cristallisable, blanche, insoluble à froid dans l'eau et dans l'alcool, un peu soluble dans ces liquides à chaud. Elle jouit à un très-haut degré des vertus narcotiques de la belladone, et peut se combiner avec les acides pour former des sels acides cristallisables; le sulfate d'atropine est soluble dans 5 p. d'eau froide.

U. A fortes doses, cette plante agit à la manière des poisons narcotico-âcres; à des doses plus petites, elle irrite l'estomac, et après avoir été absorbée, elle occasionne de la pesanteur de tête, des vertiges, la dilatation des pupilles, l'irrégularité du pouls, des sueurs, etc., effets qui sont suivis de la prostration des forces et d'un état de somnolence qui dure plus ou moins long-temps.

On a beaucoup vanté l'usage de la belladone dans le traitement de la coqueluche, des toux convulsives, du tic douloureux de la face et autres affections nerveuses, de l'hydropisie, de l'ictère, etc. Quelques médecins allemands prétendent qu'elle peut servir de préservatif contre la scarlatine, et ils ont publié plusieurs observations d'épidémies de cette maladie, pendant lesquelles les enfans, à qui on faisait prendre cette substance, communiquaient journellement avec ceux qui en étaient affectés, sans cependant devenir malades; mais, avant que d'ajouter foi à cette propriété incompréhensible, il faudrait une masse de faits bien plus grande que telle que l'on possède. Enfin on a profité de l'action que la belladone exerce sur l'iris pour combattre le retrécissement de la pupille qui suit fréquemment l'iritis; quelques chirurgiens s'en servent aussi pour dilater la pupille avant l'opération de la cataracte.

D. ET M. D'AD. Poudre, gr j à ℈ j, progressivement. Infusion. (℈ j dans ℥ x d'eau bouillante) ℥ ij à iij par jour. *Extrait*, gr ß à iij, 2 ou 3 fois le jour. *Sirop*, ʒ iv à ℥ j.

MANDRAGORE. *Mandragoræ radix*. Racine de l'*Atropa mandragora*. L., plante vivace, très-voisine de la précédente.

P. P. Racine épaisse, allongée, charnue, d'une odeur vireuse et d'une saveur âcre, amère et nauséeuse.

U. Son action sur l'économie animale est semblable à celle de la belladone. Jadis on l'employait dans un grand nombre de maladies, mais elle est très-peu usitée de nos jours, si ce n'est à l'extérieur, en cataplasmes sur les tumeurs squirrheuses, les tuméfactions des testicules, etc.

POMME ÉPINEUSE OU STRAMOINE. *Stramonii herba*. *Datura stramonium*. L. Plante annuelle, indigène, très-commune, qui fleurit en juin et juillet. P. U. Les tiges et les feuilles.

B. C. Tige très-rameuse; feuilles grandes et ovales; fleurs très-grandes, solitaires; cal. tubuleux, en partie caduc; cor. infundibuliforme, très-grande, tube à 5 angles; style cylindrique; stygmate en fer à cheval; ovaire couvert de pointes; capsule à 4 loges et à 4 valves; graines brunâtres; réniformes, très-nombreuses.

P. P. Odeur nauséabonde et vireuse; saveur âcre et amère.

P. C. Promnitz a trouvé dans la plante fraîche: matière extractive gommeuse 58; matière extractive 6; fécule 64; albumine 15; résine 12, et 23 de sels; mais M. Brandes en analysant les semences, y a découvert un principe alcalin particulier qu'il nomme *Daturine*. Cette substance, presque insoluble dans l'eau, et dans l'alcool froid, mais soluble dans l'alcool bouillant, est cristallisable, et forme avec les acides des sels neutres et solubles dans l'eau, d'où elle est précipitée par les alcalis sous forme de flocons blancs.

U. L'action du stramonium sur l'économie animale est très-analogue à celle de la belladone. On en a beaucoup vanté l'usage comme antispasmodique, dans le traitement des convulsions, des névralgies, du rhumatisme, etc.; mais ses propriétés narcotiques sont très-faibles.

D. ET M. D'AD. Poudre, gr j à xx, progressivement. *Extrait*, gr 1/4 à iij, 2 ou 3 fois le jour.

TABAC. *Nicotiana. Nicotiana tabacum*. L. Plante originaire de l'Amérique, cultivée en France. P. U. Les feuilles.

C. B. Tige dressée, rameuse et visqueuse; feuilles alternes, pubescentes, très-grandes; fleurs disposées en panicule terminale; cal. urcéolé; cor. infundibuliforme, régulière; capsule bivalve, ovoïde; graines petites et rugueuses.

P. P. Les feuilles du tabac, dans l'état frais, ont une odeur vireuse et une saveur âcre et aromatique. Telles qu'on les trouve dans le commerce, elles sont desséchées et ont subi un commencement de fermentation qui change, jusqu'à un certain point, leur nature; leur couleur est alors d'un brun plus ou moins foncé, leur odeur aromatique et pénétrante, et leur saveur très-âcre.

P. C. D'après M. Vauquelin le suc provenant des feuilles fraîches contient : 1° une matière animale rouge, soluble dans l'eau et dans l'alcool; 2° un principe âcre, particulier, soluble dans l'eau et dans l'alcool, volatile, incolore, et qui paraît être la partie active de cette plante; 3° de la résine verte; 4° de l'albumine; 5° du ligneux; 6° de l'acide acétique; 7° des sels. Le tabac du commerce contient en outre du carbonate d'ammoniaque.

U. Administré à l'intérieur, le tabac irrite vivement la surface gastrique et peut déterminer des vomissemens et même des déjections sanguinolentes. Son absorption est suivie de pesanteurs de tête, de tremblemens, de vertiges, de somnolence et autres phénomènes dépendans de son action sur le système nerveux. Il peut même déterminer l'accélération et l'irrégularité du pouls, des sueurs abondantes, l'augmentation de la sécrétion d'urine, etc. Enfin à hautes doses, il agit comme un poison très-violent.

L'usage du tabac comme errhin et comme masticatoire est très-généralement répandu. Quelques médecins l'ont employé comme émétique, mais ce moyen n'est pas sans danger. On fait usage de diverses préparations de tabac dans les cas de catharres chroniques chez des individus d'un tempérament lymphatique ; on l'a également vanté dans le traitement de l'hydropisie. Les lavemens de tabac sont souvent administrés avec avantage dans les cas d'asphyxie, de hernies étranglées ou pour détruire les ascarides.

Enfin on l'emploie à l'extérieur, contre la gale, la teigne, etc. ; M. Obierne de Dublin a obtenu de très-bons effets de son usage, en fomentations, dans des cas de dyssenterie, et il paraît qu'aux Antilles on parvient souvent à guérir le tétanos au moyen de bains de tabac.

D. ET M. D'AD. A l'intérieur, poudre gr ß à v. Infusion (ʒ ß à ij par ℔ j d'eau) ℥ j ou plus. *Vin. E.* (Tabac 1 p. vin 12 p.) ʒ ß à j. En lavemens, ʒ ß à ij, dans ℔ j d'eau. En lotions, ʒ ß à iv, dans ℥ iv d'eau. En fomentations, ℥ iij dans ℥ iv d'eau. *Huile de tabac. P.* (tabac 1 p huile d'olives 2) narcotiques et résolutifs.

JUSQUIAME NOIRE. *Hyosciami folia, radix, semina. Hyosciamus niger.* L. Plante annuelle, indigène, très-commune. P. U. Les feuilles et les graines.

C. B. Feuilles alternes, ovales, velues, visqueuses et

d'une couleur verte foncée, terne; cal. tubuleux, subcampaniforme; cor. infundibuliforme; étamines diclines; stygmate simple; fruit, capsule allongée, biloculaire, s'ouvrant à son sommet; graines tuberculeuses, réniformes; fleurs jaunâtres avec des stries de pourpre, disposées en épi unilatéral.

P. P. Presque toutes les parties de cette plante sont recouvertes de longs poils blancs et soyeux. Lorsqu'elle est fraîche, son odeur est fétide et narcotique; sa saveur est douce.

P. C. Elle renferme de la résine, du mucilage, de l'extractif, de l'acide gallique, des sels, et, d'après M. Brandes, un principe alcalin, cristallisable et formant des sels avec les acides, qu'il nomme *Hyosciamine* et qui paraît être le principe actif de cette plante.

U. A hautes doses, la jusquiame est très-vénéneuse; mais, à des doses moins fortes, on s'en est servi en médecine, et alors c'est principalement sur le cerveau qu'elle porte son action; elle détermine de la céphalalgie, des vertiges, des hallucinations; tantôt il y a somnolence, tantôt au contraire un état d'agitation extrême; si cette excitation est portée au point de produire une congestion cérébrale, il survient une nouvelle série de phénomènes, tels que l'engourdissement, la prostration des forces, l'irrégularité du pouls, etc. D'après les observations de MM. Fouquier et Rattier, ce médicament n'est pas somnifère, et son utilité à été beaucoup exagérée.

On l'a vanté dans le traitement de certaines névralgies, de l'hypocondrie, de l'épilepsie, de la paralysie, des tremblemens musculaires, des toux nerveuses, etc. A l'extérieur, on applique des cataplasmes faits avec les feuilles de cette plante sur les tumeurs cancéreuses, pour calmer la douleur, et changer le mode de vitalité de la partie affectée.

D. ET M. D'AD. Poudre, gr ij à x, 2 ou 3 fois le jour. *Extrait*, gr j à xv et plus. *Teinture*, gouttes x à ʒ j ou plus.

La JUSQUIAME BLANCHE, *Hyosciamus albus*. L., et la JUSQUIAME JAUNE, *Hyosciamus aureus*. L., agissent sur l'économie animale de la même manière que la jusquiame noire, mais avec moins d'intensité.

Famille des Synanthérées. Ordre des Chicoracées.

C. B. (*Voyez* p. 85 et 90.)

LAITUE VIREUSE. *Lactucæ sylvestris herba. Lactuca virosa*. L. Plante bisannuelle, qui croît sur le bord des chemins, et qui fleurit en juillet. P. U. Toute la plante.

C. B. Tige glauque, dressée, rameuse supérieurement; feuilles sémiamplexicaules, à nervures épineuses inférieurement; involucre imbriqué, cylindrique; phorante nu, plane; fleurs hermaphrodites, sémiflosculeuses, jaunes, en panicule à l'extrémité des rameaux; fruit ellipsoïde, surmonté d'une aigrette soyeuse.

P. P. Toutes les parties de cette plante contiennent un suc lactescent très-abondant; elles ont une odeur vireuse et désagréable, et une saveur âcre et amère.

P. C. Le suc de cette plante contient un principe amer, un acide particulier, analogue à l'acide oxalique, de la résine, du caoutchouc, de la cire, de la gomme, de l'albumine et des sels.

U. La laitue vireuse agit sur le système nerveux à la manière de la jusquiame et des autres Solanées; c'est ainsi qu'on peut dans beaucoup de cas la substituer à l'opium. A doses assez fortes, elle occasionne des nausées et des évacuations alvines, et souvent, surtout dans les cas d'œdème ou d'hydropisie, elle a produit une augmentation notable dans la sécrétion urinaire. On l'a administrée avec avantage dans l'hydropisie ascite, dans les engorgemens des viscères abdominaux, la jaunisse, etc., et comme succédanée de l'opium, dans les névroses.

D. ET M. D'AD. *Extrait*, ou mieux, suc exprimé et épaissi de la plante fraîche, gr iv à xij et même plus, progressivement.

LAITUE CULTIVÉE. *Lactucæ sativæ herba*. *Lactuca sativa*. L. Plante annuelle cultivée dans tous les jardins. P. U. Les feuilles.

C. B. Feuilles ovales entières, sémiamplexicaules; fleurs jaunes.

P. P. Saveur aqueuse, fraîche et très-légèrement amère.

P. C. Contient beaucoup d'eau, un peu de mucilage, etc.

U. Cette plante est alimentaire : on lui a attribué des propriétés calmantes ; mais elle est plutôt émolliente.

D. ET M. D'AD. *Eau distillée*, ℥ j à v. Suc exprimé, ℥ ß à ij.

Lorsque la plante que nous venons de décrire est arrivée à l'époque de la fructification, elle contient dans toutes ses parties un suc blanc visqueux, qui jouit de propriétés narcotiques assez prononcées. Le docteur Cox de Philadelphie est le premier qui l'ait employée comme succédanée de l'opium. Le docteur Duncan a fait plusieurs observations sur cette substance, qu'il a nommée *Lactucarium*. Tout récemment M. François s'en est occupé, et l'a nommée *Thridace*. Voici le résultat des recherches qu'il a publiées sur ce médicament dans les *Archives générales de Médecine*.

P. P. La thridace est sous forme d'extrait sec, d'une couleur brune ; mais si elle reste exposée à l'air, elle en attire l'humidité, et prend la consistance d'un extrait gommeux ; sa saveur et son odeur se rapprochent de celles de l'opium.

P. C. M. Caventou n'a trouvé dans ce suc aucun principe analogue à la morphine, mais de l'acide malique et de la chaux ; il paraît aussi contenir de la résine, une matière azotée, etc. Mais du reste de nouveaux travaux sont nécessaires pour nous éclairer sur sa nature.

PRÉP. En faisant des incisions à la tige de la laitue avec un couteau d'argent, le suc laiteux s'écoule promptement et se concrète ; on pile ensuite dans un mortier de marbre cette tige coupée par tronçons, et on évapore jusqu'à consistance d'extrait le suc ainsi obtenu.

U. D'après les observations de M. François, ce médicament paraît agir en diminuant la fréquence du pouls et la chaleur animale. Il possède, à un degré marqué la propriété de produire le sommeil sans déterminer jamais le narcotisme, et sans agir comme stimulant ainsi que le fait l'opium ; c'est pourquoi on peut l'administrer même dans les cas d'inflammation aiguë. Le médecin que nous venons de citer l'a employé avec beaucoup d'avantage dans un grand nombre de cas, pour provoquer le sommeil.

D. ET M. D'AD. Gr ij à iv et plus, progressivement.

Famille des Scrophulariées.

C. B. (*Voy.* p. 144).

DIGITALE POURPRÉE. *Digitalis folia. Digitalis purpurea.* L. Plante bisannuelle, indigène, qui fleurit en juin et juillet. P. U. Les feuilles.

C. B. Tige herbacée, simple, droite, velue ; feuilles

ovales, blanchâtres, velues sur les deux faces; cal. 4 div.; corolle campaniforme à 5 lobes, marquée intérieurement de points noirs; fl. d'un rouge vif, disposées en épi unilatéral.

P. P. Feuilles ovales, aiguës, tomenteuses et blanchâtres à la face inférieure, d'un vert clair à la supérieure; odeur légèrement narcotique; saveur amère et nauséeuse; la poudre de ces feuilles désséchées est d'un beau vert.

P. C. D'après MM. Destouches et Bidault de Villiers, elle contient une matière extractive brune; une matière huileuse verte, âcre et nauséabonde; des sels, de l'oxide de fer, etc. Depuis peu, M. Leroyer de Genève y a découvert un principe immédiat particulier, qu'il nomme *Digitaline*; cette substance est incristallisable, brune, poisseuse, d'une saveur très-amère, très-déliquescente, soluble dans l'eau, l'alcool et l'éther, et douée de propriétés alcalines; d'après les expériences de ce chimiste, il paraît que c'est le principe actif de la digitale.

Subs. incomp. L'infusion de quinquina jaune, le sulfate de fer, etc.

U. A hautes doses, la digitale irrite la surface gastrique et occasionne des nausées, des vomissemens et des déjections alvines; elle porte ensuite son action sur le système nerveux, et produit des vertiges, l'obscurcissement de la vue, le délire, des convulsions et même la mort. A moindre doses, on n'observe plus que des nausées, de légères coliques, etc., sans cependant que l'appétit soit toujours diminué. Quant aux effets généraux, ils se manifestent par l'augmentation de la sécrétion de l'urine, l'accélération de la circulation, etc. Si l'on continue son usage à cette dose, le malade tombe peu à peu dans un accablement profond; il éprouve des nausées continuelles, de la pesanteur de tête, de la langueur et une faiblesse musculaire très-marquée. Employée à petites doses et pendant quelque temps, la digitale peut quelquefois augmenter d'abord le nombre des pulsations, mais, en général, elle le diminue d'une manière progressive. On a vu, sous son influence, le pouls ne présenter que trente pulsations par minute au lieu de soixante-dix. Cette action sédative persiste quelquefois assez long-temps après qu'on en a cessé l'usage. La plupart des auteurs attribuent encore à la digitale le pouvoir de diminuer les sécrétions morbides, et d'activer l'absorption.

La digitale est très-usitée en médecine. On l'administre principalement comme calmant dans les *palpitations* nerveuses, l'hémoptysie, l'asthme, les toux nerveuses et sur la fin des catarrhes pulmonaires; on a profité de son action diurétique et de celle qu'elle paraît avoir sur l'absorption dans les cas d'anasarque et les hydropisies. On l'a aussi conseillée dans les maladies scrophuleuses. Enfin les médecins italiens la regardent comme un puissant contre-stimulant, et la donnent à hautes doses dans les maladies inflammatoires et surtout la péripneumonie aiguë. C'est au ralentissement de la circulation qu'il faut probablement rapporter les bons effets qu'ils en obtiennent dans ces cas.

D. ET M. D'AD. Poudre, gr j à vj et plus, progressivement. *Infusion. L.* (f. de digit. 1 p., eau 64 p. et esprit de cannelle 8 p.) ℥ ß à j, 2 à 3 fois le jour; *Teinture. P.* (Les principes dissouts sont à l'alcool, comme 1 est à 15.) gouttes v à xx, progressivement 2 ou trois fois le jour. *Teinture éthérée. P.* (f. de dig. 1 p., éther sulf. 6 p. Les principes dissouts sont à l'éther, comme 1 est à 68.) gouttes x à xxv, mais cette préparation n'agit ni comme sédatif ni comme diurétique.

Famille des Ombellifères.

*

C. B. (*Voyez* page 171.)

CIGUE. GRANDE CIGUE. *Cicutæ herba. Conium maculatum.* L. *Cicuta major.* Plante indigène, qui habite les lieux bas et humides et qui fleurit en juin et juillet. P. U. Les feuilles et les tiges fleuries.

C. B. Tige dressée, rameuse, marquée de taches noirâtres; feuilles alternes, tripinnées, très-grandes. Involucre à 3 ou 5 folioles; involucelles à 3 folioles unilatérales; pétales presque égaux, cordiformes; fruits, diakènes globuleux, didymes; fleurs blanches, petites; ombelles, à 10 ou 12 rayons inégaux.

P. P. Toutes les parties de cette plante répandent une odeur vireuse très-prononcée, lorsqu'on les froisse entre les doigts; saveur âcre et nauséeuse.

P. C. D'après M. Brandes, on y trouve, 1° une matière résineuse alcaline, d'une couleur verte foncée, insoluble dans l'eau, d'une odeur vireuse très-marquée, que l'on nomme *Cicutine* ou *Concin*, et qui paraît être le principe actif de la ciguë; car, à la dose d'un demi-grain, elle occasionne des vertiges, de la céphalalgie, etc.; 2° une huile très-odorante; 3° de l'albumine, de la résine, une matière colorante, etc. L'alcool et l'éther dissolvent les principes actifs de cette plante; l'eau n'en dissout presque pas.

Subs. incomp. Les acides diminuent beaucoup l'énergie de la ciguë.

Prép. On recueille la plante lorsque les fleurs commencent à tomber; les feuilles desséchées s'altèrent très-facilement.

U. La ciguë détermine l'irritation des parties avec lesquelles elle est en contact; après qu'elle a été absorbée, elle porte principalement son action sur le cerveau, et exerce tantôt une influence sédative très-marquée; d'autres fois au contraire, elle occasionne la céphalalgie, les vertiges, l'agitation, le délire, etc., symptômes qui peuvent être suivis d'une congestion cérébrale, accompagnée de somnolence; portée à son plus haut degré, cette action occasionne la mort. L'influence que la ciguë exerce sur l'économie en général est de nature stimulante.

On l'emploie comme sédatif, dans le traitement de plusieurs affections nerveuses, le priapisme, les toux rebelles, etc. On l'a aussi beaucoup vantée dans les cas d'engorgemens des mamelles et même dans les affections squirrheuses et cancéreuses. Elle paraît pouvoir être vraiment utile, soit à l'intérieur, soit à l'extérieur, dans le traitement de certains engorgemens chroniques.

D. ET M. D'AD. Feuilles réduites en poudre, gr ij à ℈ j, 2 et 3 fois le jour et progressivement. *Extrait* (préparé en faisant évaporer le suc des feuilles fraîches) gr v à xx ou plus. L'infusion est sans activité. A l'extérieur, en cataplasmes, ℥ iij à iv. *Emplâtre. P.* (Résine de pin 960 p. poix blanche 548 p., huile de ciguë prép. par décoction 128 p. feuilles de ciguë récentes 2000, gomme ammoniaque 500).

La CIGUE AQUATIQUE, *Phellandrium aquaticum.* L., la PETITE CIGUE, *Æthusa Cynapium.* L., la CICUTAIRE AQUATIQUE, *Cicuta virosa.* L., etc., agissent sur l'économie animale à la manière de la ciguë, mais ne sont pas employées en médecine.

Famille des Renonculacées.

C. B. (*Voyez* page 20.)

ACONIT. *Aconiti herba. Aconitum napellus.* L. Plante vivace, qui croît dans les montagnes du Jura et de la Suisse, et fleurit en mai et en juin. P. U. Les feuilles et la racine.

C. B. Tige herbacée, simple; feuilles à 7 lobes allongés; cal. irrégulier, à 5 sép. inégaux, un supérieur, plus grand en forme de casque; cor., 2 pét. irréguliers; environ 30 étam.; 3 pistils; ovaire à une seule loge polysperme; fruit, 3 capsules allongées; fleurs bleues, en épi à la partie supérieure de la tige.

P. P. La racine de cette plante est pivotante, napiforme et noirâtre; son odeur ainsi que celle des feuilles est un peu nauséeuse, et leur saveur âcre et un peu amère laisse dans la bouche un sentiment de chaleur et même de cuisson.

P. C. D'après M. Brandes, elle contient un principe alcalin, nommé *Aconitine;* on y trouve encore des citrates de potasse et de chaux. L'eau et l'alcool s'emparent de ses principes actifs.

U. A hautes doses, l'aconit est un poison narcotico-âcre très-énergique, qui porte son action sur le système nerveux et spécialement sur le cerveau. Il produit une sorte d'aliénation mentale, une inflammation violente des organes digestifs, et la mort. A petites doses, cette substance paraît augmenter la fréquence du pouls et la transpiration cutanée. On l'a conseillée dans le rhumatisme chronique, la goutte, la siphilis constitutionnelle, la paralysie, l'amaurose et les affections cancéreuses. M. Fouquier l'a administrée avec avantage pour combattre les hydropisies passives.

D. ET M. D'AD. Poudre, gr j à viij progressivement. *Extrait* (préparé avec le suc des feuilles fraîches) gr ß à iv et plus, progressivement. L'extrait préparé à la manière ordinaire est beaucoup moins actif; il est même quelquefois tout-à-fait inerte. *Teinture. L.* (aconit 1 p., alcool 6 p.) gouttes v à xl.

On pourrait remplacer l'aconit napel, par les autres espèces de ce genre, telles que l'*Aconitum anthora*. L., l'*A. Cammarum* et l'*A. Lycoctonum*. L., qui paraissent jouir absolument des mêmes propriétés.

Famille des Rosacées.

C. B. (*Voyez* page 49.)

Laurier-cerise. *Prunus lauro-cerasus*. L., arbrisseau originaire des bords de la Mer-Noire, qui croît dans le midi de la France. P. U. Les feuilles.

C. B. Tronc lisse, noirâtre; feuilles persistantes, toujours vertes, allongées, entières et luisantes; fleurs en épi, axillaires, blanches, ayant une forte odeur d'amandes amères; fruits dressés semblables à la cerise qu'on nomme *guigne*.

P. P. Les fleurs, les feuilles et les amandes de cet arbuste ont une odeur très-forte d'acide prussique, et une saveur amère semblable à celles des amandes amères.

P. C. Elles contiennent une huile essentielle et de l'acide prussique. L'eau et l'alcool s'emparent de leurs principes actifs.

U. La manière d'agir de cette substance est la même que celle de l'acide prussique (*Voy*. p. 322), seulement elle est beaucoup moins énergique. L'eau distillée et l'huile essentielle sont très-employées par les médecins italiens, qui les considèrent comme d'excellens contro-stimulans. M. Fouquier a fait un grand nombre d'expériences sur l'action de ce médicament, et il a donné l'eau distillée de laurier-cerise, jusqu'à 12 onces et plus par jour, sans obtenir aucun effet. Cependant, il existe de nombreux exemples d'empoisonnemens par cette substance, qui ne peuvent laisser aucun doute sur l'énergie de son action. On peut l'employer dans les cas où l'acide prussique est indiqué. On l'a conseillée dans les affections chroniques des viscères abdominaux, les névroses, etc.

D. ET M. D'AD. *Eau distillée. P.* gouttes v à ℈ ij, progressivement.

Le MERISIER A GRAPPES, *Cerasus padus.* L., le PÊCHER, *Amygdalus persica.* L., et les AMANDES AMÈRES, fruits de l'*Amygdalus communis.* L., contiennent aussi de l'acide prussique. M. Hufeland a récemment proposé de remplacer, dans tous les cas, cet acide par l'eau distillée d'amandes amères, dont l'action est moins violente et moins dangereuse, mais tout aussi efficaces. Cette eau préparée, d'après la méthode qu'il indique, contient une goutte d'acide prussique sur 24 gouttes.

ACIDE HYDRO-CYANIQUE OU PRUSSIQUE.

P. P. Cet acide pur (acide prussique de Gay-Lussac) est liquide, transparent, incolore, d'une saveur d'abord fraîche, puis âcre et caustique, et d'une odeur extrêmement forte et semblable à celle des amandes amères; pesanteur spécif. 0,705; entre en ébullition à 26° 5.

P. C. Il est composé d'hydrogène 3,645 et de cyanogène 96,355, qui lui-même est formé de 1 volume d'azote et de 2 volumes de carbone condensés en un seul. Cet acide se décompose très-facilement et s'enflamme par le contact d'un corps en ignition; l'eau et l'alcool le dissolvent ; le soufre et le chlore le décomposent; les bases salifiables s'unissent à lui, et forment des hydro-cyanates liquides ou des cyanures solides.

L'acide prussique concentré n'est pas employé en médecine; celui dont on se sert est étendu d'une plus ou moins grande quantité d'eau, et porte divers noms, suivant la manière dont il est préparé. Le degré de concentration de l'acide prussique de Schéele n'est pas constant; celui de M. Vauquelin, indiqué dans le Codex, contient 1/35 en poids d'acide anhydre; celui de M. Robiquet, également indiqué dans le Codex, contient, au contraire, parties égales d'eau et d'acide; enfin, l'acide prussique médicinal du formulaire de M. Magendie, contient 1 partie d'acide sur 8 p. en poids d'eau distillée.

Subs. incomp. Les oxides de mercure, d'antimoine, etc. ; le nitrate d'argent, les sels de fer, les sulfures, le chlore, les acides minéraux, etc.

Prép. On l'obtient pur, en décomposant le cyanure de mercure par l'acide hydro-sulfurique.

U. Concentré, l'acide hydro-cyanique est un des poisons les plus violens que l'on connaisse, même à doses extrêmement faibles. Étendu d'eau et à petites doses, il agit d'abord en irritant légèrement l'estomac, et par suite de cette action, il augmente la fréquence du pouls; mais ces effets stimulans ne sont que momentanés; car bientôt, sous l'influence de ce médicament, on voit la sensibilité et la contractilité musculaire diminuer d'une manière remarquable. La prostration des forces peut même devenir extrême, mais elle n'est pas accompagnée de sueurs ni de somnolence, comme il arrive lors qu'on fait usage de l'opium. C'est M. Magendie qui, en France, a le premier appelé l'attention des médecins sur cet agent thérapeutique. On l'emploie avec succès, pour combattre les toux nerveuses et convulsives, les accès d'asthme, la coqueluche, les palpitations spasmodiques, quelques névralgies, etc.; enfin, en Angleterre, on l'administre avec avantage, soit à l'intérieur, soit en lotions sur les parties malades, dans plusieurs affections cutanées chroniques, douloureuses ou accompagnées de beaucoup de démangeaisons. On l'a également vanté contre la phthisie pulmonaire.

D. ET M. D'AD. Acide prussique médicinal, gouttes ij à viij, 3 ou 4 fois par jour, dans un véhicule quelconque. *Sirop cyanique. F.* de M. (a. pruss. 1 p., sp. simple 128 p.) ℥ j à ij dans une potion pectorale. *Sirop hydro-cyanique. P.* (acide 1 p. sp., 9 p.) Ce sirop contient une si grande quantité d'acide prussique, qu'on ne pourrait l'administrer que par gouttes.

L'HYDRO-CYANATE DE POTASSE PUR a été proposé par MM. Robiquet et Villermé, pour remplacer l'acide hydro-cyanique, dont il paraît posséder toutes les vertus, sans avoir l'inconvénient de se décomposer spontanément comme ce médicament. On peut administrer aux mêmes doses que l'acide prussique, une solution d'une p. de cyanure de potassium dans 8 p. d'eau distillée ; ou bien 1/4 de gr. à j de cette substance dans une potion.

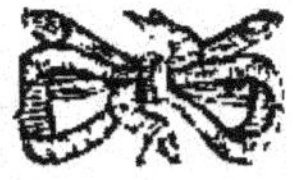

CHAPITRE VIII.

MÉDICAMENS ÉMÉTIQUES.

Un grand nombre de substances médicamenteuses peuvent, lorsqu'elles sont portées dans l'estomac en assez grande quantité, déterminer des vomissemens et autres symptômes dépendans de leur action irritante; mais nous ne rangeons sous la dénomination d'émétiques (ἐμέω, je vomis), que celles qui donnent lieu à ce phénomène, quelle que soit la manière dont elles sont portées dans le torrent de la circulation. En effet, ces médicamens n'agissent pas ainsi seulement par suite de leur action locale, mais bien parce qu'ils exercent une influence spéciale sur l'estomac et les muscles abdominaux, influence qui se manifeste à la suite de l'absorption de leurs mollécules. Leur action générale est également caractérisée par l'excitation de la plupart des organes, l'augmentation de la transpiration cutanée ou de la sécrétion de l'urine, le développement du pouls, etc. Du reste, comme ces médicamens sont en petit nombre, nous croyons inutile d'en dire davantage ici, et nous renverrons le lecteur aux articles *Tartre émétique*, page 327, et *Ipécacuanha*, page 334.

Tartrate de potasse et d'antimoine. *Tartras stibii et potassæ.* Tartre antimonié de potasse. Tartre stibié. Tartre émétique. Ce sel double est toujours le produit de l'art.

P. P. Il cristallise en octaèdres ou en tetraèdres; est transparent, incolore, légèrement efflorescent; inodore et d'une saveur styptique et nauséabonde.

P. C. Contient 54 de tartrate d'antimoine et 34 de tartrate de potasse; mis sur les charbons ardens, il noircit, se décompose, et donne de l'antimoine métallique; se dissout dans 15 p. d'eau froide et 2 d'eau bouillante; rougit le tournesol.

Subs. incomp. Les acides concentrés, les oxides métalliques de la seconde classe et leurs carbonates, les hydro-sulfates, les savons, l'acide gallique et toutes les substances végétales amères ou astringentes, telles que le quinquina, la rhubarbe, etc.

Prép. En faisant bouillir parties égales de crême de tartre et de verre d'antimoine dans 12 par[illegible] d'eau distillée; on filtre ensuite la liqueur, q[illegible] fait cristalliser.

U. L'action locale du tartrate de potasse [illegible] timoine est essentiellement irritante; aussi appliqué sur la peau détermine-t-il assez souvent une éruption pustuleuse et une inflammation plus ou moins intense. Pris à l'intérieur, en très-grande quantité à la fois, il agit comme un poison violent et peut occasioner une inflammation très-vive de tout le canal intestinal, et même la mort; administré à petites doses, les premiers effets qu'il détermine sont une irritation plus ou moins vive de la membrane muqueuse de l'estomac, des vomissemens fréquens et des évacuations alvines; mais ces vomissemens ne doivent pas être attribués à l'action locale de cette substance; car, ainsi que nous l'avons déjà dit (*Voy.* PROLÉGOMÈNES), ils ont lieu toutes les fois que l'émétique est porté dans le torrent de la circulation, soit qu'on l'introduise dans l'estomac, soit qu'on l'injecte dans les veines, ou enfin qu'on l'applique sur une surface absorbante quelconque. Ils dépendent donc d'une action spéciale que ce médicament exerce sur le canal digestif. Ces phénomènes suivent toujours l'administration d'une première dose de tartre émétique; mais si l'on continue à le donner à de courts intervalles, une heure par exemple, même à des doses très-élevées, on les voit cesser bientôt. Souvent alors l'appétit paraît augmenter, et le malade est tourmenté de la faim; on peut ainsi administrer jusqu'à 36 et 48 grains de ce sel dans les vingt-quatre heures, sans produire de symptômes d'empoisonnement. On observe alors des effets très-remarquables, et qu'il est impossible d'expliquer; le pouls se ralentit considérablement, sans cependant perdre de sa force; la transpiration cutanée est, en général, beaucoup augmentée, et les sueurs peuvent même devenir continuelles. M. Laennec pense que cette substance jouit encore de la propriété d'activer l'absorption. Cette opinion paraît avoir été partagée par Jenner et le docteur Baron, car depuis long-temps ils conseillaient l'usage de l'émétique à doses fractionnées, de manière à produire des nausées continuelles, dans le traitement de la phthisie pulmonaire tuberculeuse, dans les cas de dégénération tuberculeuse de la plèvre, du péritoine, du foie, et dans les engorgemens glanduleux chroniques. Mais au bout de quelques jours de l'administration continue du tartrate d'antimoine et de potasse, le malade éprouve du dégoût, un malaise général, un grande répugnance pour ce médicament, et souvent même les vomissemens reparaissent.

D'après ce que nous venons de dire, on voit donc que l'émétique peut remplir deux indications très-différentes, suivant qu'on l'administre de telle ou telle manière. On l'a pendant long-temps donné dans la seule vue de provoquer le vomissement, et c'est encore aujourd'hui l'un des vomitifs dont on se sert le plus fréquemment et dont l'emploi est le plus sûr et le plus commode. Depuis quelques années, M. Rasori et plusieurs autres médecins ont appelé l'attention sur les avantages qu'on peut retirer de l'emploi de ce sel à hautes doses et donné d'une manière continue dans le traitement des maladies inflammatoires. Ils le considèrent comme un des contro-stimulans les plus énergiques. Plusieurs praticiens français, entre autres M. Laennec, ont constaté l'efficacité de ce moyen dans le traitement de la péripneumonie, de la jaunisse, etc.

D. ET M. D'AD. A l'intérieur, comme vomitif, gr j à iv

dans 2 ou 3 verres d'eau distillée tiède; comme purgatif, en lavage, gr j à ij, dans ℔ ij de liquide, un verre toutes les heures; comme contro-stimulant, gr vj à xx dans les 24 heures et même plus, progressivement, dans une potion ou un véhicule aqueux. *Vin émétique. P.* (tartre stibié ʒ ß, vin ℔ ij); comme émétique, ℥ j à iij; comme diaphorétique, ʒ j à iv. A l'extérieur, *Pommade stibiée ou d'Authenrieth. P.* (émétique 5 p., axonge 16) ʒ ß à j par friction, 3 ou 4 fois le jour. En poudre, gr x à xx sur un emplâtre de poix de Bourgogne.

KERMÈS MINÉRAL. SOUS-HYDRO-SULFATE D'ANTIMOINE. *Hydro-sulfurètum rubrum stibii sulfurati.* Poudre des Chartreux.

P. P. Poudre d'un brun-rouge, tirant sur le pourpre, d'un aspect velouté, légère et inodore; se décolore par l'action de l'air et de la lumière.

P. C. Les chimistes ne sont pas d'accord sur la nature de cette substance; on la regarde en général comme un sous-hydro-sulfate d'antimoine avec un grand excès de base, mais d'après les expériences récentes de M. Berzelius, il paraîtrait que c'est un sulfure d'antimoine très-divisé et formé de 100 d'antimoine et de 37,2 de soufre. Quoi qu'il en soit, le kermès est insoluble dans l'eau, mais soluble dans quelques hydro-sulfates sulfurés, tels que ceux de potasse, de chaux, etc. Ces dissolutions donnent par l'action des acides nitrique et hydrochlorique, un précipité floconneux et d'un beau jaune orangé formé de *Soufre doré d'antimoine.* Chauffé jusqu'au rouge avec du charbon, le kermès se décompose et donne de l'antimoine métallique ; enfin les alcalis le rendent jaune, et le dissolvent en partie.

Prép. Par la voie sèche, en faisant fondre dans un creuset 2 p. de sulfure d'antimoine et 1 p. de potasse du commerce ; en réduisant en poudre la masse ainsi obtenue, et en la faisant bouillir avec 10 ou 12 p. d'eau. On filtre la liqueur pendant qu'elle est bouillante et le kermès se dépose par le refroidissement. Par la voie humide, en faisant bouillir, pendant une demi-heure, 1 p. de sulfure d'antimoine réduit en poudre fine, 22,5 de sous-carbonate de soude cristallisé et 250 p. d'eau ; le kermès se dépose également par le refroidissement ; celui qu'on obtient ainsi est plus estimé que celui qu'on prépare par la voie sèche.

U. A la dose de quelques grains, ce médicament agit comme émétique ; mais lorsqu'on l'administre à plus petites doses à la fois on peut, de même qu'avec le tartre stibié, arriver peu à peu à en donner des quantités très-grandes sans produire cet effet ; il agit alors comme stimulant, et paraît porter plus spécialement son influence sur les poumons et sur la surface cutanée ; on l'emploie souvent de cette manière comme béchique, dans la dernière période des péripneumonies aiguës, dans les catarrhes chroniques, dans l'asthme humide, etc. On en vante aussi l'usage comme sudorifique dans les maladies cutanées, les rhumatismes chroniques, la goutte, etc.

D. ET M. D'AD. Comme émétique, gr vj à x, suspendus dans un julep gommeux. Comme béchique, gr 1/2 à iv, 3 ou 4 fois par jour, et plus, progressivement. On peut même en porter la dose jusqu'à ℈ j ou ij dans les vingt-quatre heures. Comme sudorifique, on l'associe en général au camphre.

SOUFRE DORÉ D'ANTIMOINE. SOUS-HYDRO-SULFATE D'ANTIMOINE SULFURÉ. *Hydro-sulfuretum luteum oxidi stibii sulfurati.*

Poudre jaune orangée, insoluble dans l'eau, qui, d'après M. Berzelius est formée, d'antimoine 100 et de soufre 49,6, mais que l'on regarde en général comme un composé de protoxide d'antimoine et d'acide hydro-sulfurique chargé de soufre. On l'obtient en versant de l'acide hydro-chlorique dans les eaux-mères dont on a dejà précipité tout le kermès. Cette substance est très-peu employée en médecine; elle irrite vivement le tube digestif, et occasionne des vomissemens, etc.; à petites doses, elle a été conseillée dans le traitement de la plique polonaise et de la goutte.

SULFURE D'ANTIMOINE. *Sulfuretum antimonii præparatum.* Se trouve très-abondamment dans la nature.

P. P. Aiguilles cristallines, brillantes, d'un gris bleuâtre, inodores et insipides.

P. C. Il est formé, d'après M. Vauquelin, d'antimoine 100 et de soufre 33; il est insoluble dans l'eau. Chauffé à l'air, se transforme en gaz acide sulfureux et en protoxide d'antimoine sulfuré, qui, fondu dans un creuset d'argile, forme une masse vitreuse contenant de la silice et qu'on appelait *Safran d'antimoine*. Le *Verre d'antimoine* est une substance transparente d'une couleur d'hyacinthe, obtenue en continuant cette fusion pendant plus long-temps, et en coulant le produit, qui est un mélange de protoxide et de sulfure d'antimoine, d'alumine, de silice et d'oxide de fer. Le sulfure d'antimoine peut se combiner en diverses proportions avec le protoxide d'antimoine; le foie d'antimoine, par exemple, est formé de 1 p. de sulfure et de 2 p. de protoxide. En le faisant bouillir dans une solution alcaline, il y a formation d'hydro-sulfate sulfuré de la base et de kermès (*Voyez* page 330).

Prép. On le réduit en poudre impalpable.

U. Cette substance n'est employée que très-rarement. Quelques auteurs en conseillent l'usage dans les engorgemens glanduleux, les maladies cutanées, etc. Il entre dans la composition des *Tablettes antimoniales de Kunckel. P.* (sulfure ℥ j, cannelle ʒ ij, semences de cardamome ℥ ß, amandes douces ℥ j et sucre ℔ ß; chaque pastille de gr x contient environ gr ß de sulfure d'antimoine) N° 4 à 10 ou plus; et de la *Poudre antimoniale composée ou de James. P.* (sulfure d'antimoine et corne de cerf râpée p. é.), employée comme fébrifuge et sudorifique à la dose de gr v à xij, une ou deux fois le jour; en plus grande quantité, elle agit souvent comme émétique. Le sulfure d'antimoine sert aussi à la préparation du kermès, du verre d'antimoine, etc.

Les autres préparations antimoniales employées autrefois, soit comme émétiques, soit comme altérans, mais dont l'usage est presque généralement abandonné aujourd'hui, sont :

L'ANTIMOINE DIAPHORÉTIQUE, composé de deutoxide d'antimoine et de potasse, et obtenu, en projetant, dans un creuset chauffé au rouge, parties égales d'antimoine métallique et de nitrate de potasse. Traité par l'eau, il perd la potasse qui s'y trouve en excès, et un peu d'oxide d'antimoine, et porte alors le nom d'*Antimoine diaphorétique lavé*, qui est composé de 20 p. de potasse et de 80 p. de deutoxide d'antimoine.

LE VERRE D'ANTIMOINE (*Voyez* page 333), qui est fortement émétique, et sert à la préparation du tartre stibié.

LE FONDANT DE ROTROU, obtenu en faisant brûler 3 p. de nitrate de potasse et 1 p. de sulfure d'antimoine, et qui est composé de sulfate de potasse, de deutoxide d'antimoine uni à de la potasse.

LA POUDRE D'ALGAROTH, etc. (*Voyez* page 6).

On emploie aussi quelquefois comme émétique, le SULFATE DE ZINC. (*Voy.* p. 33), et le SULFATE DE CUIVRE. (*Voy.* page 9.)

Famille des Rubiacées.

C B. (*Voyez* p. 45.)

IPECACUANHA ANNELÉ. *Ipecacuanhæ griseæ radix.*

Radix brasiliensis. Cephælis ipecacuanha. R., arbuste qui croît au Brésil, dans les forêts ombragées et épaisses. P. U. La racine.

C. B. Racine ou souche souterraine horisontale, rampante ; tige droite, haute d'un à deux pieds, simple ; 6 ou 8 feuilles à la partie supérieure de la tige ; fleurs petites, terminales, blanches, entourées d'un involucre très-grand ; cal. à 5 dents ; corol. infundibuliforme à 5 div. ; 5 étam. ; fruit ovoïde, noirâtre, contenant deux nucules blanchâtres.

P. P. Racines allongées, compactes, cassantes, irrégulièrement contournées, de la grosseur d'une plume d'oie, offrant des étranglemens circulaires très-profonds et très-rapprochés, ce qui a fait donner à cette espèce d'ipécacuanha, le nom d'*annelé* ; d'une couleur brune, quelquefois grise ou rougeâtre ; d'une odeur faible, mais désagréable ; d'une saveur amère, âcre et nauséeuse. Elles sont formées d'une partie corticale, dont la cassure est brunâtre et résineuse, et d'un méditullium fibreux, d'une couleur jaunâtre, moins sapide et moins odorant.

P. C. D'après M. Pelletier, cette racine est composée de : *Emétine* 16 (*Voyez* page 338) ; matieres grasses 1,2 ; gomme et sels 2,4 ; amidon 53 ; matière azotée 2,4 ; ligneux 12,5 et d'une trace d'acide gallique. L'eau chaude, l'alcool et l'éther s'emparent de ses principes actifs.

Subs. incomp. L'infusion de noix de galle, etc.

U. L'ipécacuanha, administré à doses modérées, agit sur l'estomac, et produit le vomissement et même des évacuations alvines ; il détermine alors une irritation plus ou moins vive sur la membrane muqueuse gastrique : mais, outre cette action, il jouit encore de propriétés toniques assez marquées ; c'est ce qu'on observe lorsqu'on l'administre à petites doses, de manière à ne pas produire de vomissemens. C'est principalement sur les poumons, qu'il paraît porter son influence stimulante. Enfin, administré à très-hautes doses, il agit sur le cerveau, et donne lieu à un assoupissement plus ou moins profond.

On l'emploie le plus ordinairement pour provoquer le vomissement; mais c'est un émétique moins sûr que le tartre stibié ; cependant il est des cas où l'on doit le préférer. On l'a beaucoup vanté dans le traitement de la dyssenterie et de la péritonite puerpérale ; mais quoi qu'il soit loin de posséder toutes les vertus qu'on lui attribuait, il peut être utile dans plusieurs cas de cette nature. On donne encore l'ipécacuanha à doses fractionnées, pour réveiller l'action de l'estomac, et pour stimuler la membrane muqueuse bronchique dans certains catarrhes pulmonaires, le croup et la coqueluche.

D. ET M. D'AD. Comme émétique, poudre, gr xij à xxx, dans ℥ iv d'eau. Comme stimulant, gr j à iv. *Vin. L.* (ipéca. ℥ ij, vin ℔ ij.) Comme émétique, ℥ ß à j. Comme diaphorétique, gouttes xv à xl. *Sirop. P.* ℥ ß à j ß. *Potion émétique avec l'ipécacuanha. P.* (ipécac. gr xxiv, sirop de capillaire ℥ j, eau ℥ ix). *Poudre de Dover ou d'ipécacuanha et d'opium. E.* (ipécac. et opium, ana 1 p., sulfate de potasse en poudre 8 p.) sudorifique très-énergique, gr v à xx.

L'Ipécacuanha strié, *Ipecacuanhæ nigræ radix. Psycotria emetica.* L., est la racine d'un petit arbuste, presque semblable au précédent, et qui croît au Pérou. Il n'en diffère guère, que par ses fleurs qui sont en petites grappes axillaires, et par ses feuilles qui sont lancéolées aiguës. Cette racine est très-rare dans le commerce, et fort peu employée en Europe.

P. P. Racines cylindriques, simples, de la grosseur d'une plume à écrire, moins tortueuses que celles du *Cephælis,* non-rugueuses, rétrécies et comme étranglées de distance en distance; couvertes d'un épiderme d'une couleur brune foncée et strié longitudinalement. Leur cassure est brune noirâtre, peu résineuse; leur saveur est fade et nauséabonde.

P. C. La composition chimique de cette substance, ne diffère guère de celle du *Cephælis,* qu'en ce qu'elle ne contient que 8 pour 100 d'émétine.

U. Les mêmes que ceux de l'ipécacuanha gris, avec lequel il est quelquefois mêlé, mais il est beaucoup moins énergique, et n'est guère employé que dans l'Amérique-Méridionale.

L'Ipécacuanha blanc est la racine du *Richardia brasiliensis* de Gomez. On le trouve quelquefois mêlé à l'ipécacuanha officinal; mais en général on ne l'emploie pas en Europe. Il ne contient que 6 pour 100 d'émétine.

Il est quelques autres plantes de la famille des

Violariées, dont les racines contiennent une petite quantité d'émétine, et qui pourraient, jusqu'à un certain point, remplacer l'ipécacuanha exotique. Cependant elles ne sont guère employées en Europe, à cause de leur peu d'énergie. Telles sont l'IONIDE IPÉCACUANHA, *Ionidium ipecacuanha*, de Ventenat, *Viola ipecacuanha*. L., la VIOLETTE ODORANTE, *Viola odorata*. L., dont les fleurs très-odorantes sont employées comme adoucissantes et légèrement calmantes dans diverses affections nerveuses, et dont la racine contient une substance analogue à l'émétine, que M. Boulay a nommée *Violine*; la VIOLETTE DES CHAMPS, *Viola arvensis*, D. C. et la *Viola tricolor*. L., dont on a beaucoup vanté l'efficacité dans les maladies chroniques de la peau, et dont les racines sont émétiques, et contiennent une petite quantité d'émétine.

ÉMÉTINE. Alcali végétal, découvert, par M. Pelletier, dans la racine du *Cephœlis ipecacuanha*.

P. P. Cette substance se présente sous forme de poudre blanche, inodore, d'une saveur amère et désagréable; elle fond à 45°.

P. C. Très-soluble dans l'alcool, moins soluble dans l'eau bouillante, et presque pas dans ce liquide froid; insoluble dans les huiles et dans l'éther, qui la précipitent de ses dissolutions alcooliques; elle jouit de propriétés alcalines, et se dissout dans les acides avec lesquels elle forme des sels difficilement cristallisables. Elle est composée de carbone 64, azote 4, hydrogène 7, et oxigène 22.

Subs. incomp. L'infusion de noix de galles, etc.

Prép. On traite par l'éther l'ipécacuanha pulvérisé, pour enlever la matière grasse; on l'épuise ensuite par l'alcool; on évapore les teintures alcooliques, puis on traite le résidu par l'eau froide, qui sépare les matières grasses; ensuite on emploie la magnésie calcinée, qui s'empare de l'acide gallique. On n'a plus alors qu'à laver le précipité magnésien, et à séparer l'émétine en la faisant dissoudre dans de l'alcool concentré.

U. L'émétine, même à petites doses, est fortement émétique : elle paraît aussi agir sur le système nerveux et produire l'assoupissement; à hautes doses, elle détermine, outre le vomissement, une inflammation violente du poumon de la membrane muqueuse gastro-intestinale. M. Magendie pense qu'on peut l'employer de préférence, dans les cas où l'ipécacuanha est recommandé.

D. et M. d'ad. Comme émétique, g^r j (dissout dans l'acide acétique), dans une potion de ℥ iv, par cuillerées de quart en quart-d'heure. *Pastilles d'émétine. F. de M.* (Sucre ℥ iv, émétine g^r viij, pour faire des pastilles de 9 g^r.) N^o i à ij, toutes les heures. *Sirop d'émétine. F.* de M. (sp. de sucre, ℔ j, émétine, g^r iv), par cuillerées à café.

La plupart des plantes de la famille des *Euphorbiacées*, contiennent un suc laiteux, très-âcre, qui leur donne des propriétés vomitives. D'après les expériences de M. Loiseleur-Deslongchamps, la poudre de la racine de l'Euphorbe-cyprès, *Euphorbia Cyparissias*, de l'Euphorbe de Gérard, *E. Gerardiana*, et de l'Euphorbe des bois, *E. Sylvestris*, agissent comme émétiques à la dose de quinze à vingt-quatre grains ; cependant, d'après les recherches de M. Caventou, le Réveil-matin, *Euphorbia Helioscopia*, L., ne renferme aucun principe analogue à l'émétine.

La famille des Apocynées fournit aussi des plantes, que l'on emploie en Amérique comme émétiques ; telles sont : le *Cynanchum ipecacuanha*, Willd., le *C. tomentosum*, l'*Asclepias curassavica*, etc.

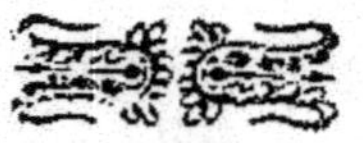

CHAPITRE IX.

MÉDICAMENS PURGATIFS.

On désignait autrefois, sous le nom de purgatifs (de *purgare*, nettoyer, purifier), tous les médicamens qui peuvent accélérer ou provoquer les évacuations alvines; mais comme cette propriété est commune à des substances dont le mode d'action est très-différent, on les a divisées en deux classes, savoir : les purgatifs, proprement dits, et les laxatifs, dont nous parlerons plus tard. On donne maintenant le nom de purgatifs ou de cathartiques (de *καθαίρω*, je purge), aux médicamen[illegible] terminent, sur la surface interne des [illegible] une irritation passagère, modérée et spécia[illegible] résultent des déjections alvines.

Il paraîtrait, d'après des expériences récentes, qu'il est des substances qui, portées dans le torrent de la circulation, déterminent les phénomènes de la purgation, de même que lorsqu'elles agissent localement sur la membrane muqueuse intestinale; mais on ne les emploie guère de cette manière; aussi est-ce de leur action locale que dépend, en général, la médication principale qu'elles exercent.

Leur contact détermine l'augmentation de la sensibilité, la rougeur et la tuméfaction de la membrane muqueuse, qui tapisse les intestins; la sécrétion, dont elle est le siége, devient plus active; l'excitation se propage au foie, et occasionne un afflux plus abondant de bile dans le tube digestif; la tunique musculeuse y participe aussi, ses mouvemens contractiles s'accélèrent, et enfin, expulsent au dehors les matières contenues dans les intestins.

Les purgatifs peuvent produire l'irritation, d'où dépendent ces phénomènes, successivement dans toute l'étendue du canal intestinal, ou n'agir d'une manière bien marquée que sur une de ses parties; le colchique est dans le premier cas, l'aloès dans le second; en effet, cette dernière substance affecte plus spécialement le gros intestin. Quoi qu'il en soit, leur administration est en général suivie de dégoût pour les alimens, ou même de nausées, d'une sensation de chaleur interne, de douleurs plus ou moins vives dans l'abdomen, de borborygmes et même d'un léger gonflement du ventre. Ces phénomènes sont accompagnés de symptômes généraux, dont il faut également tenir compte; ainsi, le pouls, qui devient petit et inégal lorsque les coliques commencent à être vives, acquiert bientôt plus de force et de fréquence, la chaleur animale augmente et la peau devient sèche et chaude. Le nombre des déjections alvines, qui surviennent pendant la durée de leur action varie, de même que la nature et la quantité des matières évacuées.

Suivant le degré plus ou moins grand d'énergie, avec lequel les purgatifs agissent, on les a désignés par les noms de *Minoratifs* ou *Eccoprotiques* (de ἐκ, dehors et κόπρὸς, excrémens), de *Cathartiques* (καθαρτικος, purgatif), dont l'action tient le milieu entre les minoratifs et les *Drastiques* (δραστικὸς, de δράω, j'opère fortement), qui sont des purgatifs dont l'action est violente.

Outre les effets dont nous avons parlé plus haut, les purgatifs peuvent déterminer d'une manière secondaire :

1° Le ralentissement de la circulation, non-seulement en occasionant l'évacuation des matières alvines accumulées dans l'intestin, et en faisant cesser ainsi une cause d'irritation générale, mais encore en diminuant la masse du sang en circulation, par suite de l'augmentation de la sécrétion qu'ils déterminent. En effet, Robinson, qui a fait un grand nombre d'expériences sur la transpiration et les autres excrétions, a trouvé qu'une forte purgation peut diminuer de deux ou trois livres le poids du corps ;

2° L'augmentation de l'absorption qui se fait dans les cavités du corps. Ce phénomène est également une conséquence de l'augmentation de la sécrétion, dont la membrane muqueuse intestinale est le siége ; car, ainsi que nous l'avons déjà dit, l'absorption paraît toujours être d'autant plus rapide, que la masse des humeurs en circulation est moins grande. L'on donnait autrefois le nom d'*Hydrogogues* (de υδωρ, eau, et ἄγω, je chasse) aux purgatifs que l'on administrait dans la vue de produire cet effet ;

3° L'augmentation de la sécrétion de la bile ; c'est à cause de ce phénomène, que l'on a donné à quelques purgatifs, le nom de *Cholagogues* (de χολὴ, bile, et ἄγω, je chasse).

4° Enfin, une révulsion puissante, qui tend spécialement à diminuer l'impulsion du sang vers la tête.

C'est pour obtenir l'un ou l'autre de ces effets, que l'on administre les purgatifs dans certaines hydropisies, dans les maladies du foie, les affections catarrhales, certaines fièvres, l'apoplexie, l'hystérie, les maladies de la peau, etc.

Les purgatifs nous sont fournis par les règnes minéral et végétal. Les premiers sont des sels neutres, dont la plupart ont pour base la soude, la potasse ou la magnésie ; ils sont solubles dans l'eau, et ont une saveur fraîche, et salée ou amère. Leur action sur l'économie est assez uniforme, ils déterminent une sécrétion abondante de sérosité, et agissent spécialement sur l'estomac et les intestins grêles, mais très-peu sur le gros intestin, aussi leur usage n'est-il pas suivi de constipation, comme cela a lieu pour certaines substances végétales. Enfin, lorsqu'ils sont absorbés, ils déterminent en général une sécrétion plus abondante d'urine. On les administre ordinairement dissouts dans l'eau, et à la dose de quatre gros à une once.

Les purgatifs, provenant du règne végétal, agissent en général avec plus de violence, et irritent les intestins plus que les purgatifs salins. La plupart d'entre eux ont une odeur plus ou moins nauséabonde et une saveur amère ; enfin, ils sont formés principalement de résine, de matières gommo-résineuses et de principes extractifs amers. Leur mode d'administration et leurs doses varient.

Purgatifs salins.

Sulfate de soude. *Sulfas sodæ.* Sel de Glauber, se trouve dans plusieurs sources minérales.

P. P. Cristallise en prismes à 6 pans cannelés, blancs, transparens et efflorescens. Saveur amère, fraîche et salée.

P. C. Soluble dans 3 p. d'eau froide, et 1 p. d'eau bouillante. Les cristaux contiennent plus de moitié de leur poids d'eau de cristallisation, mais lorsqu'ils tombent en poudre par efflorescence, ils n'en renferment plus.

Subs. incomp. Les sels de baryte, de plomb, etc.

Prép. En décomposant le carbonate de soude par l'acide sulfurique.

U. C'est un purgatif très-doux, et dont l'action est très-constante et peu irritante. On l'emploie beaucoup comme tel dans le cours des affections fébriles pour évacuer les intestins. Administré à des doses trop faibles pour agir comme cathartique, il est absorbé, et exerce une influence diurétique très-marquée. On l'a aussi employé comme apéritif dans les maladies cutanées, la jaunisse de longue durée, etc.

D. ET M. D'AD. Comme cathartique, ℥ j à ℥ j ß dans ℔ j d'eau; comme diurétique, de ℈ iij à v avec un tiers de nitrate de potasse dans ℔ ij d'eau, 3 ou 4 fois par jour.

SULFATE DE MAGNÉSIE. *Sulfas magnesiæ*. Sel d'Epsom, de Sedlitz, ou d'Egra; se trouve en dissolution dans les eaux de la mer et de plusieurs sources minérales.

P. P. Cristallise en prismes à 4 pans ou en masses composées d'un grand nombre de petites aiguilles; blanc, inodore; saveur amère et désagréable.

P. C. Soluble dans 1 p. d'eau froide et dans une moindre quantité d'eau bouillante; insoluble dans l'alcool.

SUBS. INCOMP. Les oxides métalliques de la seconde classe, les hydro-chlorates de baryte, d'ammoniaque et de chaux, les sous-carbonates de potasse et de soude, l'acétate de plomb, le nitrate d'argent.

PRÉP. En faisant évaporer les eaux minérales qui en contiennent une grande quantité, comme celles d'Epsom.

U. Les mêmes que ceux du précédent.

D. ET M. D'AD. ʒ iij à ℥ j ß dans ℔ j d'eau. Administré dans une grande quantité de véhicule, il devient plus actif. En saturant l'eau avec du carbonate de magnésie, la saveur de ce médicament est moins désagréable ; et il est en même temps moins sujet à occasioner des tranchées. En lavement, ℥ j à ij ou plus.

SULFATE DE POTASSE. *Sulfas potassæ.* Tartre vitriolé. Sel de Duobus. Sel polychreste de Glazer. *Arcanum duplicatum.* Se trouve dans quelques eaux minérales.

P. P. Cristaux prismatiques, à 4 ou 8 pans, blancs, inaltérables à l'air, décrépitans sur les charbons ardens ; saveur légèrement amère.

P. C. Soluble dans 16 p. d'eau froide et 5 p. d'eau bouillante ; insoluble dans l'alcool.

SUBST. INCOMP. Les mêmes que pour le sulfate de soude.

U. C'est un purgatif très-faible à raison de son peu de solubilité. On l'emploie aussi pour diminuer la sécrétion du lait.

D. ET M. D'AD. Comme purgatif, ʒ iv à ℥ j, en dissolution. Comme antilaiteux, ʒ j, tous les matins.

TARTRATE DE POTASSE NEUTRE. *Tartras potassæ.* Tartre soluble. Sel végétal.

P. P. Cristallise en prismes rectangulaires à 4 faces, légèrement déliquescent, saveur amère.

P. C. Soluble dans 1 p. d'eau froide et 1/2 p. d'eau bouillante ; soluble dans l'alcool.

Subst. incomp. Tous les acides, soit minéraux, soit végétaux, s'emparent d'une portion de la base, et le transforment en tartrate acide.

Prép. En faisant agir une dissolution de crême de tartre sur du carbonate de potasse.

U. Cathartique très-doux; on l'associe souvent aux purgatifs résineux pour diminuer les tranchées qu'ils occasionnent, en accélérant leur action.

D. Les mêmes que celles du précédent.

Tartrate de potasse et de soude. *Tartras potassæ et sodæ.* Sel de Saignette. Sel polychreste de La Rochelle.

P. P. Cristallise en prismes à 8 ou 10 pans; inaltérable à l'air; saveur fraîche et légèrement amère.

P. C. Contient 54 de tartrate de potasse et 46 p. de tartrate de soude. Il est soluble dans 5 p. d'eau froide et 1 d'eau bouillante.

Subst. incomp. Les mêmes que pour le précédent.

Prép. En saturant du tartrate acidule de potasse avec de la soude.

U. et D. Mêmes que ceux du précédent.

Sous-phosphate de soude. *Phosphas sodæ.* Sel admirable perlé.

P. P. Cristaux rhomboïdaux, oblongs, ou petites

lames brillantes et nacrées blanches; saveur salée et fraîche, mais nullement amère; il est très-efflorescent.

P. C. Soluble dans 3 p. d'eau froide et dans 2 p. d'eau bouillante.

Subst. incomp. Les acides sulfurique, nitrique et hydro-chlorique le transforment en phosphate acide.

Prép. En traitant du phosphate de chaux par du carbonate de soude.

U. et D. Purgatif très-doux à la dose de ℥ j à ij, en dissolution.

Eaux minérales purgatives.

Toutes ces eaux ont une saveur amère et salée, et doivent en général leurs propriétés purgatives à la présence d'une assez grande quantité d'hydro-chlorate de soude, ou d'hydro-chlorate, ou de sulfate de magnésie. Elles contiennent peu de gaz acide carbonique, ou des traces de gaz acide hydro-sulfurique, et des quantités variables d'hydro-chlorate de chaux, de carbonate de chaux ou de magnésie, et de matières végétales, animales, etc. Les sources qui les fournissent sont chaudes ou froides.

Administrées à petites doses, ces eaux sont seulement toniques et excitantes; mais en grande quantité, elles deviennent aussi purgatives. On les donne à l'intérieur dans des cas d'embarras gastrique, etc. C'est principalement en bains ou en douches que l'on conseille leur usage, comme toniques, dans certains cas de débilité générale et de paralysie. C'est à cette classe d'eaux minérales qu'appartiennent les eaux de la mer que l'on emploie souvent en bains avec le plus grand succès.

Les principales sources sont celles de :

Balaruc (départ. de l'Hérault). La température de ces eaux est de 47° centig.; elles sont onctueuses, et d'une odeur d'œufs pourris. D'après M. Figuier, on y trouve, sur six kilogrammes, 36 pouces cubes de gaz acide carbonique; 4,50 grammes d'hydrochlorate de soude; 8,25 d'hydro-chlorate de magnésie; 5,45 d'hydro-chlorate de chaux; 7 de carbonate de chaux; 0,55 de carbonate de magnésie; 4,20 de sulfate de chaux et un atôme de fer. D'après M. Pierre, une grande quantité de gaz azote se dégage de la source. On les administre à la dose d'une pinte par jour, comme excitant et de trois pintes comme purgatives; elles sont également employées en bains et en douches.

Bourbonne-les-bains (Haute-Marne). Ces eaux sont incolores, limpides et inodores, à moins qu'on ne les agite, car alors elles laissent échapper une petite quantité d'acide hydro-sulfurique. Leur température varie de 40° à 56° centigr. D'après MM. Bosq et Bezu, elles renferment par livre, 8,76 d'hydro-chlorate de chaux; 50,80 d'hydrochlorate de soude; 8,88 de sulfate de chaux; 1,0 de sous-carbonate de chaux, et 0,50 de matière extractive. On les administre à l'intérieur à la dose de 3 à 6 verres par jour.

EPSOM (Angleterre). Les eaux de cette source renferment 0,03 de sulfate de magnésie que l'on en retire en le faisant cristalliser et que l'on débite dans le commerce sous le nom de sel d'Epsom.

SEDLITZ (Bohême). Ces eaux sont froides, limpides et pétillantes; elles contiennent sur ℔ 5, matière résineuse gr 3, carbonate de magnésie 6,25, sulfate de magnésie 14,10 sulfate de soude 34, sulfate de chaux 25, carbonate de chaux 9, et acide carbonique 6. On les administre à la dose de 2 à 4 verres par jour.

LES EAUX MINÉRALES PURGATIVES FACTICES du CODEX sont celles de :

BALARUC (eau contenant 2 fois son volume d'acide carbonique ℥ xx ß, hydro-chlorate de soude ʒ j ß, hydro-chlorate de chaux gr xviij, hydro-chlorate de magnésie gr vj, carbonate de magnésie gr j).

BOURBONNE-LES-BAINS (eau acide comme la précédente ℥ xx ß, hydro-chlorate de soude ʒ j, hydro-chlorate de chaux gr j).

SEDLITZ faible (eau contenant 3 fois son volume d'acide carbonique ℥ xx ß, sulfate de magnésie environ ʒ ij, hydro-chlorate de magnésie gr xviij).

Purgatifs végétaux.

Famille des Convolvulacées.

C. B. Dicotyl. polypét.; étam. hypogynes; tige herbacée ou ligneuse, grêle et volubile; feuilles alternes sans stipules; cal. persistant à 5 div.; cor. régulière; 5 étam.; style simple, ou à plusieurs divisions; ovaire libre à 2 ou 3 loges; fruit capsule; graines à endosperme charnu. Toutes les plantes de cette famille sont remarquables par la qualité âcre et purgative du suc laiteux qu'elles renferment.

Jalap. *Jalapæ radix*, racine du *Convolvulus Jalapa*, L. Plante qui habite l'Amérique.

C. B. Tiges herbacées et sarmenteuses; feuilles glabres à la face supérieure, velues à la face inférieure, subcordiformes; fleurs axillaires, solitaires; cor. subinfundibuliforme à limbe plissé; style filiforme; stygmate à deux lobes; capsule ovoïde, en général à quatre loges, contenant chacune 2 ou 3 graines triangulaires.

P. P. Racine fusiforme, arrondie, charnue; se trouve dans le commerce en morceaux ronds, ou en rouelles compacts, très-pesans, rugueux, d'un brun noirâtre à l'extérieur, grisâtres et marqués de lignes concentriques à l'intérieur; leur cassure est lisse, ondulée et parsemée de points brillans. Réduit en poudre, le jalap est d'une couleur jaune brunâtre et provoque l'éternument et la toux. Sa saveur, d'abord faible, devient à la longue âcre et irritante; son odeur est particulière et un peu nauséabonde.

P. C. Cette substance contient, résine 50 p., eau 24, extrait gommeux 200, fécule 12,5, albumine 12,5, ligneux 145, et des sels à bases de chaux, de potasse et de fer. La résine, qui paraît être le principe actif du jalap, et dont la proportion peut varier, est d'une couleur brune verdâtre, fragile, à cassure brillante; réduite en poudre, elle prend une teinte jaunâtre. L'alcool s'empare des parties actives du jalap. M. Hume y a récemment découvert un principe particulier, cristallin, blanc, soluble dans l'alcool, presque insoluble dans l'eau froide, un peu soluble dans l'eau chaude et point du tout dans l'éther: il l'a nommé *Jalapine*, et il le regarde comme le principe actif de cette racine.

U. L'action de cette substance se porte principalement sur l'intestin grêle; à petites doses, elle agit comme purgatif sans occasioner, en général, de coliques ni de phénomènes généraux, notables; mais à hautes doses elle détermine des vomissemens, des coliques violentes, et la phlegmasie de la membrane muqueuse gastro-intestinale. Elle est très-employée.

D. ET M. D'AD. En poudre, ℈ j à ij, suspendu dans une émulsion ou en pilules. *Poudre de jalap comp. E.* (jalap 1 p. tartrate de potasse 2 p.) ℈ j à ij. *Extrait*, gr viij à xij. *Sirop. P.* (jalap ʒ x, semences de coriandre et de fenouil, ana ʒ ß, eau xij ß et sucre ℥ xxv), ʒ ij à ℥ ß pour les enfans. *Résine de jalap*, gr iv à x; unie au calomel, son action paraît devenir moins irritante. *Teinture. P.* ʒ j à ij. *Teinture purga-*

tive ou *Eau-de-vie allemande. P.* (jalap 260 p., turbith 32, scammonée 64, et alcool 3000) ℈ j à ʒ j dans ℥ ij d'un véhicule émollient.

Scammonée. *Scammonium*, gomme-résine fournie par le *Convolvulus Scammonia*. L., plante vivace qui croît en Asie, et dont les caractères botaniques diffèrent très-peu de ceux du précédent.

P. P. Cette substance qui porte, dans le commerce, le nom de *Scammonée d'Alep*, se trouve en gâteaux peu volumineux, d'une couleur grise foncée, friables, à cassure brillante et opaque, d'une odeur forte et particulière, d'une saveur amère et âcre; réduite en poudre, elle prend une couleur blanchâtre. Pesanteur spécifique 1,23.

P. C. Contient résine 60, gomme 3, extractif 2, débris végétaux et matières terreuses 35. Par la trituration l'eau peut en dissoudre 1/4; l'alcool peut la dissoudre en entier; les acides minéraux paraissent décomposer une partie de cette substance, et en diminuer l'énergie.

U. Purgatif drastique dont l'action irritante est très-vive.

D. et M. d'ad. Poudre, gr iij à xv. *Teinture*, gouttes xx à ʒ j. *Poudre cathartique ou de scammonée comp. P.* (jalap et scammonée ana 1 p, tartrate de potasse 2 p.) gr x à xv. *Poudre cornachine. P.* (scammonée, tartrate de potasse et oxide blanc d'antimoine p. é.) ℈ j à ij. *Sirop. P.* (contenant gr xviij de scammonée par once) ʒ j à ℥ ß. *Confection. L.* (scammonée ℥ j ß, girofle et gingembre ana ʒ vj, huile essentielle de carvi ʒ ß, sirop de roses, q. s.) *Électuaire de scammonée et de turbith comp. P.* (contenant 1 p. de scammonée et d'autres substances purgatives, et environ 9 p. de substances émollientes et aromatiques) ʒ ß à ℥ ß. *Tablettes de scammonée et de séné P.* (scammonée ʒ iij, séné ʒ iv ß, rhubarbe ʒ j ß, gérofle ʒ j, écorce de citron confite ℥ j, sucre ℥ vj, mucilage q. s.) ʒ ij à vj et plus.

La Scammonée de Smyrne paraît provenir du *Periploca secamone*, de la famille des Apocynées. Elle est plus pesante, moins fragile, d'une couleur plus foncée, et d'une odeur plus désagréable que la précédente; elle ne renferme qu'environ la moitié de son poids de résine, aussi est-elle moins active et moins estimée.

La Scammonée de Montpellier provient du *Cynanchum Monspeliacum*, plante de la famille des Apocynées; elle est purgative et vomitive, mais peu employée.

Méchoacan. *Mechoacannæ radix*, racine du *Convolvulus Mechoacan*. L, plante qui croît en Amérique.

P. P. Racine coupée en tranches de deux à trois lignes d'épaisseur, d'un tissu compact, charnu et comme amilacé; elle est recouverte d'une écorce grisâtre; sa saveur est amère et âcre.

P. C. Ne contient pas de résine comme le jalap, mais un principe huileux qui s'en rapproche, est soluble dans l'alcool et d'une saveur très-amère. On y trouve plus de la moitié de son poids de fécule.

U. Purgatif faible et peu employé.

TURBITH OU TURPETH. *Turpethi radix*, racine du *Convolvulus turpethum*. L., plante vivace, très-analogue aux précédentes, et qui habite les Indes.

P. P. Morceaux de la longueur du doigt, compacts, d'une couleur grise brunâtre à l'extérieur, blanchâtre à l'intérieur, présentant souvent des stries noirâtres et résineuses; saveur nauséabonde; odeur très-faible.

P. C. Contient de la résine, une matière grasse, de l'huile volatile, de l'albumine, etc. L'alcool s'empare de ses parties actives.

U. Purgatif drastique très-énergique, mais dont l'action est incertaine. On ne l'emploie que très-rarement seul, mais il entre dans la composition de plusieurs préparations officinales.

SOLDANELLE. *Soldanellæ herba*. *Convolvulus soldanella*. L. Plante indigène, très-analogue aux précédentes, et qui croît sur les bords de la mer. Dans l'état frais, elle a une saveur amère et salée qui s'affaiblit par la dessication. Sa racine contient, d'après M. Planche, une résine verte, un extrait gommeux, de l'amidon, du ligneux et des sels. Elle peut être employée en poudre à la dose de ℈ ij à ʒ j, comme purgatif peu énergique.

Le LISERON DES HAIES, *Convolvulus sepium*. L, le LISERON des champs, *Convolvulus arvensis*. L., et quelques autres plantes de cette famille, jouissent également de propriétés purgatives et peuvent être employées comme succédanées du jalap.

Famille des Cucurbitacées.

C. B. Dycotyl. monopét.; tiges herbacées, flexueuses; feuilles alternes; fleurs, en général monoïques et axillaires; cal. à 5 dents, soudé par sa base avec la corolle qui est aussi à 5 div.; fleurs mâles, 5 étam.; anthères uniloculaires; fleurs femelles, ovaire infère uniloculaire; style simple ou trifide; 3 stygmates; fruit gros, charnu, pulpeux et contenant des graines comprimées.

Coloquinte. *Colocynthidis pomum, seu pulpa.* Fruit du *Cucumis colocynthis.* L. Plante annuelle originaire d'Orient, et cultivée dans nos jardins. P. U. La pulpe du fruit.

C. B. Tige charnue, couverte de poils rudes, grimpante; feuilles réniformes à 5 lobes; fleurs monoïques, solitaires, d'un jaune orangé; fruit globuleux, jaune, de la grosseur d'une orange et recouvert d'une écorce mince et coriace.

P. P. La coloquinte se trouve dans le commerce en masses blanchâtres, spongieuses, sèches et légères, au milieu desquelles sont logées des graines ovales, aplaties et blanches; sa saveur est nauséeuse et extrêmement amère; son odeur se perd par la dessication.

P. C. Le parenchyme de la coloquinte, contient une matière résineuse, insoluble dans l'éther, un principe amer particulier, une huile grasse, une matière extractive, de la gomme et des sels. L'eau et l'alcool s'emparent des principes actifs.

SUBS. INCOMP. Les alcalis fixes, le sulfate de fer, le nitrate d'argent, l'acétate de plomb, etc.

U. Cette substance irrite vivement les parties avec lesquelles elle est en contact. Administrée à l'intérieur, c'est surtout sur l'estomac et le rectum qu'elle porte son action. C'est un des purgatifs drastiques les plus énergiques; son action est souvent accompagnée de coliques violentes, de soif, etc. Elle occasionne quelquefois des vomissemens et des déjections sanguinolentes; son influence irritante sur le rectum peut se propager à l'utérus, et exciter l'écoulement des menstrues. Elle est employée avec avantage dans les hydropisies passives, et toutes les fois que l'on veut déterminer une révulsion puissante sur le gros intestin. Dans ce cas, on la mêle avec huit ou dix parties d'une poudre inerte et insoluble, afin d'empêcher son action sur l'estomac.

D. ET M. D'AD. Poudre, gr ij à vj, dans du miel ou une émulsion. Infusion, (ʒ j à ij par ℔ ij d'eau ou de vin). Cochl. j à iij. *Extrait*, gr j à iv. *Extrait de coloquinte comp. L.* (coloquinte ʒ vj, aloès ℥ j ß, scammonée ℥ ß, cardamome ʒ j, savon ʒ iij, eau ℔ ij), gr vj à ʒ ß.

ELATÉRIUM. *Elaterii poma.* Suc épaissi des fruits du *Momordica elaterium*. L., plante vivace, qui croît spontanément dans le midi de la France.

C. B. Tige rampante; feuilles épaisses et cordiformes;

fruits ovoïdes, allongés, hérissés de poils rudes ainsi que toutes les autres parties de la plante. Lorsqu'on les détache de leurs pédoncules, ces fruits lancent au loin les graines qu'ils contiennent et une liqueur verdâtre et visqueuse.

P. P. Toutes les parties de cette plante sont douées d'une saveur âcre et très-amère. L'extrait se trouve dans le commerce en fragmens irréguliers, secs et friables, d'une couleur noire, vert noirâtre ou blanche, selon la manière dont on l'a préparé.

P. C. Cette substance contient, suivant M. Paris, eau 0,4, *Elatine* (principe immédiat particulier), et matière amère 1,12, fécule 2,8, matière extractive 2,6, gluten 0,5 et ligneux 2,5. L'eau s'empare des principes actifs.

U. Purgatif drastique très-violent et peu employé aujourd'hui. On en conseille l'usage dans les hydropisies chroniques.

D. ET M. D'AD. Poudre, gr ij à vj, en pilules ou dans une potion.

BRYONE. *Bryoniæ radix. Bryonia alba.* L. Plante vivace indigène, qui croît dans les haies. P. U. La racine.

C. B. Tige herbacée, grimpante et rameuse; fleurs dioïques; fleurs mâles, 5 étam. triadelphes; fleurs femelles, ovaire globuleux; style court trifide; 3 stygmates transversaux; fruit, baie pisiforme rougeâtre.

P. P. Racine fusiforme, souvent très-grosse, couverte d'une écorce jaunâtre, épaisse et sillonée transversalement ; parenchyme charnu, compact, blanchâtre et séparé en zônes ; d'une saveur amère et nauséabonde, et d'une odeur vireuse et désagréable.

P. C. Cette racine contient une grande quantité de fécule, et un principe âcre et amer soluble dans l'eau froide, qui se perd en partie par la dessication.

U. Appliquée sur la peau, cette racine y détermine de la rubéfaction ; administrée à l'intérieur, elle peut aussi, à raison du suc âcre et irritant qu'elle renferme, provoquer des vomissemens et des déjections alvines ; mais c'est un médicament, dont l'action est inégale et dangereuse. On ne l'emploie que très-rarement, comme succédanée du jalap ou même de l'ipécacuanha.

D. ET M. D'AD. Poudre, gr x à ℈ j. *Extrait*, gr v à xv. Suc exprimé de la racine fraîche, ℥ ij à iv.

Famille des Liliacées.

C. B. (*Voyez* p. 209.)

Aloès. *Succus aloe.* Suc extracto-résineux que fournissent les feuilles de plusieurs espèces du genre Aloë, et surtout de l'*Aloe perfoliata.* Lamark et de l'*A. Spicata.* L., plantes vivaces, qui croissent en Afrique, et qu'on cultive à la Jamaïque, etc.

C. B. Racine fibreuse ; tige ou hampe recouverte d'écailles aiguës ; feuilles épaisses et succulentes, longues de 8 à 10 pouces, d'une couleur verte glauque, rassemblées à la base de la tige; fleurs rouges en épi allongé; cal. cylindrique; 6 étam.

P. P. On distingue dans le commerce trois espèces d'aloès, que l'on désigne sous les noms d'aloès soccotrin, hépatique et caballin. Le premier est en morceaux d'un brun foncé, friables, à cassure brillante et résineuse, d'une odeur analogue à celle de la myrrhe, et d'une saveur très-amère; sa poudre est d'un jaune doré très-brillant; c'est la plus pure des trois espèces; le second se reconnaît à sa couleur rouge foncée, qui se rapproche de celle du foie, à sa texture plus ferme et à son odeur un peu nauséabonde. Enfin le troisième, qui est très-impur, et qu'on n'emploie que dans la médecine vétérinaire, est d'une couleur noire et d'une odeur désagréable.

P. C. L'aloès soccotrin est composé, suivant M. Trommsdorff, de principe savonneux amer, 75; de résine, 25, et d'une trace d'acide gallique; il paraît contenir en outre un peu d'huile essentielle. Il est en partie soluble dans l'eau froide, et en totalité dans l'eau bouillante, d'où la résine se dépose par le refroidissement; il est également soluble dans l'alcool. L'aloès hépatique contient, d'après le même chimiste, principe savonneux 81,25; résine 6,25; albumine 12,50 et une trace d'acide gallique. Il n'est soluble en totalité, ni dans l'eau froide, ni dans l'eau chaude.

Prép. On l'obtient, en coupant à leur base les

feuilles de l'*Aloès*, et en les dressant dans un vase. On recueille le liquide jaunâtre qui s'écoule, et on le fait dessécher au soleil ou sur le feu. Après cette opération, on coupe les feuilles par morceaux, et on les fait bouillir dans l'eau; puis on concentre le décoctum jusqu'à consistance d'extrait sec. Il est beaucoup moins pur que le précédent.

U. A petites doses, l'aloès agit sur l'estomac comme un tonique amer; il réveille l'action de cet organe, et favorise la digestion. A plus hautes doses, il devient purgatif énergique, et porte principalement son action sur le gros intestin, qu'il irrite au point d'y déterminer une véritable fluxion. On l'emploie avec avantage, dans les cas de constipation habituelle, dépendante d'un état atonique du canal intestinal, dans la jaunisse, la chlorose, les affections scrophuleuses, etc. On met à profit son action sur le rectum pour y entretenir une irritation légère chez les personnes disposées aux congestions cérébrales. Enfin, cette même action peut se propager jusqu'à l'utérus, et exciter l'écoulement des règles. On doit éviter de l'administrer aux individus affectés d'hémorroïdes; car, il en aggrave les symptômes. On l'a conseillé comme anthelmintique.

D. ET M. D'AD. En substance, comme tonique, g^r j à iij. Comme purgatif, g^r x à ℈ j. *Teinture. P.* Gouttes xij à ℈ j. *Teinture d'aloès éthérée. E.* (aloès et myrrhe, ana ℥ j ß, safran anglais ℥ j, éther sulfurique alcoolisé ℔ j) comme stimulant, etc., ʒ ß à j ß, 2 ou 3 fois le jour. *Teinture d'aloès comp. L.* (aloès et safran, ana ℥ iij, teinture de myrrhe ℔ ij.) Mêmes doses. *Vin d'aloès. L.* (aloès ℥ viij, cannelle blanche ℥ ij, semences de cardamome et gingembre, ana ʒ j, vin ℔ vj, alcool ℔ ij), purgatif et stomachique, ʒ j à iij, 2 ou 3 fois le jour. *Pilules d'aloès et de savon. P.* (aloès ℥ ß, savon ʒ vj, huile essentielle d'anis, gouttes viij et sp. de nerprun. q. s.) g^r xv à ʒ ß. *Pilules d'aloes comp. L.* (aloès ℥ j, extrait de gentiane ℥ ß, huile de carvi gouttes xl, sirop q. s.) g^r x à xxv. *Pilules d'aloès et de quinquina. P.* (aloès 6 p., extrait de kina 3 p., cannelle 1 p., sirop d'absinthe. q. s.) g^r x à xv. *Pilules d'aloès et de myrrhe. P.* (aloès ℥ ij, myrrhe ℥ j, safran ℥ ß, sp. d'absinthe q. s.) comme cathartique, ʒ ß à ℈ ij; comme laxatif, g^r x à ℈ j. *Pil. d'aloès et d'assa-fœtida. E.* (aloès, assa-fœtida et savon ana, p. é.) g^r x ou plus, 2 fois le jour. *Pil. de Fuller. P.* (aloès ℥ j, séné ℥ ß, assa-fœtida et galbanum, ana ʒ ij, myrrhe ʒ iv, safran et macis, ana ʒ j, sulf. de fer ℥ j ß, huile de succin, gouttes viij, sirop d'armoise ℥ vj.) n° 2 de g^r iv chaque, 2 fois le jour. *Pil. d'aloès et de coloquinte. E.* (aloès et scammonée, ana 8 p., coloquinte 4 p., huile de gérofle et sulfate de potasse, ana 1 p., mucilage q. s.) g^r v à ℈ j ou plus. *Poudre d'aloès comp. L.* (aloès 3 p., résine de gaïac 2, poudre de cannelle comp. 1 p.), sudorifique, laxatif, g^r x à ℈ j. *Électuaire d'aloès comp. P.* (cannelle, macis, racine d'azaret, safran et lentisque, ana ʒ vj, aloès ℥ xij, miel ℔ iij.) Comme stomachique, ℈ j ʒ à j. *Électuaire d'aloes, de muriate de mercure et de limaille de fer* ou *Opiat mésentérique. P.* (gomme ammoniaque ℥ ß, séné ʒ vj, muriate de mercure, azarum et aloès, ana ʒ ij, poudre de scammonée comp. et rhubarbe, ana ʒ iij, limaille de fer ℥ ß, sirop de pommes comp. ℥ ij ʒ vij) apéritif, ʒ ß à ij.

Famille des Guttifèrées.

C. B. Dicotyl., polypét.; étam. hypogynes; tiges ligneuses; feuilles opposées, entières, persistantes; cal. mono ou polysépale; corolle 4 pét.; étam. indéfinies, libres ou monadelphes; ovaire uni ou multiloculaire; style simple; 1 stygmate; fruit variable.

Gomme-Gutte. *Gummi-Gutta. Cambogia.* Gomme-résine fournie par le *Garcinia cambogia.* N. *Cambogia Gutta.* L. Arbre, qui croît aux Indes-Orientales.

C. B. Cal. monosép., caduc, à 4 div.; environ 15 étam.; ovaire globuleux, libre; fleurs petites, sessiles à l'extrémité des rameaux; fruit globuleux, marqué de 8 côtes, jaune, à 8 loges monospermes, rempli d'une pulpe charnue.

P. P. Cette substance se trouve dans le commerce en masses cylindriques d'un volume variable, d'un brun jaunâtre à l'extérieur, plus foncé à l'intérieur; friable, à cassure brillante, d'une saveur d'abord faible, puis âcre; inodore, pesanteur spéc. 1,22.

P. C. Elle paraît composée de 2 p. de gomme et de 80 p. de résine. Elle est très-soluble dans l'eau, dans l'alcool et dans l'éther, qu'elle colore en jaune; dans les huiles volatiles et dans une forte dissolution d'ammoniaque et de potasse, auxquelles elle donne une teinte rouge orangée.

Prép. On l'obtient en faisant des incisions à l'écorce de l'arbre, ou en brisant ses feuilles et ses jeunes pousses. Le suc laiteux se concrète, et on le réunit en masses.

U. Purgatif drastique très-énergique : elle agit en irritant vivement le canal intestinal ; aussi, détermine-t-elle souvent des coliques et des vomissemens. On l'emploie avec avantage lorsqu'on veut obtenir une dérivation puissante, dans certains cas d'hydropisies et dans certaines affections cutanées chroniques. On peut encore l'administrer comme anthelmintique. Les médecins italiens la considèrent comme un puissant contre-stimulant.

D. ET M. D'AD. Poudre, gr ij à vj, en pilules ou dans une potion. *Pilules de gomme-gutte comp. L. E.* (gomme-gutte, extrait d'aloès, poudre de cannelle comp., ana ʒ j, savon ʒ ij), gr x à ℈ j. *Pilules de gomme-gutte et d'aloès. P.* (Aloès, gomme-gutte et gomme ammoniaque ana p. é.) gr viij à ℈ j. *Poudre de gomme-gutte. P.* (Racine de jalap 24 p., méchoacan 12, cannelle et rhubarbe ana 8, gomme-gutte 3, feuilles de soldanelle 6, semences d'anis 12) gr xv à ʒ ß ou plus.

Famille des Colchicées.

C. B. Monocotyl. ; étam. périgynes ; tiges herbacées ; feuilles alternes ; périanthe coloré à 5 div. ; 5 étam. ; 1 style trifide ou 3 styles ; 3 stygmates ; 1 ovaire à 3 loges ou 3 ovaires uniloculaires ; capsule triloculaire, déhiscente, polysperme.

COLCHIQUE D'AUTOMNE. *Colchicum autumnale.* L. Plante indigène très-commune, qui fleurit en septembre. P. U. Les bulbes.

C. B. Fleurs grandes, purpurines; cal. à tube très-long; limbe campanulé; étam. insérées au sommet du tube; capsule ovoïde; graines arillées; bulbe solide et charnu.

P. P. Bulbes ovoïdes, de la grosseur d'une noix, comprimés d'un côté, d'un tissu compact et blanc, recouverts de membranes minces et brunes; d'une odeur forte et désagréable; saveur âcre et nauséabonde.

P. C. Contient de la gomme, de l'amidon, de l'inuline, et un principe immédiat alcalin, nommé *Vératrine*, qui en est la partie active. Le vinaigre et le vin sont les meilleurs dissolvans de ce médicament.

U. Le colchique est une substance très-irritante. Administré à l'intérieur, il produit des évacuations alvines souvent accompagnées de coliques. L'absorption de ses molécules est suivie d'une augmentation très-marquée de la sécrétion urinaire, ce qui l'a fait ranger, par la plupart des auteurs, parmi les diurétiques. Il paraît aussi agir en activant l'absorption; aussi, en conseille-t-on l'usage dans les cas d'hydrothorax, d'ascite, d'anasarque, etc. On l'emploie encore avec succès dans le traitement de la goutte et du rhumatisme chronique. Ce médicament, très-employé en Angleterre, est presque inusité en France.

D. ET M. D'AD. *Vin de colchique*. *P.* (colchique 1 p., vin 16). ℈ j à ij. *Vinaigre de colchique*. *L.* (colchique ℥ j, vinaigre ℔ j, alcool ℥ j), ʒ ß à ʒ j. *Miel de colchique*. *P.* (colchique ʒ ij, eau ℔ iij, miel ℔ j ß), ʒ j à iij, 2 ou 3 fois le jour.

Oximel colchique. P. (miel 2 p., vinaigre de colchique 1 p.), ℨ j à ij. *Sirop. E.* (colchique ℥ j, vinaigre ℥ xvj, sucre ℥ xxvj), ℨ j à ℥ j, progressivement.

L'Ellébore blanc, *Veratrum album*. L., plante de la même famille que la précédente, contient également de la vératrine, et agit comme un drastique des plus violens. Son usage est presque complètement abandonné aujourd'hui. Il en est de même de la Cévadille, *Veratrum Sabadilla*. Retz, plante originaire du Mexique, dont les fruits ont été employés comme anthelmintiques. L'action de ce médicament est très-incertaine et très-dangereuse, c'est pourquoi on en a abandonné l'usage. Réduit en poudre, on s'en sert à l'extérieur pour détruire les poux, mais son application sur la tête peut être suivie de vertiges et autres symptômes fâcheux.

Vératrine, alcali végétal, découvert par MM. Pelletier et Caventou, dans la plupart des plantes de la famille des Colchicées.

P. P. Poudre blanche, inodore, mais produisant de violens éternuemens lorsqu'elle pénètre dans les fosses nasales, d'une saveur âcre et excitant la salivation.

P. C. Elle contient : carbone 66, oxigène 19, hydrogène 8, et azote 5; très-peu soluble dans l'eau, elle est soluble dans l'éther et dans l'alcool, et forme avec les acides des sels incristallisables.

U. A la dose d'un quart de grain, M. Magendie

s'en est servi avec avantage comme purgatif; à plus hautes doses, elle pourrait déterminer des vomissemens, l'inflammation de la membrane gastro-intestinale, le tétanos et la mort.

Famille des Renonculacées.

C. B. (*Voyez* page 20.)

Ellébore noir. *Hellebori nigri, vel Melampodii radix. Helleborus niger.* L. Plante vivace qui croît dans le midi de la France, et fleurit au mois de décembre. P. U. La racine.

C. B. Tige souterraine, horizontale, articulée; feuilles paraissant radicales; cal. régulier, persistant, à 5 sép.; corol. 10 à 12 pét. creux en forme de cornets; fleurs grandes, blanches, nuancées de rouge; fruit, 3 à 6 capsules.

P. P. Racine épaisse, noire à l'extérieur; blanche à l'intérieur, et donnant attache à des fibres radicales; sa saveur est d'abord âcre et amère, puis semble engourdir la langue; son odeur est nauséeuse.

P. C. Elle contient: 1° une huile volatile; 2° une huile grasse un peu âcre; 3° une matière résineuse; 4° un acide volatil odorant; 5° un principe amer, de la cire, etc. L'eau et surtout l'alcool s'emparent de ses principes actifs, qui se perdent en grande partie par une ébullition prolongée.

U. L'action locale de l'ellébore est très-irritante; son principe volatil paraît agir d'une manière spéciale sur le système nerveux. C'est un purgatif drastique qu'on emploie dans les hydropisies et certaines maladies de la peau. On en conseille aussi l'usage comme emménagogue. L'administration de cette substance exige beaucoup de précaution.

D. ET M. D'AD. Comme purgatif, poudre gr x à ℈ j. *Extrait*, gr x à xv. *Extrait d'après la méthode de Bacher.* (ellébore 4 p., carbonate de potasse 1, alcool et vin ana 16 p.) même dose. *Teinture. P.* ʒ ß à j. Comme emménagogue, poudre, gr ij à vj, 2 ou 3 fois le jour. *Pilules de Bacher. P.* (extr. d'ellébore de Bacher et de myrrhe ana 8 p., feuilles de chardon bénit pulvérisées, 3 p.) gr j à ij.

L'ELLÉBORE VERT, *Helleborus viridis.* L., et l'ELLÉBORE FÉTIDE, *H. fœtidus.* L., jouissent de propriétés analogues, et étaient jadis employés aux mêmes usages.

Famille des Scrophulariées.

C. B. (*Voyez* page 144),

GRATIOLE. *Gratiolæ herba. Gratiola officinalis.* L. Plante indigène vivace, qui croît dans les lieux humides. P. U. Toute la plante.

C. B. Tige dressée, paraissant rompue à chaque paire de feuilles, qui sont opposées et sessiles; fleurs solitaires, blanches rosées, accompagnées de deux bractées; corol. bilabiée; 4 étam. dont deux avortées; fruit ovoïde, glabre.

P. P. Saveur fade, un peu amère et nauséeuse; odeur presque nulle.

P. C. Cette plante contient, une matière très-amère, résinoïde, soluble dans l'eau et dans l'alcool, et qui paraît être le principe actif; une matière azotée, des sels à base de potasse, de soude, etc.

U. Cette substance est éminemment âcre et purgative. Elle est ordinairement employée dans la médecine populaire comme purgatif. On en a conseillé l'usage comme anthelmintique.

D. ET M. D'AD. Poudre, g^r x à ʒ ß. Infusion, ʒ j à iij par ℔ j d'eau. *Extrait*, ʒ ß à j. En lavement, ʒ iij à iv.

Famille des Euphorbiacées.

C. B. (*Voyez* page 121).

Huile de croton tiglium. Huile grasse, retirée par expression des semences du *Croton tiglium*, arbrisseau qui croît aux Indes-Orientales.

P. P. Les graines sont ovales, oblongues, presque quadrangulaires, de 5 à 6 lignes de longueur, et recouvertes d'un épiderme jaunâtre; leur surface est noire et unie. Lorsqu'elles sont mondées de leur enveloppe, on y remarque plusieurs nervures saillantes, qui s'étendent de l'ombilic au sommet de la graine; les deux latérales sont les plus apparentes; leur saveur est très-âcre. L'huile qu'on en retire est d'un jaune-orangé; d'une saveur piquante et chaude; d'une odeur *sui generis* et désagréable.

P. C. D'après M. Nimmo, cette huile contient :

huile fixe douce 55 ; principe âcre purgatif, nommé *Tigline*, 45 ; cette dernière substance a beaucoup d'analogie, suivant M. Paris, avec l'*Elatine* ; elle est insoluble dans l'eau; soluble dans l'alcool, dans l'éther, dans les huiles fixes et volatiles. Elle rougit légèrement la teinture de tournesol. M. Brandes a trouvé, que les semences du croton tiglium contiennent : 1° une huile volatile ; 2° un acide particulier, qu'il nomme *Crotonique*, qui est très-volatil, et d'où paraissent dépendre les propriétés actives de l'huile ; cette substance est probablement la même que la tigline, dont nous venons de parler ; 3° une substance qui paraît alcaline ; 4° un principe colorant ; 5° de la stéarine ; 6° de la cire ; 7° une matière résineuse ; 8° de l'inuline ; 9° de la gomme ; 10° du gluten ; 11° de l'adragantine ; 12° de l'albumine ; 13° de l'amidon, et 14° des sels terreux.

U. Il paraît qu'à petites doses, cette huile est absorbée, et agit sur les intestins par suite de son influence sur le système nerveux. Elle détermine ainsi des évacuations alvines plus ou moins abondantes. Cet effet a lieu également, soit qu'on l'introduise dans l'estomac, soit qu'on l'injecte dans les veines. L'action générale de cette substance, paraît aussi activer la sécrétion de l'urine, et déterminer le diaphorèse. A plus hautes doses, elle agit directement et immédiatement sur la membrane muqueuse intestinale, et y produit une inflammation. Ce médicament est employé avec avantage dans les cas de constipation opiniâtre ; quand les autres drastiques ont été administrés sans effet ; lorsqu'il est nécessaire d'obtenir des résultats très-prompts, ou qu'il existe un obstacle quelconque à l'emploi d'un purgatif ordinaire, comme il arrive dans les cas de tétanos, de manie, etc.

D. ET M. D'AD. Gouttes j à iij, dans ℥ ß de sirop. A l'extérieur, en friction autour de l'ombilic, gouttes iv.

On a souvent confondu avec les graines du *Croton tiglium* celles du *Jatropha Curcas*. L., sous le nom de Pignons d'Inde ou noix des Barbades; mais elles en diffèrent essentiellement. En effet, elles sont d'un brun noirâtre, unies et ternes. La face extérieure est bombée, arrondie, offrant un angle légèrement saillant au milieu. A la face interne, on observe un autre angle plus marqué. L'amande est couverte d'un pellicule blanchâtre ; sa robe est composée de deux couches; l'une, spongieuse, blanchâtre ; l'autre, dure, compacte et brunâtre. Ces semences sont également douées des propriétés irritantes, qui les rendent drastiques et émétiques.

Le *Jatropha multifida* et le *J. gossypifolia*. L., agissent de la même manière, et ne sont guère employées en France.

L'EPURGE, *Catapucia minor*. *Euphorbia lathyris*. L., plante bisannuelle indigène, contient, comme la plupart des autres Euphorbiacées, un suc âcre et irritant. Depuis long-temps les habitans des campagnes employaient la racine et les feuilles de cette plante comme purgatif drastique ; mais leur usage n'est pas sans danger. L'huile qu'on retire de ces semences vient d'être employée par MM. Frank et Caldérini avec beaucoup de succès. Elle est incolore, transparente, inodore et presque sans saveur. Ils pensent qu'elle peut remplacer avantageusement l'huile de croton tiglium. En effet, à la dose de six à huit gouttes, elle produit des évacuations alvines. Lorsqu'elle devient rance, elle occasionne des coliques. Son administration est très-facile, à cause de son peu de saveur et de la petite quantité qu'il est nécessaire d'employer. On peut la donner dans un véhicule quelconque, en pilules ou en tablettes.

L'Euphorbe des pharmacies est le suc concret qu'on retire de l'*Euphorbia officinarum*, L., et de quelques autres espèces voisines, qui croissent en Afrique. Ce suc se trouve, dans le commerce, sous formes de larmes irrégulières, jaunes à l'extérieur, blanches à l'intérieur, d'une saveur d'abord faible, et qui devient bientôt âcre et brûlante. Il est formé : de résine 60 ; cire 14; malate de chaux 12; malate de potasse 1; huile volatile 8, etc. L'extrême âcreté de cette substance empêche de l'administrer à l'intérieur. On ne l'emploie guère aujourd'hui qu'à l'extérieur, comme rubéfiant. Elle entre dans la composition de quelques emplâtres irritans.

Famille des Rhamnées.

C. B. (*Voyez* page 94).

Nerprun. *Rhamni cathartici baccæ. Rhamnus ca-*

*tharticus.** L. Arbrisseau indigène, très-commun dans les bois et dans les haies. P. U. Les fruits.

C. B. Feuilles opposées, ovales, aiguës, cordiformes; fleurs dioïques, petites, verdâtres; cal. tubuleux à 4 div.; corol. à 4 pétal. très-petits et linéaires; fl. mâles, 4 étam. et un pistil rudimentaire; fl. femelles, ovaire globuleux, à 4 loges monospermes; 4 stygmates; fruit globuleux contenant 3 nucules.

P. P. Les baies du nerprun sont pisiformes, brillantes, marquées d'un point brillant au centre, noirâtres, contenant une pulpe verte, d'une saveur amère et désagréable, et d'une odeur nauséabonde.

P. C. Le suc exprimé des baies du nerprun paraît contenir un principe colorant particulier, nommé *Vert de vessie*, très-employé en peinture, de l'acide acétique libre, du mucilage, une matière azotée et du sucre. Schwilgué en a extrait une matière extractive oxigénée, qui possédait toutes les propriétés de ces fruits.

U. Purgatif très-énergique dont l'opération s'accompagne souvent de coliques violentes, de sécheresse de la bouche, de soif et des autres symptômes d'une vive irritation de la membrane muqueuse gastro-intestinale. Ce médicament ne convient guère qu'aux personnes robustes et difficiles à purger. On l'a beaucoup vanté dans le traitement de l'hydropisie.

D. ET M. D'AD. Baies fraîches ou conservées n° vj à xx, Décoction, n° vj à xx par ℔ ij d'eau. *Sirop. P.* ℥ ß à ij.

Sirop de nerprun. L. (suc exprimé de nerprun ℔ ij, gingembre contus et piment ana ℥ ß, sucre blanc ℔ iij) ℥ ß à j. *Rob*, ℈ j à ʒ j ß. *Suc exprimé*, ʒ ij à iv.

Famille des Polygonées.

C. B. (*Voyez* page 47).

Rhubarbe. *Rhei radix.* Racine de diverses plantes du genre *Rheum*. La rhubarbe de la Chine ou de Moscovie provient du *R. palmatum*. L., la rhubarbe ondulée du *R. ondulatum*. L., et la rhubarbe compacte du *R. compactum*, plantes vivaces, originaires de la Chine et de la Tartarie.

C. B. Feuilles très-grandes ; fleurs disposées en panicules rameuses ; cal. à 5 ou 6 div. ; 9 étam. ; 5 stygmates simples, presque sessiles ; akène à trois angles saillans.

P. P. La rhubarbe, dite de Moscovie, qui vient de la Chine par la Sibérie, et qui est la plus estimée, se trouve dans le commerce en morceaux arrondis, un peu aplatis, pesans, percés d'un trou ; d'une couleur jaune ; d'une cassure compacte, marbrée de blanc, de jaune et de rouge ; elle se réduit facilement en une poudre jaune fauve, sa saveur est amère et astringente et son odeur particulière ; elle croque sous la dent. La rhubarbe des Indes est d'une texture plus compacte et plus grossière, d'une couleur plus foncée et d'une saveur plus désagréable.

La rhubarbe que l'on cultive en France est beaucoup moins estimée que les précédentes ; elle est moins pesante et d'un tissu plus fin; elle est ridée à l'extérieur, et sa saveur est moins amère.

P. C. D'après M. Henry, la rhubarbe de la Chine contient : 1° un principe particulier, d'une couleur jaune, d'une saveur amère et âpre, d'une odeur nauséeuse, assez analogue au tannin ; insoluble dans l'eau froide, soluble dans l'eau bouillante, l'alcool et l'éther; 2° une petite quantité d'huile grasse ; 3° de la gomme; 4° de l'amidon ; 5° du ligneux et des sels et notamment de l'acétate de chaux, qui forme à lui seul le tiers du poids de cette substance. M. Henderson y avait signalé l'existence d'un acide particulier, qu'il nomme *Rheumique ;* mais qui, d'après les expériences de M. Lassaigne, n'est que de l'acide oxalique. La rhubarbe de France renferme plus de tannin et de mucilage. L'alcool dissout 2,7 sur 10 p. de rhubarbe; l'eau bouillante en dissout presque la moitié ; mais elle perd ses propriétés purgatives par la décoction, et devient alors plus amère et plus astringente.

U. La rhubarbe est à la fois tonique et purgative. A petites doses, elle agit seulement comme astringente ; mais à hautes doses, elle détermine d'abord les phénomènes de la purgation, et ensuite agit à la manière des toniques. On l'emploie avec beaucoup de succès dans les cas de faiblesse de l'estomac, d'inappétence, de diarrhée, etc. C'est un purgatif très-doux, que l'on administre souvent aux enfans. La rhubarbe indigène est beaucoup moins active que celle de la Chine.

D. ET M. D'AD. Poudre, comme tonique gr v à x; comme purgatif, gr xviij à ℈ ij ou plus. *Tablettes de rhubarbe. P.* (chaque tablette de gr vij contient gr j de rhubarbe). *Extrait aqueux. P.* gr v à x, comme tonique. *Extrait alcoolique. P.* gr viij à ʒ ß, comme purgatif. *Infusion de rhubarbe. L.* (rhubarbe ʒ ij, eau bouillante ℔ j), ℥ ij à iv. *Sirop de rhubarbe. P.* ʒ ij à ℥ j ß. *Sirop de rhubarbe ou de chicorée composé. P.* (contenant environ 1/19 de rhubarbe), ʒ j à ℥ j. *Vin de rhubarbe. E.* (rhubarbe ℥ ij, cannelle ʒ j, alcool ℥ ij, vin ℥ xv), ℥ ß à ij. *Teinture de rhubarbe comp. L.* (rhubarbe ℥ ij, réglisse ℥ iv, gingembre et safran ana ʒ ij, eau ℥ xij, alcool ℔ ij), ℥ ß à ℥ j ß. *Teinture de rhubarbe et de gentiane. E.* (rhubarbe ℥ ij, gentiane ℥ ß, alcool faible ℔ ij), comme tonique, ʒ ij à viij; comme purgatif, ℥ ß à ℥ j ß. *Teinture de rhubarbe et d'aloès. E.* (rhubarbe ʒ x, aloès ʒ vj, semences de cardamome ʒ iv, alcool faible ℔ ij ß), ʒ iij à ℥ j. *Pilules de rhubarbe comp. L.* (rhubarbe ℈ ij, aloès ʒ ß, myrrhe ℈ j, huile de menthe poivrée gouttes iij).

La racine de RHAPONTIC, *Rheum Rhaponticum*. L., plante très-voisine de la précédente, est employée dans les mêmes cas; seulement, comme elle est plutôt tonique que purgative, il faut en administrer de plus fortes doses pour produire des évacuations.

Famille des Légumineuses.

C. B. (*Voyez* page 37).

SÉNÉ. *Sennæ folia, folliculi. Cassia acutifolia.* Delile. *C. Senna,* variété, *α.* L. Petit arbuste, qui croît abondamment en Égypte. P. ♄. Les feuilles et les gousses.

C. B. Tige de 2 à 3 pieds de haut, dressée, rameuse; feuilles pinnées, composées de 4 à 8 paires de folioles; cal. coloré, 5 div. caduques; corol. régulière, 5 pét.; étam. diclinées, libres; gousses aplaties, elliptiques, bivalves, à plusieurs graines; fleurs jaunes en épis axillaires.

P. P. Les feuilles sont ovales, aiguës, lancéolées, d'une couleur grise verdâtre; d'une odeur qui n'est pas désagréable et d'une saveur amère et visqueuse. Les gousses ou follicules sont très-plates, ovales, contenant trois ou quatre graines, dans autant de loges, glabres, d'une couleur verte tirant sur le roux; leur odeur et leur saveur se rapprochent beaucoup de celles des folioles.

P. C. D'après M. Lassaigne et Feneulle, cette substance se compose: 1° de chlorophylle; 2° d'huile grasse peu abondante; 3° d'albumine; 4° d'une matière qu'ils ont nommée *Cathartine*, et qui paraît être le principe actif du séné; elle est incristallisable, d'un jaune rougeâtre, d'une odeur particulière, d'une saveur amère et nauséabonde, soluble dans l'eau et dans l'alcool, mais insoluble dans l'éther; 5° d'un principe colorant jaune; 6° d'acide malique; 7° de sels à base de potasse et de chaux, etc. L'eau et l'alcool s'emparent des principes actifs de cette plante.

Subs. incomp. Les acides forts, les carbonates alcalins, l'eau de chaux, le nitrate d'argent, l'acétate de plomb, l'émétique et l'infusion de quinquina jaune.

U. Purgatif assez énergique, qui paraît agir en

irritant la membrane muqueuse gastro-intestinale comme le prouvent les coliques et les nausées qu suivent assez souvent son administration. C'est pou remédier à cet inconvénient, que les praticiens an glais ont coutume de joindre à ce médicament un substance aromatique, telle que le gingembre, l carvi, le cardamone, etc. Le séné est très-employé.

D. ET M. D'AD. Poudre (rarement), ℈ j à ʒ j. Infusion ʒ ij à vj pour ℥ vj d'eau froide ou chaude. *Infusion. L* (feuil. de séné ℥ j ß, gingembre contus ʒ j, eau bouillante ℔ j), ℥ ij à iv. *Potion purgative. P.* (feuil. de séné sulfate de soude ana ℥ ß, semences d'anis et de coriandr ana ʒ j, feuil. de cerfeuil et de potérium sanguisorba, an ℥ ß, eau froide ℔ ij, citron n° j). *Potion purgative commune. P.* (feuil. de séné, sulfate de soude, ana ʒ ij, rhubarde ʒ ß, manne ℥ j ß et eau q. s., pour faire une potio de ℥ v. *Infusion de séné comp. E.* (tamarins ℥ j, séné ʒ j semences de coriandre ʒ ß, sucre ℥ ß, eau bouillant ℥ viij) mêmes doses. *Teinture. P.* ʒ j à ij. *Teinture. L* (séné ℥ iij, semences de carvi ʒ iij, semences de cardamome ʒ j, raisins secs ℥ iv, alcool ℔ ij), ʒ ij à iv. *Teint de séné comp. E.* (séné ℥ ij, jalap ʒ j, semences de coriandr ℥ ß, alcool ℔ iij ß), mêmes doses. *Sirop de séné L.* (feuil. d séné ℥ ij, fenouil ℥ j, manne ℥ iij, sucre et eau ana ℔ j ʒ ij à v ou plus. *Sirop de séné ou de pommes comp. P.* (sén ℔ ß, fenouil ℥ j, gérofle ʒ j, suc de pommes ℔ iv, su de bourrache et de buglosse ana ℔ iij, etc. : le séné y entre pour 1/14), ℥ ß à ij. *Confection. E.* (feuil. de séné ℥ viij figues ℔ j, pulpe de tamarins, de casse et de pruneaux, an ℔ ß, semences de coriandre ℥ iv, réglisse ℥ iij, sucr

℔ ij ß, eau q. s.), ʒ j à iv. *Électuaire de séné. P.* (à peu près la même composition que la confection : le séné y entre pour à peu près 1/10), ʒ iv à ℥ j.

On trouve souvent mêlées avec les feuilles et les follicules du séné, que nous venons de décrire, celles du *Cassia senna*. L. Var. ß., *C. obovata*. Colladon, et celles du *C. lanceolata*. Forskal, qui se rapprochent beaucoup du précédent, et jouissent à peu près des mêmes propriétés quoique moins énergiques. Enfin, on y mêle encore par fraude les feuilles du Buis, *Buxus semper virens*. L., du *Cynanchum arguel*. Delille, et celles du Baguenaudier, *Colutea arborescens*. L. Ces sophistications offrent peu d'inconvéniens, car ces plantes jouissent aussi de propriétés purgatives bien caractérisées.

La Globulaire-turbith, *Globularia alypum*. L., plante indigène de la famille des Globulariées, jouit de propriétés purgatives très-marquées. M. Loyseleur-Deslonchamps l'a employée avec succès comme purgatif doux, et l'a proposée comme le meilleur succédané du séné. Ce sont les feuilles qu'on emploie en décoction à la dose de ʒ ij à vj. La Globulaire vulgaire, *G. Vulgaris*. L., peut être employée aux mêmes usages. Ces plantes ne sont guère usitées à Paris.

L'Agaric blanc ou de Mélèse, *Boletus Laricis*. L., plante de la famille des Champignons, croît sur le mélèse; sa saveur est fade et amarescente; il est inodore, et contient beaucoup de matière mucilagineuse amère et de résine. C'est un purgatif drastique très-violent, dont l'usage est presque abandonné aujourd'hui.

La racine de l'Iris de Florence, *Iris Florentia*. L., de la famille des Iridées, se trouve dans le commerce en morceaux irréguliers, tortueux, blancs, d'un tissu compact et féculent, d'une odeur de violette, et d'une saveur douce et aromatique. C'est un purgatif assez énergique, dont l'usage est abandonné aujourd'hui. On l'employait autrefois comme béchique et sialalogue : c'est avec cette racine que l'on fait les pois à cautère.

L'Eupatoire, *Eupatorium cannabinum*. L., plante vivace, indigène, de la famille des Synanthérées, fournit encore à la thérapeutique un purgatif tonique assez puissant; c'est la racine qu'on emploie. On l'administre en infusion dans de l'eau ou dans du vin.

Les Fleurs du pêcher, *Amygdalus Persica*. L., arbre, de la famille des Rosacées, sont également purgatives. On les donne en infusion à la dose de ʒ ij à vj. On en prépare un sirop, très-employé pour purger les enfans (ʒ j à ij), et comme excipient d'autres purgatifs.

CHAPITRE X.

MÉDICAMENS LAXATIFS.

Le nom de laxatif (de *laxare*, relâcher) a été pendant long-temps employé pour désigner indistinctement tous les médicamens qui purgent doucement; mais, à l'exemple de M. Barbier, nous ne le donnerons qu'aux substances qui peuvent déterminer des évacuations alvines, par suite de l'action relâchante qu'elles exercent sur la surface interne des intestins; tandis que les purgatifs, comme nous l'avons dit page 341, ne produisent cet effet qu'en raison de leur action irritante.

L'administration d'un médicament laxatif, n'est pas suivie de ce sentiment de chaleur interne, qui accompagne l'usage d'un purgatif. Arrivé dans l'estomac, il n'est pas transformé en chyle par l'action de cet organe; mais il agit à la manière des émolliens, et détermine de la gêne et un sentiment d'anxiété à la région épigastrique. Son passage dans le tube intestinal occasionne les mêmes phénomènes; partout, il paraît agir comme un corps étranger, dont la présence fatigue les organes; aussi bientôt le mouvement péritaltique s'accélère, et il est porté au-dehors avec les autres matières contenues dans les intestins. L'usage prolongé des laxatifs, au lieu de déterminer l'inflammation de la membrane muqueuse gastro-intestinale, comme peut le faire celui des purgatifs, occasionne l'affaiblissement de l'estomac, l'anorexie, le ralentissement de la digestion, et même la diarrhée; symptômes que l'on fait cesser par l'administration de certains excitans ou toniques.

Les effets généraux qui dépendent de l'action immédiate des laxatifs les distinguent également des purgatifs ; car au lieu de stimuler tous nos organes, ils agissent à la manière des tempérans et des émolliens, dont nous parlerons dans les chapitres XI et XII. Suivant la manière d'administrer ces substances, elles peuvent n'exercer qu'une action locale, ou bien ne pas changer sensiblement l'état des organes avec lesquels on les met en conta[illegible] mais agir sur l'économie en général. En effet que l'on donne un médicament laxatif en subs[illegible] ou dans une très-petite quantité de véhicule, il occasionnera des évacuations, sans déterminer de phénomènes généraux d'une manière immédiate; tandis que si on le dissout dans une très-grande portion d'eau, son action locale sera très-peu marquée, et il portera plus spécialement son influence sur l'économie en général; aussi pourrait-on dire avec M. Barbier, que les émolliens ne sont que des laxatifs qui ont perdu leur pouvoir dans les voies digestives.

La plupart des laxatifs sont fournis pas le règne végétal ; cependant, on emploie aussi comme tels, des substances animales et minérales. Les laxatifs de nature végétale sont formés d'une matière sucrée, de mucilage et d'une huile grasse; ils sont inodores, d'une saveur sucrée, fade ou acidule, et cèdent leurs principes médicamenteux à l'eau.

D'après ce que nous avons dit plus haut sur l'action de ces médicamens, il est évident que leur usage doit être préférable à celui des purgatifs toutes les fois que l'on veut déterminer des évacuations alvines pendant le cours d'une affection inflammatoire, dont l'intensité pourrait être augmentée par toute cause d'excitation; mais, par la même raison, ils ne sont pas propres à occasioner tous les effets secondaires que nous avons indiqués en traitant des purgatifs, et qui dépendent de l'irritation que ces médicamens produisent sur la surface muqueuse gastro-intestinale.

En général, on les administre dissouts dans une petite quantité d'eau, et il est quelquefois bon de leur associer une substance légèrement excitante pour faciliter leur action.

Sous-carbonate de magnésie. *Magnesia alba.*

P. P. Substance blanche, douce au toucher, très-légère, inaltérable à l'air, inodore et insipide ; elle se trouve en général, dans le commerce sous forme de pains.

P. C. Ce sel, insoluble dans l'eau, est soluble

dans l'acide carbonique. Calciné, il perd son acide carbonique, et se transforme en oxide de magnésium, qui porte, dans le commerce, le nom de *Magnésie calcinée,* verdit le sirop de violettes, et attire l'acide carbonique de l'atmosphère. On reconnaît que la magnésie est parfaitement privée d'acide carbonique, lorsqu'elle ne fait plus effervescence en se dissolvant dans un acide étendu d'eau.

Prép. En décomposant le sulfate de magnésie par le sous-carbonate de potasse.

U. On préfère, en général, la magnésie privée d'acide carbonique par la calcination au sous-carbonate; car ce dernier, en se combinant avec les acides qui se trouvent dans l'estomac donne lieu au dégagement d'une grande quantité de gaz acide carbonique. Administrée à hautes doses, elle agit comme laxatif; mais c'est ordinairement en petites quantités qu'on l'emploie, dans l'intention de neutraliser une partie des acides qui se forment dans l'estomac dans les cas de flatulence ou d'aigreurs, etc. Elle peut être aussi très-utile dans les cas d'empoisonnement par les acides, en les neutralisant dans l'estomac. Les yeux d'écrevisses, les coquilles d'huîtres calcinées, la craie, etc., sont également employés dans ces cas. Enfin, on a conseillé l'usage de la magnésie, comme pouvant prévenir la formation des calculs d'acide urique.

D. et M. d'ad. Comme laxatif, ʒ iij à vj ; comme absorbant ou antiacide, g^r vj à ℈ j. *Tablettes de magnésie. P.* (magnésie 1 p., sucre 4 p., mucilage de gomme adragant

q. s.) *Tablettes de magnésie et de cachou*; (*Voyez* page 39).

Tartrate acide de potasse. *Crême de tartre. Tartras acidulus potassæ*, sel qui existe dans le raisin, les tamarins, etc.

P. P. Cristallise en prismes tétraèdres très-courts, inaltérables à l'air ; il est incolore, inodore, et d'une saveur légèrement acide.

P. C. La crême de tartre du commerce contient à peu près 8/100 de tartrate de chaux et autres matières insolubles. Elle est soluble dans 15 p. d'eau bouillante et 60 d'eau froide ; cette solution se décompose promptement par l'action de l'air. Ce sel est insoluble dans l'alcool. Lorsqu'on le fait bouillir avec une certaine quantité d'acide borique ou de borax, il devient soluble dans 3 p. d'eau froide et 2 d'eau bouillante ; cette préparation porte le nom de *Crême de tartre soluble*.

Subs. incomp. Les sels de chaux, de plomb, les acides forts, etc.

Prép. En purifiant par des cristallisations répétées le *tartre brut*, qui se dépose pendant la fermentation du mou de raisin.

U. L'action de cette substance varie suivant la dose à laquelle on l'administre ; en petite quantité, elle est absorbée, et n'occasionne que les effets de la médication tempérante. Aussi l'emploie-t-on de cette manière dans la jaunisse, dans les embarras gastriques, pendant le cours des fièvres, etc. A plus hautes doses, elle agit principalement sur la membrane muqueuse intestinale, et détermine des évacuations alvines, surtout lorsqu'on l'administre en poudre.

D. ET M. D'AD. Comme tempérant, en limonade (ʒ ij à ℥ j par ℔ j d'eau), un verre toutes les deux heures. Poudre, gr x à xv. Comme laxatif, poudre, ʒ j à ij.

Famille des Euphorbiacées.

C. B. (*Voy.* page 121).

HUILE DE RICIN OU DE PALMA CHRISTI. *Ricini seu palmæ christi oleum.* Huile grasse qu'on retire des semences du *Ricinus communis.* L., plante originaire de l'Inde et de l'Afrique, cultivée en France, où elle est annuelle.

C. B. Tige dressée, rameuse, fistuleuse, glauque et rougeâtre; feuilles alternes, palmées à 7 ou 9 lobes; fleurs monoïques, réunies en grappes; fleurs mâles, cal. 5 div.; étam. très-nombreuses, polyadelphes; fleurs femelles, cal. à 5 div. caduques; ovaire libre, globuleux à 3 côtés et à 3 loges; 1 style très-court; 3 stygmates; fruit, capsule à 3 côtes saillantes et couvertes d'épines.

P. P. Les amandes du ricin sont ovales, aplaties, de la grosseur d'un haricot. L'huile qu'on en retire est d'une couleur jaunâtre, épaisse, visqueuse, inodore, d'une saveur douce, suivie d'un arrière-goût âcre : elle ne se congèle que beaucoup au-dessous de 0°. Sa pesanteur spécifique est plus grande que celle des autres huiles fixes.

P. C. Sa composition est analogue à celles des autres huiles fixes. On n'a pu jusqu'à présent isoler le principe actif, qui, d'après MM. Boutrou et Charlard, paraît résider dans le périsperme de la graine, et non dans l'embryon ni dans l'enveloppe corticale. Cette huile rancit très-facilement, et devient alors très-âcre ; elle est soluble en totalité dans l'alcool.

Prép. Il existe plusieurs procédés pour extraire l'huile de ricin; on doit préférer l'expression à froid; car il résulte des expériences des savans que nous venons de citer, que c'est la chaleur qui développe dans cette huile l'âcreté qui la rend impropre aux usages médicinaux.

U. L'huile douce de ricin est un laxatif très-doux, qui agit à peu près comme l'huile d'amandes douces, et sans irriter la membrane muqueuse gastro-intestinale ; mais lorsqu'elle est âcre, elle devient violemment purgative, et détermine une irritation plus ou moins vive du canal intestinal. On ne doit employer que l'huile douce : elle est très-usitée, comme purgatif léger, lorsqu'on a à redouter les effets d'une substance irritante, dans les coliques, la dyssenterie, la hernie étranglée. On s'en sert encore avec beaucoup d'avantage pour combattre la présence des vers intestinaux et surtout celle du ténia.

D. et M. d'ad. ℥ ß à ij avec partie égale de sirop, ou

suspendue dans un véhicule aqueux au moyen du jaune d'œuf.

Famille des Légumineuses.

C. B. (*Voyez* page 37).

Casse. *Cassiæ pulpa. Cassia fistula.* L. Arbre originaire de l'Égypte et de l'Inde, et naturalisé en Amérique. P. U. La pulpe du fruit.

C. B. Feuilles grandes, composées de 5 à 6 paires de folioles ovales, aiguës, longues de 3 à 5 pouces; fleurs grandes, jaunes, en grappes pendantes à l'aisselle des feuilles; cal. à 5 div. profondes, caduques, corol. 5 pétal. inégaux, 10 étam. libres; fruit, gousse divisée en un grand nombre de loges monospermes et remplies de pulpe.

P. P. Le fruit du cassier est un légume cylindrique, de 1 à 2 pieds de long, de la grosseur du pouce, d'une couleur noire, marqué d'une sorte de bande longitudinale sur chaque suture, partagé à l'intérieur par des cloisons horizontales en un grand nombre de loges, contenant chacune une graine ovale, aplatie, lisse et très-dure, nichée dans une matière pulpeuse. Ces fruits portent en pharmacie le nom de *Casse en bâtons*. La pulpe, seule partie qu'on emploie aux usages médicinaux, est d'une couleur brune très-foncée, d'une odeur très-faible et d'une saveur sucrée, mucilagineuse et aigrelette.

P. C. La pulpe de casse est composée d'un principe extractif, de sucre, de gélatine, de gluten, de gomme et d'une matière parenchymateuse. Elle est presque entièrement soluble dans l'eau ; l'alcool et l'éther sulfurique dissolvent aussi quelques-uns de ses principes.

SUBS. INCOMP. La solution aqueuse de casse, qui est d'une couleur brune rougeâtre, est troublée par l'addition de l'alcool. L'acide hydrochlorique y occasionne un précipité abondant.

PRÉP. On fend le légume, dans sa longueur et on ratisse l'intérieur des loges ; on obtient ainsi la *Casse en noyaux ;* en passant la pulpe ainsi obtenue à travers un tamis de crin, on a la *Casse mondée.*

U. Cette substance est laxative et en même temps tempérante. Son usage convient lorsque, dans le cours d'une phlegmasie, on veut entretenir la liberté du ventre : elle agit très-doucement, mais elle donne lieu quelquefois à des coliques et à des flatuosités. C'est un laxatif très-convenable pour les enfans et pour les femmes délicates et excitables ; mais il faut s'en abstenir pour les individus hypocondriaques, et dans les affections atoniques.

D. ET M. D'AD. Pulpe mondée, ℥ j à ij. Décoction, ℥ ij à iij par ℔ ij d'eau. *Extrait*, ℥ ß à j. *Conserve. P.* (pulpe de casse 160 p., sirop de violettes 120, sucre 30), ℥ ß à j. *Confection. L.* (pulpe de casse ℔ ß, manne ℥ ij, tamarin ℥ ij, sirop de roses ℔ ß), mêmes doses. *Électuaire*, mêmes doses.

TAMARIN. *Tamarindorum pulpa. Tamarindus indica.* L. Arbre originaire de l'Égypte et des Indes-Orientales. P. U. La pulpe des fruits.

C. B. Feuilles pinnées sans impaire, composées de 10 ou 15 paires de folioles; fleurs d'un jaune verdâtre, en grappes pendantes à l'extrémité des rameaux; cal. turbiné à 4 lobes caducs; corol. 3 pét.; 3 étam. monadelphes à la partie inférieure; ovaire étroit, falciforme; fruit, gousse épaisse, recourbée sur elle-même, étranglée de distance en distance et remplie de pulpe au milieu de laquelle se trouvent des semences aplaties et irrégulièrement quadrilatères.

P. P. Substance pulpeuse, gluante, d'un brun rougeâtre, inodore, d'une saveur acide très-prononcée, et contenant les semences et des débris de fibres végétales.

P. C. Cette pulpe contient: 1° de l'acide citrique; 2° du tartrate acide de potasse; 3° de l'acide tartarique; 4° de l'acide malique; 5° du sucre; 6° de la gomme; 7° de la gelée; 8° enfin d'une grande quantité d'amidon et d'eau. On y trouve aussi quelquefois un peu de cuivre, qui paraît provenir des vases dans lesquels on l'a préparée.

Subs. incomp. Les sels à base de potasse, les carbonates alcalins, l'eau de chaux, l'émétique, etc.

Prép. On dépouille les fruits murs de leur enveloppe ligneuse, et on fait évaporer doucement la partie pulpeuse dans des bassines de cuivre sur un feu modéré.

U. L'acidité, qui prédomine dans la pulpe du tamarin, la rapproche des médicamens tempérans et rafraîchissans. La simple infusion de cette substance dans l'eau forme une boisson très-agréable et très-utile dans les maladies fébriles; mais si on la fait bouillir, et qu'on en augmente la dose, elle agit alors sur le canal intestinal, qu'elle sollicite doucement, et provoque ainsi des évacuations alvines. Elle est donc à la fois rafraîchissante et légèrement purgative. On l'emploie avec avantage de cette dernière manière, dans les cas où l'on désire obtenir un effet laxatif sans irriter la membrane muqueuse intestinale.

D. ET M. D'AD. Infusion, comme tempérant, ℥ j par ℔ ij d'eau. Décoction, comme laxatif, ℥ ij dans ℔ ij. En bols, ʒ j à iv. *Infusion de tamarin avec le séné. E.* (tamarin ℥ j, séné ʒ j, coriandre ʒ ß, eau ℥ viij), ℥ ij, à iv.

Famille des Jasminées.

C. B. Dicotyl. monopét.; étam. hypogynes; tiges ligneuses; feuilles opposées, ponctuées à leur face inférieure; cal. 4 ou 5 div.; 2 étam.; ovaire libre, biloculaire; 1 style; 1 stygmate bilobé; fruit, capsule à 2 loges ou baie contenant de 1 à 4 nucules.

*

MANNE. *Manna.* Suc épaissi, fourni par le *Fraxinus ornus.* L., et le *F. Rotundifolia.* Lamark., arbres qui croissent en Italie, surtout dans la Calabre et en Sicile.

C. B. Feuilles imparipinnées, composées de 7 ou 9 folioles; cal. très-petit, 4 div.; corol. 4 div. linéaires; capsule étroite, alongée; fleurs blanches en panicule rameuse à l'extrémité des rameaux.

P. P. On distingue dans le commerce trois espèces de mannes : 1° la *Manne en larmes* est en grains arrondis, solides, légers, d'une couleur blanche, d'une saveur sucrée et presque pas nauséabonde, surtout lorsqu'elle est récente; 2° la *Manne en sorte* est en grumeaux formés de larmes réunies par un suc brunâtre; sa couleur est jaunâtre et sa saveur est moins douce ; elle est fade et nauséeuse ; 3° enfin la *Manne grasse* est d'une couleur brunâtre, molle, gluante et d'une saveur plus désagréable; elle est mêlée de beaucoup d'impuretés.

P. C. Selon M. Thénard, cette substance est composée de sucre, d'un principe particulier solide, blanc, inodore, d'une saveur sucrée, cristallisable en aiguilles demi-transparentes, soluble dans l'eau et dans l'alcool bouillant, d'où il se précipite par le refroidissement, qu'il a nommé *Mannite*, et d'une matière muqueuse incristallisable, d'une saveur nauséeuse. La mannite forme la majeure partie de la manne en larmes.

Prép. On fait des incisions à l'écorce du frêne; le suc s'écoule, et se dessèche à l'air.

U. La manne est un purgatif très-doux. Il paraît même que, quand elle est fraîchement recueillie, elle n'a pas d'action sur le canal intestinal, puisque dans les lieux où on la récolte, on l'emploie aux mêmes usages que le sucre. C'est par les altérations que le temps lui fait subir qu'elle acquiert la propriété laxative. En effet, plus elle est vieille plus ses effets sont marqués. La mannite, selon M. Vassal, ne produit aucun effet purgatif; aussi la manne en larmes, qui en contient une grande portion, est-elle très-peu active, et lui préfère-t-on la manne en sorte. Cette substance est surtout employée dans les maladies inflammatoires, lorsqu'on a à redouter l'irritation que produirait un purgatif plus énergique; elle a encore l'avantage de convenir aux enfans et aux constitutions faibles. Elle est très-employée.

D. ET M. D'AD. En substance, ℥ ß à iij dans q. s. d'eau ou de lait.

Sous le nom de MANNE DE BRIANÇON, on connaît dans le commerce un suc résineux, qui exsude pendant l'été des feuilles du Mélèse ordinaire, *Pinus larix*. L., de la famille des Coniférées. Cette substance est en petits grains blanchâtres qu'on réunit en masse, d'une saveur sucrée, d'une odeur de térébenthine. Elle n'est presque pas employée.

La MERCURIALE, *Mercurialis annua*. L., plante indigène, très-commune dans les terrains cultivés, contient un suc doué de propriétés laxatives. On prépare avec cette plante un miel, nommé *Miel de mercuriale*, que l'on emploie très-fréquemment en lavement à la dose de ℥ j à ij. Le *Miel de mercuriale composé*. *P*. (Suc de mercuriale ℔ ij, de bourrache et de buglosse, ana ℔ ß, racine récente d'iris acorus pseudo-acorus ℥ ij, gentiane ℥ j, miel ℔ iij, vin ℥ viij) est employé comme purgatif, stomachique et emménagogue.

Les pétales de la *Rose blanche* et de celles qui sont faiblement colorées jouissent d'une action faiblement purgative. Le sirop qu'on en prépare est utile pour purger les enfans et les femmes délicates. Il sert encore d'excipient à d'autres médicamens.

MIEL. *Mel.* Substance mucoso-sucrée, recueillie par l'abeille domestique, *Apis mellifica*. L., dans le nectaire des fleurs.

P. P. Le miel le plus pur est liquide, blanc et transparent; celui d'une qualité inférieure est grenu et d'une couleur blanche, jaune ou rouge-brun. Sa saveur est sucrée et agréable et son odeur légèrement aromatique.

P. C. Le premier est formé de sucre liquide, incristallisable, de sucre cristallisable analogue à celui du raisin, et d'un principe aromatique. Les seconds contiennent aussi de la cire et de l'acide, et même des débris de larves. Le miel est soluble dans l'eau; il peut éprouver alors la fermentation vineuse, et fournir ainsi une liqueur alcoolique nommée *Hydromel*.

U. En substance, ou dissout dans un peu d'eau, le miel agit comme laxatif léger; il perd en général cette propriété lorsqu'il est étendu d'eau; il devient alors rafraîchissant et émollient; il sert d'excipient à un grand nombre de médicamens.

D. ET M. D'AD. Comme laxatif, ℥ j à ij. *Sirop de miel*, comme tempérant. C'est avec cette substance qu'on prépare les *oximels*, les *mellites*, etc.

CHAPITRE XI.

MÉDICAMENS TEMPÉRANS.

On donne le nom de tempérans (*temperare*, tempérer, régler), aux substances qui modèrent la trop grande activité des organes, et qui agissent plus spécialement en diminuant la rapidité de la circulation et la production de la chaleur animale. On les appelle encore réfrigérans, antiphlogistiques, acidules, etc.

Tous les médicamens de cette classe possèdent une saveur acide, plus ou moins prononcée. Leur action locale sur les tissus, et surtout sur les membranes muqueuses, détermine le resserrement des vaisseaux capillaires, la pâleur, etc. Lorsqu'ils sont portés dans le torrent de la circulation, leur action immédiate est peu marquée dans l'état de santé; elle se prononce davantage quand la circulation est accélérée, la chaleur animale augmentée, et, qu'en un mot, les fonctions sont dans un état d'excitation morbide. Convenablement administrés, on les voit alors diminuer la force et la fréquence du pouls, modérer la chaleur animale, étancher la soif, augmenter la transpiration cutanée et la sécrétion de l'urine, etc., enfin calmer tous symptômes fébriles. Pris en grande quantité, ils peuvent irriter les voies digestives, et donner lieu à des évacuations alvines. On a observé que leur emploi trop long-temps prolongé, tend à produire un affaiblissement des organes digestifs, l'amaigrissement général, la pâleur de la peau, etc. Lorsque l'estomac est le siège d'une irritation peu intense, l'usage des tempérans peut la faire disparaître; mais, s'il existe des ulcérations ou autres lésions organiques graves, ces médicamens ne feront qu'empirer l'état du malade.

C'est à la présence d'un acide faible que les médicamens de cette classe doivent leurs propriétés rafraîchissantes. Les substances végétales qui en sont douées, contiennent, en général, de l'acide citrique, malique, oxalique ou tartarique. L'acide malique, que depuis peu on a reconnu pour être le même que l'acide sorbique, se trouve dans la plupart des fruits; il cristallise en mamelons blancs, inodores, d'une saveur acide; il attire l'humidité de l'air et se dissout très-bien dans l'eau et dans l'alcool. Cet acide forme, avec la plupart des bases salifiables, des composés solubles.

L'acide oxalique ne se trouve dans la nature qu'uni à la chaux et à la potasse; on le trouve à cet état dans l'oseille; il cristallise en prismes quadrilatères, très-allongés, blancs, inaltérables à l'air et d'une saveur très-acide; chauffé, il se volatilise presque en entier; enfin il se dissout dans 1 p.

d'eau bouillante, 2 p. d'eau froide, et une quantité un peu plus grande d'alcool.

Quant aux acides acétique, citrique et tartarique, nous renvoyons le lecteur à leur histoire particulière (pages 398, 400 et 401).

SUBSTANCES MINÉRALES.

*

ACIDE BORIQUE. *Acidum boracicum.* Sel sédatif de Homberg.

P. P. Se présente sous la forme d'écailles blanches, douces au toucher, inodores, et d'une saveur légèrement acide. Pesant. spécifiq. 1,47.

P. C. L'acide borique du commerce contient 132 p. d'eau sur 100 d'acide; chauffé, il se fond, perd son eau, et peut alors être vitrifié. Il est soluble dans environ 50 p. d'eau bouillante et dans une moindre quantité d'eau froide.

PRÉP. En décomposant le borax du commerce par l'acide sulfurique.

U. On le vantait autrefois comme calmant et rafraîchissant; mais il est très-peu employé aujourd'hui.

D. ET M. D'AD. G^{r} iij à x en pilules ou en dissolution dans l'eau.

SUBSTANCES VÉGÉTALES.

ACIDE ACÉTIQUE. *Acidum aceticum, vel Acetum distillatum.* Vinaigre. Cet acide se trouve, soit libre, soit combiné avec la potasse, dans un grand nombre de végétaux.

P. P. L'acide acétique le plus pur, est un liquide incolore qui se prend en masse cristalline à environ 13° centigr. Son odeur est forte et très-piquante; il en est de même de sa saveur; pesant. spécifiq. 1,06. Le vinaigre, *Acetum vini*, qui est de l'acide acétique faible et impur, est d'une couleur jaunâtre ou rougeâtre selon l'espèce de vin d'où il provient; son odeur et sa saveur sont connues de tout le monde.

P. C. L'acide acétique privé d'eau, est formé de carbone 50, oxigène 44 et hydrogène 5. Le vinaigre contient de l'acide acétique, beaucoup d'eau, du mucilage, du sucre, une matière extractive et souvent de l'acide malique et tartarique, des sulfates de chaux et de potasse, et un peu d'alcool. Celui que l'on obtient par la distillation du bois contient une petite quantité d'huile empyreumatique. Chauffé, cet acide se volatilise sans se décomposer; il attire l'humidité de l'air, est très-soluble dans l'eau et un peu moins soluble dans l'alcool; enfin il forme, avec la plupart des bases, des sels solubles, et a la faculté de dissoudre un grand nombre de substances végétales.

Prép. L'acide acétique très-concentré, se prépare en faisant chauffer de l'acétate de cuivre et en recueillant les produits qui s'en dégagent; mais, en général, on obtient cette substance par la distillation du vin aigri par le contact de l'air.

U. L'acide acétique concentré n'est jamais employé à l'intérieur; on se borne à en faire respirer la vapeur dans les cas de syncope, etc. Le vinaigre pur, pris intérieurement, occasionne des douleurs et des crampes à la région épigastrique; son usage continué pendant un certain temps, produit l'amaigrissement, l'anorexie, etc.; étendu d'eau de manière à être agréable au goût, il n'irrite plus l'estomac, mais ses molécules passent dans le torrent de la circulation et agissent à la manière des tempérans; aussi en conseille-t-on l'usage dans les cas où ces médicamens sont indiqués. On l'emploie aussi en gargarisme et à l'extérieur comme réfrigérant et répercussif. L'administration du vinaigre est souvent conseillée dans les cas d'empoisonnement par les substances narcotiques; mais tant que le poison est dans l'estomac, il ne peut que faciliter son absorption et augmenter son activité, comme l'a démontré M. Orfila; après l'expulsion du corps vénéneux, il peut au contraire être très-utile.

D. et M. d'ad. Vinaigre distillé, en boisson, ʒ j à iv par ℔ j d'eau. *Sirop*, ʒ j à vj pour ℥ iv d'eau. En lavement comme laxatif et rafraîchissant, ℥ ij à vj dans ℔ j à ij d'eau.

Acide citrique. *Acidum citricum in cristallos concretum*. Se trouve dans le citron, l'orange, les fruits rouges, etc.

P. C. Cristallise en prismes rhomboïdaux, incolores, inaltérables à l'air, et d'une saveur très-acide.

P. C. D'après MM. Gay-Lussac et Thénard, il est composé de carbone 41, d'oxigène 54 et d'hydrogène 3. Chauffé, il se décompose et se transforme, en partie, en un acide nouveau nommé *Pyro-citrique*. Il se dissout dans 3/4 de son poids d'eau froide; l'alcool en dissout une moindre proportion.

Prép. En saturant le jus de citron avec de la craie pulvérisée, et en traitant le citrate insoluble, qui se forme, par de l'acide sulfurique affaibli.

U. On l'emploie pour faire de la limonade, et il agit alors comme les autres médicamens tempérans.

Acide tartarique. *Acidum tartaricum.* Ne se trouve dans la nature que combiné avec la potasse ou la chaux.

P. P. Cristallise en lames larges et légèrement divergentes, ou en prismes aplatis; il est inaltérable à l'air, incolore, inodore et d'une saveur très-acide.

P. C. Est composé d'après MM. Gay-Lussac et Thénard, de carbone 24, d'oxigène 69, et d'hydrogène 6. Chauffé, il fond et ensuite se décompose. L'eau et l'alcool le dissolvent; sa solution aqueuse se moisit facilement.

Prép. On décompose le tartrate acide de potasse au moyen de la craie et de l'hydro-chlorate de chaux, puis on traite le tartrate de chaux insoluble, ainsi obtenu, par de l'acide sulfurique étendu, qui forme avec la chaux un sel insoluble et met à nu l'acide tartarique que l'on fait dissoudre dans de l'eau, pour l'obtenir ensuite cristallisé.

U. L'acide tartarique, à petites doses, est un médicament tempérant que l'on peut employer avec beaucoup d'avantage dans des cas d'irritation gastrique, de fièvres, etc.

D. ET M. D'AD. Poudre g[r] v à xv. Limonade, ʒ ß à j par ℔ j d'eau. *Sirop. P.* (acide tartarique ʒ v, sirop simple ℔ ij, eau ℥ ij).

Famille des Aurantiacées.

C. B. (*Voyez* page 178).

CITRON. *Succus de fructibus citri medicæ.* Suc des fruits du *Citrus medica*. L. (*Voyez* page 179).

La pulpe du citron contient, en grande abondance, un suc d'une saveur acide et agréable, dans lequel on trouve de l'acide citrique, un peu de citrate acide de chaux, du mucilage, de l'albumine, une très-petite quantité de sucre et de l'eau. A petites doses, le suc de citron excite l'appétit et rend la digestion plus facile. Sous forme de limonade, on l'emploie avec beaucoup de succès comme tempérant, dans les maladies inflammatoires. M. Broussais a observé que c'est de toutes les substances acidules, celle que l'estomac supporte le mieux, lorsque ce viscère est atteint d'une phlegmasie aiguë. Il est encore très-utile pour combattre certains vomissemens. On en conseille l'usage dans la jaunisse, le scorbut, etc. On prépare un sirop de limon dont l'usage est très-répandu.

Le SUC D'ORANGE (*voyez* page 178) ne diffère du précédent qu'en ce qu'il est moins acide; qu'il contient une plus grande proportion de sucre et qu'il a une saveur légèrement amère. On l'emploie aux mêmes usages. L'orangeade est une boisson très-agréable et très-usitée dans les maladies inflammatoires.

Famille des Ribésiées.

C. B Dicotyl. polyp.; étam. périgynes; tiges ligneuses; feuilles alternes, pétiolées; cal. monosép. à 5 div.; corol. 5 pét.; 5 étam.; anthères biloculaires; ovaire infère ou sémi-infère, uniloculaire, polysperme; 1 style simple ou bifide; 1 ou 2 stygmates; fruits, baies globuleuses, polyspermes.

GROSEILLES. *Ribesiorum baccæ*. Fruits du *Ribes rubrum*. L. Arbrisseau cultivé en France.

C. B. Tiges dressées, dépourvues d'aiguillons; fleurs en grappes pendantes; cal. presque plane; anthères didymes; style bifide; ovaire infère.

P. P. Baies rouges ou blanches en grappes, généralement connues.

P. C. Elles contiennent, lorsqu'elles sont mûres: acide malique 2,41; acide citrique 0,81; sucre 6,24; gomme 0,78; matière animale 0,86; chaux 0,29; ligneux et graines 8,01; eau 81,10.

U. Les mêmes que ceux des substances précédentes.

D. ET M. D'AD. Suc exprimé et délayé dans l'eau, q. q. *Sirop*, ℥ j à iij. *Gelée*, q. q.

Famille des Urticées.

C. B. (*Voyez* page 92.)

MURES. *Mori baccæ.* Fruits du *Morus nigra.* L. Arbre originaire de l'Asie, cultivé en Europe.

C. B. Feuilles alternes, cordiformes, pubescentes; fleurs unisexuées, en général dioïques, sans involucre charnu; cal. 4 div. devenant charnu; fleurs mâles en épi; 4 étam.; fleurs femelles distinctes, ovoïdes; ovaire lenticulaire, monosperme; 2 stygmates sessiles; fruits qui, en se soudant latéralement, forment une baie mamelonée.

P. P. Baies ovoïdes, d'une couleur rouge noirâtre, contenant un suc visqueux de la même couleur, et d'une saveur acidule et agréable.

P. C. Elles renferment beaucoup de mucilage, du sucre, de l'acide tartarique, etc.

U. Ces baies sont moins actives que les substances précédentes; on les emploie dans les mêmes cas. Le sirop de mûres est recommandé dans le traitement des angines, des aphthes, etc.

D. ET M. D'AD. Suc exprimé, délayé dans l'eau, q. q. *Sirop. P.* ℥ j à iv.

Famille des Rosacées.

C. B. (*Voyez* page 49).

Les FRAISES, fruits du *Fragaria vesca.* L. (*Voy.*

p. 52) sont formées par un réceptacle particulier, nommé gynophore, qui est charnu et pulpeux, et à la surface duquel sont incrustés les véritables fruits qui sont de petits akènes durs et granuleux. Elles contiennent de l'acide citrique, de l'acide malique, du sucre, du mucilage et un principe aromatique.

Les FRAMBOISES, fruits du *Rubus idæus*. L., sont formées par la réunion de plusieurs petites drupes charnues, très-serrées et réunies sur un gynophore conoïde. Elles contiennent les mêmes principes que les fraises et agissent comme elles, à la manière des tempérans. On les emploie principalement pour aromatiser les sirops.

Les CERISES, fruits du *Prunus cerasus*. L., sont des drupes charnues, contenant un noyau. Le suc exprimé des cerises uni à l'eau, forme une tisane rafraîchissante très-agréable.

Les POMMES DE REINETTE, fruits d'une variété du *Pyrus malus*. L., ont une saveur acide très-agréable et contiennent une grande quantité d'acide malique, de sucre, etc. On obtient, en les faisant bouillir dans l'eau, une boisson acidule et rafraîchissante. La pulpe cuite est employée en cataplasme sur les yeux, dans quelques cas d'ophtalmie.

Ces divers fruits sont plutôt employés comme alimens légers et rafraîchissans que comme médicamens. Cependant, à cause des acides qu'ils contiennent, leur usage peut être très-utile dans les cas où les tempérans sont indiqués.

Il en est de même des fruits de l'ÉPINE-VINETTE, *Berberis vulgaris*. L., arbrisseau indigène de la famille des Berbéridées. Ils contiennent un suc rouge, qui doit sa saveur à la présence d'une grande quantité d'acide malique. Leur suc exprimé, étendu d'eau et édulcoré, est employé comme tempérant et diurétique ainsi que le sirop qu'on en prépare.

Famille des Polygonées.

C. B. (*Voyez* page 47).

OSEILLE. *Acetosæ seu oxalis foliæ. Rumex acetosa.* L., plante indigène, vivace, cultivée dans les jardins. P. U. Les feuilles et la tige.

C. B. Fleurs petites, verdâtres, en panicules terminales; cal. turbiné à sa base, 6 lobes; 6 étam. insérées au cal.; 3 stygmates rameux et glandulaires.

Les feuilles de l'oseille ont une saveur acide, très-marquée; elles contiennent de l'oxalate acide de potasse, de l'acide tartarique, du mucilage et de la fécule. En les faisant bouillir dans l'eau, on obtient une boisson acide très-employée comme tempérant et qui prend le nom de *Bouillon aux herbes* lorsqu'on y ajoute du beurre et du sel. On l'emploie souvent pour faciliter l'action des purgatifs. Le suc exprimé d'oseille a été vanté comme antiscorbutique; enfin, on se sert des feuilles pilées pour faire des cataplasmes maturatifs.

CHAPITRE XII.

MÉDICAMENS ÉMOLLIENS.

Les émolliens (*Emollientia*, relâchans, adoucissans) sont des médicamens qui tendent à ramollir les tissus avec lesquels ils sont en contact, à diminuer leur tonicité et à émousser leur sensibilité.

Ces substances jouissent toutes de propriétés nutritives et médicamenteuses. En général, leur saveur est fade, visqueuse ou sucrée, et elles sont inodores. Leur mode d'action paraît être le même, soit qu'on les applique sur la peau ou qu'on les introduise dans le canal digestif, et dépendre en grande partie de l'eau qui leur sert de véhicule. Dans le premier cas, on les voit ramollir de la peau, le gonfler, diminuer sa roug[illegible] sensibilité et calmer plus ou moins com[illegible] les symptômes inflammatoires dont elle [illegible] le siège. Dans le second cas, elles prod[illegible] changemens semblables dans les parties [illegible] quelles elles sont en contact, et dim[illegible] soif, la chaleur intérieure, la toux, etc., [illegible] temps qu'elles servent d'alimens légers et [illegible] priés à l'état des organes enflammés.

Quoique les effets locaux des émolliens soient les plus marqués, il en est d'autres encore dont il faut tenir compte; en effet l'action relâchante de ces médicamens paraît pouvoir être transmise par contiguïté d'organes, comme nous l'avons déjà fait voir dans les prolégomènes (§ XVII). Leur usage interne continué pendant un certain temps, détermine aussi des effets plus ou moins débilitans sur l'économie en général. C'est ainsi qu'on les voit souvent diminuer la force et la fréquence du pouls, et calmer l'irritation d'organes éloignés de ceux avec lesquels ils sont en contact. C'est principalement aux sympathies qu'ils réveillent, et à l'absorption de la grande quantité d'eau avec laquelle on les administre, que l'on doit attribuer ces effets secondaires; car, par l'action digestive de l'estomac, ces substances sont transformées en chyme, et d'un autre côté, la physiologie expérimentale nous apprend que l'augmentation de la proportion d'eau relativement à celle des globules du sang, est un moyen puissant pour diminuer l'énergie vitale.

[illegible]es médicamens émolliens sont des sub-[illegible]ganiques. Les principes immédiats qui [illegible]tuent sont de la gomme, de l'amidon ou [illegible] sucre, du gluten, des huiles fixes, de [illegible]e, de l'albumine et des corps gras.

[illegible]*omme* est un principe immédiat qui se [illegible] dans toutes les parties des plantes herbacées, [illegible] les fruits, les feuilles et un assez grand nombre de racines et de tiges ligneuses; mais il n'est pas toujours parfaitement identique comme nous le verrons par la suite. Quoi qu'il en soit, toutes les gommes sont solides, incristallisables, inodores, insipides ou d'une saveur très-fade, solubles dans l'eau et formant ainsi une espèce de gelée nommée *Mucilage*, et insolubles dans l'alcool qui les précipite de leurs dissolutions; enfin, l'acide nitrique les décompose et les transforme, en partie, en acide mucique.

On donne le nom de *Sucre* à tout principe immédiat qui, par l'action de l'eau et du ferment, peut être décomposé et transformé en alcool et en acide carbonique. On en distingue plusieurs espèces, mais nous ne parlerons ici que de ceux que l'on emploie en médecine; savoir : 1° le *Sucre ordinaire* ou de canne, qui se trouve dans la canne à sucre, *Saccharum officinarum*, la betterave, *Beta vulgaris*, etc., est solide, blanc, inodore, d'une saveur douce et d'une pesant. spécifiq. de 1,6. Il cristallise facilement et prend alors le nom de *Sucre candi*. Il est composé d'oxigène et d'hydrogène, dans les proportions nécessaires pour former l'eau 57, et de carbone 42. Il est peu soluble dans l'alcool et très-soluble dans l'eau; 3 p. de sucre et 1 p. d'eau, forment une préparation nommée *Sirop*. Enfin l'acide nitrique à chaud le décompose et le transforme en acide oxalique, et la chaux le rend amer et incristallisable; 2° le *Sucre de raisin*, qui existe dans presque tous les fruits, et se pré-

35

sente sous forme de petits grains peu consistans et agglomérés. Sa saveur est beaucoup plus faible que celle du sucre de canne, aussi faut-il en employer deux fois et demi autant pour sucrer, au même degré, la même quantité d'eau.

L'*Amidon* ou fécule amylacée se rencontre dans les graines de toutes les légumineuses, des graminées, etc. C'est une substance blanche, pulvérulente, inodore et insipide, composée d'oxigène et d'hydrogène, dans les proportions nécessaires pour faire l'eau, 56, et de carbone 43. Elle est insoluble dans l'eau froide, l'alcool et l'éther; se dissout dans l'eau bouillante et forme alors un hydrate appelé *Empois*. L'acide nitrique faible dissout à froid l'amidon; mais à chaud, il le transforme en acide malique, oxalique, etc. Par l'action de l'acide sulfurique très-étendu d'eau, aidée de la chaleur, l'amidon se transforme en une substance assez semblable au sucre de raisin; enfin, il forme avec l'iode, une combinaison d'une belle couleur bleue.

Les *Huiles fixes ou grasses* se trouvent en grande abondance dans les semences de diverses plantes. Elles sont, en général, liquides à la température ordinaire, visqueuses, d'une couleur jaunâtre, d'une saveur faible, mais souvent désagréable et d'une pesanteur spécifique moindre que celle de l'eau. Elles sont composées: 1° de *Stéarine*, substance grasse, solide à la température ordinaire; 2° d'*Elaïne*, substance grasse, liquide à la même température, et 3° d'un peu de matière colorante et odorante. La proportion de ces substances diffère dans les diverses huiles. Les huiles grasses sont insolubles dans l'eau, mais deviennent miscibles à ce liquide, à l'aide de la gomme, de l'albumine, etc. Plusieurs d'entre elles sont solubles dans l'alcool et dans l'éther. Elles rancissent par l'action prolongée de l'air et forment des savons avec des alcalis, comme nous l'avons déjà dit (*voyez* page 208).

Les propriétés et la composition des substances grasses d'origine animale, diffèrent peu de celles des huiles fixes.

L'albumine est un principe immédiat qui se trouve dans toutes les parties molles des animaux; elle forme presque à elle seule le blanc d'œuf, le sérum du sang, etc. Ses propriétés varient beaucoup, suivant qu'elle est liquide ou solide. L'albumine liquide est visqueuse, transparente, incolore, plus pesante que l'eau, et légèrement alcaline, à cause de la petite proportion de soude qu'elle contient alors. Elle est très-soluble dans l'eau, chauffée elle se coagule; l'alcool y détermine le même phénomène; l'albumine est alors solide, blanche, insoluble dans l'eau, soluble dans les alcalis et dans l'acide acétique. Elle est composée de carbone 52, oxigène 23, hydrogène 7 et azote 15.

La *Gélatine* ne se trouve jamais dans les humeurs des animaux, mais toutes leurs parties molles et solides en contiennent. Desséchée, elle porte dans le commerce le nom de colle forte; elle se dissout très-peu dans l'eau froide, mais très-bien dans l'eau bouillante; cette dissolution précipite par l'alcool, le tannin, etc., et forme, par le refroidissement, une gelée plus ou moins épaisse.

On emploie avec beaucoup d'avantage les médicamens émolliens pour combattre les inflammations tant internes qu'externes. D'après ce que nous avons dit plus haut, on voit qu'ils doivent être nuisibles dans les cas d'atonie et vers la fin de certaines maladies chroniques qui sont entretenues ou accompagnées par la faiblesse. On les administre sous forme de tisanes, de loochs, etc., à l'intérieur, et de cataplasmes, de lotions, etc., à l'extérieur.

SUBSTANCES ÉMOLLIENTES VÉGÉTALES.

Famille des Légumineuses.

C. B. (*Voyez* page 37.)

GOMME ARABIQUE. *Gummi arabicum*. Principe immédiat, qui découle du *Mimosa nilotica*. L., arbre qui croît sur les bords du Nil.

C. B. Feuilles bipinnées, composées de 10 pinnules portant environ 20 paires de folioles petites et ovales; fleurs jaunes, petites, réunies en capitules à l'aisselle des feuilles; étam. très-nombreuses, monadelphes, deux beaucoup plus longues que le cal.; fruits, gousses longues et étroites, présentant 7 à 8 étranglemens.

P. P. Cette substance se trouve dans le commerce en masses sèches demi-transparentes, cassantes, irrégulièrement arrondies, incolores, ou légèrement jaunâtres; sa saveur est douce et visqueuse; sa pesanteur spécif. est de 1,51.

P. C. Elle est composée de carbone 42, d'oxigène et d'hydrogène, dans les proportions nécessaires pour faire l'eau, 57. D'ailleurs ses propriétés chimiques ne diffèrent pas de celles des gommes en général. (*Voyez* page 408).

U. C'est une des substances émollientes les plus habituellement employées en médecine. Elle convient dans toutes les phlegmasies aiguës.

D. ET M. D'AD. Poudre, ℈ j à ʒ j et plus. Solution, ʒ ij à ℥ j dans ℔ ij d'eau. *Mucilage. P.* (gomme 1 p., eau 6), ℥ ß à j. *Sirop*, ℥ j à iv. La gomme entre dans la composition des *loochs*, des *juleps*, etc.; et forme la base des *pâtes de guimauve*, *de jujubes et de réglisse*.

La Gomme du sénégal, *Gummi senegalense* est fournie par le *Mimosa Senegal*. L. Ses propriétés et ses usages sont absolument les mêmes que ceux de la gomme arabique, et c'est même elle qu'on emploie le plus ordinairement en France.

La Gomme du pays, *Gummi nostras*, découle spontanément de plusieurs arbres de la famille des Rosacées, tels que le prunier, le cerisier, l'abricotier, etc. Elle diffère principalement de celles dont nous venons de parler en ce qu'elle n'est pas complètement soluble dans l'eau et qu'elle forme avec ce liquide un mucilage plus épais. On ne l'emploie en médecine que rarement et à défaut des autres.

GOMME ADRAGANT. *Tragacanthæ gummi.* Suc gommeux fourni par les *Astragalus creticus.* . Lam., *A. Gummifer* et *A. Tragacantha.* L., arbrisseaux qui croissent dans les îles du Levant, l'Asie-Mineure, etc.

C. B. Tige hérissée de pointes épineuses; feuilles composées de 11 à 17 folioles, petites, velues; fleurs blanches, sessiles, en épi serré; cal. tubuleux, à 5 dents; corol. papilionacée à 5 pét.; 10 étam. diadelphes ou monadelphes; fruits, gousses partagées en deux loges par une fausse cloison.

P. P. La gomme adragant est solide, opaque, blanche ou jaunâtre, non friable, en morceaux allongés, aplatis ou filiformes, irrégulièrement contournés, ou en grumeaux amorphes; son odeur et sa saveur sont nulles.

P. C. Elle est composée de gomme semblable à la gomme arabique 57, et d'*Adragantine*, substance insoluble dans l'eau froide, entièrement soluble dans l'eau bouillante, la potasse, l'ammoniaque et l'acide hydro-chlorique 43. Une partie de gomme adragant rend l'eau aussi visqueuse que 25 de gomme arabique.

U. Cette substance jouit des mêmes propriétés que la gomme arabique. On l'emploie le plus ordinairement pour donner de la consistance à certaines préparations pharmaceutiques, et pour suspendre parties dans l'eau des poudres insolubles.

D. ET M. D'AD. Solution, ʒ j à ij par ℔ ij d'eau. Poudre, gr x à xv dans un looch ou un julep de ℥ iv. *Poudre de gomme adragant comp. L.* (gom. adragant, gom. arabique et amidon, ana 1 p., sucre 7), ʒ j à ij. *Mucilage de gom. adragant. E. et D.* (gom. adragant ʒ ij, eau bouillante ℥ viij), ʒ ß à j.

Réglisse. *Glycyrrhizæ seu liquiritiæ radix. Glycyrrhiza glabra.* L. Arbuste, qui croît dans le midi de la France et en Espagne. P. U. La racine.

C. B. Feuilles imparipinnées à 13 folioles ovales et couvertes d'un enduit visqueux ; fl. violettes, en épis axillaires ; cal. tubuleux, bilabié à 5 dents inégales ; carène formée de deux pét. distincts ; 10 étam. diadelphes ; fruits, gousses aplaties, contenant de 3 à 6 graines.

P. P. Racine longue, cylindrique, de la grosseur du doigt, brunâtre extérieurement, jaune à l'intérieur ; d'une saveur douce et sucrée et d'une odeur faible.

P. C. La réglisse contient : 1° de la *Glycyrrhisine*, substance transparente, fragile, d'une saveur sucrée, mais désagréable, très-soluble dans l'eau, d'où les acides la précipitent ; 2° une matière analogue à l'asparagine, mais cristallisable ; 3° de l'amidon ; 4° de l'albumine ; 5° une huile résineuse, épaisse et âcre ; 6° du phosphate et du malate de chaux et de magnésie ; enfin, 7° du ligneux. L'eau froide dissout les principes sucrés et émolliens, mais ne se charge pas de l'huile âcre, qui s'y dissout à chaud.

U. La réglisse sert le plus ordinairement pour édulcorer les boissons émollientes. On emploie aussi la poudre comme excipient d'autres médicamens.

D. ET M. D'AD. Poudre, ʒ j. Décoction ou mieux infusion à froid, ʒ ij à iij par ℔ ij d'eau. *Extrait simple* ou *anisé*, ℥ ß à j. Ces dernières préparations sont des remèdes populaires contre la toux.

Le MÉLILOT, *Melilotus officinalis*. Lam., plante annuelle, très-commune dans les prés et les haies, et qui fleurit pendant tout l'été, répand une odeur très-agréable, mais très-fugace, et jouit de propriétés émollientes assez marquées. Sa décoction est employée en lotions et en lavemens. *L'Eau distillée* de cette plante entre dans la composition des collyres adoucissans et légèrement résolutifs.

Famille des Malvacées.

C. B. Dicotyl. polypét.; étam. hypogynes; tiges herbacées ou ligneuses; feuilles alternes, accompagnées de stipules; fleurs axillaires ou terminales; cal. monosép., simple ou sur deux rangs; corol. pentapét.; étam. monadelphes; 1 ou plusieurs styles; plusieurs stygmates; graines dépourvues d'endosperme, et renfermées dans une capsule, ou recouvertes d'une arille.

GUIMAUVE. *Althææ radix, folia, flores. Althæa officinalis*. L. Plante indigène vivace, qui croît dans les champs et qui fleurit en juin et en juillet. P. U. La racine, les feuilles et les fleurs.

C. B. Tige herbacée; feuilles cordiformes, molles, douces au toucher; fl. d'un blanc rosé, en panicule à l'extrémité de la tige ; cal. double, l'extérieur à 9 div., l'intérieur à 5 div. ; ovaire libre, arrondi ; style simple ; fruits, capsules monospermes, réunies en cercle autour de la base du style.

P. P. Racine fusiforme, charnue, de la grosseur du doigt, d'une couleur blanche, inodore et d'une saveur visqueuse.

P. C. Toutes les parties de cette plante, et surtout la racine, contiennent une grande quantité d'une espèce de gomme et de la fécule.

U. La guimauve jouit de propriétés émollientes très-prononcées ; aussi l'emploie-t-on fréquemment, tant à l'intérieur qu'à l'extérieur, dans le traitement des phlegmasies.

D. ET M. D'AD. *Racine.* Décoction, ℥ j par ℔ ij d'eau. *Fleurs.* Infusion, manip. j par ℔ ij d'eau bouillante. *Sirop,* ℥ j à iij. *Pâte* (racine de guimauve prép. 1 p., sucre et gomme ana 8 p.), q. q. Avec les feuilles et la racine on prépare des lavemens, des cataplasmes, des bains et des lotions émollientes dont l'usage est trés-fréquent.

Les feuilles de la Rose trémière, *Alcea rosea.* L., peuvent très-bien remplacer celles de la guimauve.

Mauve. *Malvæ vulgaris herba, flores. Malva Sylvestris.* L. Plante vivace, indigène, qui fleurit en juin et juillet. P. U. Les fleurs et les feuilles.

C. B. Tige herbacée ; feuilles réniformes, portées sur un long pétiole ; fleurs purpurines, axillaires ; cal. double, l'externe 3 div., l'interne, campanulé à 5 div.; fruits, plusieurs petites capsules monospermes réunies circulairement.

P. P. Odeur nulle ; saveur fade et visqueuse.

P. C. Contient beaucoup de mucilage.

U. Cette plante est très-employée aux mêmes usages que la précédente.

D. ET M. D'AD. *Fleurs*. Infusion ou décoction, pinc. j par ℔ j d'eau. *Feuilles*. En lotions, lavemens, cataplasmes, etc.

La PETITE MAUVE, *Malva rotundifolia*. L., la MAUVE ALCÉE, *M. Alcea*. L., qui ne diffèrent que très-peu de la précédente, peuvent être employées aux mêmes usages et de la même manière.

BEURRE DE CACAO. *Butyrum sive Oleum de cacao*. Huile fixe, extraite des semences du *Theobroma cacao*. L. Arbre originaire du Mexique.

C. B. Feuilles ovales, acuminées, lisses; cal. caduc à 5 div. profondes, d'un rouge foncé; 10 étam. dont 5 stériles; fruit, capsule ovale, oblongue, à 5 loges; péricarpe dur et indéhiscent.

P. P. Huile concrète, d'un blanc jaunâtre, d'une saveur douce et agréable, d'une odeur faible et *sui generis*.

P. C. (*Voyez* page 410.)

PRÉP. On obtient cette huile par expression, ou bien en jetant les amandes de cacao broyées dans de l'eau bouillante. L'huile surnage et se rassemble à la surface du liquide.

U. Cette substance est quelquefois employée comme adoucissante, dans les phlegmasies des organes digestifs, respiratoires et urinaires. Elle est souvent utile dans les cas de cancer à l'estomac ; à l'extérieur, on s'en sert pour appliquer sur les tumeurs hémorroïdaires, sur les fissures des lèvres, du mamelon, etc.

D. ET M. D'AD. ℨ j à ij dans une émulsion ou en pilules. A l'extérieur, suppositoires, pommade, etc. Elle sert encore d'excipient pour d'autres médicamens.

Famille des Borraginées.

C. B. Dicotyl. monopét.; étam. hypogynes ; tiges herbacées ou frutescentes ; feuilles alternes, couvertes de poils rudes ; cal. monosép., persistant, quinquifide ; corol. à 5 div., ordinairement régulière ; 5 étam. ; 1 style ; 1 stygmate simple ou bilobé ; ovaire, en général, quadrilobé ; fruit, capsule ou baie à 4 loges et à 4 graines.

BOURRACHE. *Borraginis herba, flores. Borrago officinalis.* L. Plante bisannuelle, indigène, très-commune dans les lieux cultivés ; et qui fleurit en mai et juin. P. U. Les feuilles et les fleurs.

C. B. Tige herbacée ; gorge de la corol. garnie de 6 appendices saillans ; corol. en roue ; anthères rapprochées ; fleurs bleues, disposées en panicules à l'extrémité des rameaux.

P. P. Odeur faible, saveur herbacée et mucilagineuse.

P. C. Cette plante contient : substance mucilagineuse 18 ; matière azotée, soluble dans l'eau et insoluble dans l'alcool 13 ; acétate et autres sels végétaux de potasse 12 ; sels de chaux 0,5, et nitrate de potasse 0,5. L'eau dissout tous ses principes actifs.

U. La bourrache est très-employée, comme émolliente, diurétique et sudorifique, dans un grand nombre d'affections inflammatoires.

D. ET M. D'AD. Décoction et infusion, manip. j à ij par ℔ ij d'eau. *Eau distillée*, ℥ ij à iv (cette préparation devient ammoniacale au bout de quelques jours). Suc dépuré, ℥ ij à iv. *Extrait*, ℈ j à ʒ j. *Conserve. P.* (pulpe de fl. de bourrache, 1 p., sucre 3), ℈ j à ʒ j.

GRANDE CONSOUDE. *Consolidæ majoris radix, folia. Symphytum officinale*. L. Plante vivace, indigène, qui croît dans les prairies et fleurit en mai et juin. P. U. La racine et les feuilles.

C. B. Tige herbacée ; corol. tubuleuse, garnie de 5 appendices lancéolés, aigus ; fleurs blanches ou légèrement rosées, en épis à l'extrémité des rameaux.

P. P. Racine grosse, allongée, noirâtre en dehors, blanche en dedans, d'une saveur d'abord fade et mucilagineuse, puis un peu astringente.

P. C. Cette substance contient beaucoup de mucilage ; on n'y trouve pas d'amidon. Elle paraît renfermer aussi un peu d'acide gallique, mais en trop petite quantité pour influer sur son mode d'action.

U. La grande consoude est un émollient, dont

on a principalement vanté l'usage dans les hémorragies actives des poumons, des intestins, etc.

D. ET M. D'AD. Décoction, ℥ ß par ℔ ij d'eau. *Sirop*, ℥ j à iij. Les feuilles servent à préparer des cataplasmes et des lotions.

BUGLOSSE. *Buglossi herba, flores. Anchusa italica.* D. C. Plante vivace, indigène, qui fleurit en mai et juin. P. U. Les feuilles et les fleurs.

C. B. Tige herbacée; gorge de la corol. garnie de 5 appendices obtus, corol. hypocratériforme; stygmate bilobé; fleurs bleues, en panicule.

Les propriétés et les usages de cette plante sont absolument les mêmes que ceux de la bourrache. On l'administre aux mêmes doses et sous les mêmes formes.

Il en est de même de la PULMONAIRE, *Pulmonariæ maculatæ herba, Pulmonaria officinalis.* L., plante vivace, indigène, très-commune dans les bois, et qui fleurit en mars et avril On a beaucoup vanté autrefois l'usage de cette plante dans les inflammations des voies aériennes.

Les SÉBESTES, *Sebesten fructus*, fruits du *Cordia myxa.* L., arbre qui croît aux Indes-Orientales, sont des drupes ovales, brunes, charnues, pointues à leur sommet, et d'une saveur visqueuse et sucrée. Ils contiennent beaucoup de mucilage et étaient autrefois employés comme émolliens. On les administrait en décoction. On ne s'en sert plus aujourd'hui.

La Cynoglosse, *Cynoglossum officinale*. L., plante indigène, qui croît dans les lieux secs, et dont toutes les parties exhalent une odeur désagréable, a été long-temps vantée comme jouissant de propriétés narcotiques; elle n'est guère qu'émolliente, et inusitée de nos jours. Elle entre dans la composition des *Pilules de cynoglosse*. *P*. (Voy. *Opium*, page 296.)

Famille des Linacées.

C. B. Dicotyl. polypét.; étam. hypogynes; tiges herbacées; feuilles opposées ; cal. 5 sép.; corol. 5 pét. ; 5 à 10 étam. ; ovaire à 5 ou 10 loges; 5 styles et 5 stygmates; fruit, capsules globuleuses contenant des graines lisses, sans endosperme.

Graine de lin. *Lini semina*. Semences du *Linum usitatissimum*. L., plante annuelle, généralement cultivée en Europe.

C. B. Fleurs bleues, terminales; cal. persistant ; corol. campanulée; fruit, capsule sphérique, environnée par le calice.

P. P. Graines petites, oblongues, comprimées, luisantes, brunes, d'une saveur visqueuse.

P. C. Elles contiennent beaucoup de mucilage et une grande quantité d'huile grasse, connue sous le nom d'*Huile de graine de lin*.

U. On les emploie très-fréquemment comme un puissant émollient. C'est surtout dans les phlegmasies des voies urinaires, qu'on administre leur decoction, pour faciliter la sécrétion de l'urine et diminuer l'état d'irritation de ces parties. On la donne encore dans les affections inflammatoires du poumon et des autres organes. Ces semences réduites en poudre (*farine de graine de lin*), forment la base des cataplasmes émolliens les plus ordinairement employés.

D. ET M. D'AD. ℥ ß à j par ℔ ij d'eau. A l'extérieur, en lotions, bains, lavemens, fomentations, etc. Farine de lin en cataplasmes, q. q.

L'HUILE DE GRAINES DE LIN, *Oleum seminum lini*, est également employée en médecine comme émolliente; mais il faut qu'elle ait été préparée par expression et sans que les graines aient été torréfiées; car, dans ce cas, elle est âcre et irritante. Ses propriétés ne diffèrent guère de celles des autres huiles fixes; si ce n'est qu'elle est siccative. Mêlée à un sirop simple, et administrée à petites doses, cette huile agit comme un émollient puissant; à plus hautes doses, et seule, elle devient laxatative, mais elle est peu usitée.

Le LIN CATHARTIQUE, *Linum catharticum*. L., petite plante annuelle, très-commune dans les lieux un peu humides, paraît posséder des propriétés purgatives très-faibles. Son usage est aujourd'hui abandonné.

Famille des Rosacées.

C. B. (*Voyez* page 49).

Amandes douces. *Amygdalæ dulces*, fruits de l'*Amygdalus communis*. L., arbre cultivé dans le midi de la France, l'Espagne et l'Orient.

C. B. Feuilles lancéolées d'un vert clair des deux côtés : fleurs grandes extra-axillaires ; cal. tubuleux, rougeâtre, caduc ; 20 étam. ou plus ; fruit, drupe charnue, recouverte d'une pellicule tomenteuse, sèche, contenant un noyau rugueux à 1 ou 2 graines.

P. P. Amande ovoïde, déprimée, formée de deux cotylédons blancs, oléagineux, recouverts d'une enveloppe brunâtre ; odeur nulle, saveur douce et agréable.

P. C. L'amande est composée : d'huile fixe 54 ; d'albumine 24 ; de sucre liquide 6 ; de gomme 3 ; d'eau 3,50 ; de ligneux 4 et d'un peu d'acide acétique ; l'enveloppe contient du tannin. Triturées avec de l'eau, les amandes donnent un mélange, nommé *Emulsion* ou *lait d'amandes*, d'une couleur blanche, et qui a une analogie très-remarquable avec le lait des animaux. Ce liquide contient une grande quantité d'huile tenue en suspension dans l'eau par le sucre, la gomme et l'albumine.

U. Les amandes douces sont très-souvent employées pour combattre les inflammations du canal alimentaire et autres affections aiguës.

D. ET M. D'AD. Emulsion, ℥ j à ij pour ℥ viij d'eau. *Sirop d'amandes ou d'orgeat.* q. q. L'émulsion est très-utile pour suspendre les substances insolubles.

LES AMANDES AMÈRES, *Amygdalæ amaræ*, contiennent en outre de l'acide prussique et une huile volatile. Elles ne sont pas émollientes ; on les emploie à très-petites doses, pour aromatiser les émulsions.

HUILE D'AMANDES DOUCES. *Oleum amygdalarum dulcium*. Huile grasse retirée des amandes douces.

P. P. Elle est liquide à une température au dessus de 10° cent. ; d'une couleur blanche verdâtre et d'une saveur douce ; elle est très-sujète à rancir.

P. C. Elle est formée de stéarine 24, et d'élaïne 76. Les autres propriétés chimiques sont les mêmes que celles des huiles grasses en général. (*Voyez* page 410.)

PRÉP. On l'obtient en soumettant les amandes à une forte pression et sans l'intermédiaire de la chaleur.

U. Cette substance, prise en petite quantité, agit comme émolliente; mais à plus hautes doses, elle devient laxative. On l'emploie souvent dans les affections inflammatoires des organes pulmonaires.

D. ET M. D'AD. En émulsion, ℥ ß à j mêlée à du sirop ou à du jaune d'œuf. *Savon amygdalin. P.* (*Voyez page* 208). Cette huile entre dans la composition de beaucoup de linimens et d'autres médicamens.

Les Pruneaux, *Pruna gallica*, fruits du *Prunus domestica*. L., séchés au four ou au soleil, contiennent une pulpe sucrée et acidule, qui jouit de propriétés émollientes et tempérantes. On les administre souvent en décoction édulcorée avec du sucre. Les pruneaux faits avec la prune de Damas sont plus acides et agissent comme laxatifs. Leur décoction sert à purger les enfans, et s'emploie comme excipient d'autres médicamens purgatifs.

Famille des Rhamnées.

C. B. (*Voyez* page 94).

Jujubes. *Jujubæ baccæ*. Fruits du *Rhamnus ziziphus*. L., arbrisseau originaire de l'Orient, et cultivé dans le midi de la France.

C. B. Tige rameuse dès la base; feuilles alternes, ovales, luisantes, accompagnées de deux stipules; fleurs petites, jaunâtres, axillaires; cal. à 5 div. profondes; 5 pét. très-petits; 5 étam. insérées autour d'un disque périgyne; 2 stygmates; fruit contenant un noyau biloculaire.

P. P. Drupe ovale, rougeâtre, lisse et de la grosseur d'une olive. Le parenchyme est pulpeux, d'une couleur jaune et d'une saveur sucrée et agréable.

P. C. Ces fruits contiennent du mucilage et du sucre.

U. Ils entrent dans la composition des tisanes adoucissantes et pectorales.

D. ET M. D'AD. Décoction, ℥ j à ij par ℔ ij d'eau. *Sirop*, ℥ j à iij. *Pâte de jujubes*. (jujubes mondés 1 p., gomme 6 et sucre 5). q. q.

Famille des Palmiers.

C. B. Monocotyl. ; étam. périgynes ; tiges ligneuses, droites et cylindriques ; feuilles palmées, rassemblées en un faisceau au sommet de la tige ; cal. double, à 6 div. ; 6 étam. ; 3 ovaires ; fruit très-variable.

DATTES. *Dactyli fructus*. Fruits du *Phœnix dactylifera*. L., arbre cultivé dans tous les pays chauds.

C. B. Feuilles très-grandes, pinnées, engaînantes ; fl. dioïques en panicule rameuse, entourée d'une spathe coriace, fendue d'un seul côté ; fruits charnus, contenant une graine ovoïde très-dure.

P. P. Drupe allongée, de la grosseur du pouce, d'une couleur jaune brunâtre et d'une saveur sucrée et très-agréable.

P. C. Ces fruits contiennent beaucoup de mucilage, du sucre et une matière grasse.

D. ET M. D'AD. Décoction, n° iv à xij dans ℔ ij d'eau.

Famille des Vinifërées.

C. B. Dicotyl. polypét. ; étam. hypogynes ; tiges sarmenteuses ; feuilles alternes ; vrilles opposées aux feuilles ; fleurs en grappes, petites, verdâtres ; cal. très-court ; cor. 4 à 6 pét. ; 5 étam. ; 1 style ; fruit, baie mono ou polysperme.

RAISINS SECS. Fruits desséchés du *Vitis vinifera*.

L., arbrisseau sarmenteux originaire de l'Asie, et cultivé dans toutes les parties tempérées de l'Europe.

P. P. On distingue trois espèces de raisins secs : 1° les raisins ordinaires, *Passulæ majores*, *Uvæ passæ*; 2° les raisins de Corinthe, *Passulæ minores seu Corinthiacæ*, et 3° ceux de Damas, *P. Damascenæ* : ces substances sont connues de tout le monde.

P. C. Ils contiennent du mucilage, beaucoup de sucre de raisin et de l'acide.

U. On les emploie comme les substances précédentes pour préparer des boissons émollientes.

D. ET M. D'AD. Décoction, ℥ j à ij, par ℔ ij d'eau.

Famille des Urticées.

C. B. (*Voyez* page 92).

FIGUES. *Caricæ pingues.* Fruits du *Ficus Carica.* L., arbre originaire de l'Asie et cultivé en Europe.

C. B. Tige rameuse; feuilles grandes, alternes, hérissées de poils rudes à leur face inférieure; fleurs monoïques, enfermées dans un réceptacle pyriforme et charnu.

P. P. Les figues sont connues de tout le monde, et il est inutile de les décrire ici.

P. C. Elles contiennent une grande proportion de sucre et du mucilage.

U. On les emploie comme émollientes et adoucissantes tant à l'intérieur qu'à l'extérieur. On conseille souvent des gargarismes faits avec les figues bouillies dans du lait, dans les angines et autres affections inflammatoires de la bouche.

D. ET M. D'AD. Décoction, n° vj à x par ℔ ij d'eau ou de lait. A l'exterieur, cataplasmes.

Les fruits mucoso-sucrés que nous venons de décrire, ont beaucoup de ressemblance entre eux sous le rapport de leur composition et de leur action. On les réunit presque toujours, pour composer des boissons émollientes et adoucissantes très-employées dans les affections inflammatoires des voies aériennes, et on les désigne ordinairement sous le nom générique de *Fruits béchiques* ou *pectoraux*.

Famille des Graminées.

C. B. (*Voyez* page 234).

CHIENDENT. *Gramen caninum. Triticum repens. L.*, plante vivace, très-commune dans les lieux incultes. P. U. La racine.

C. B. Racines rampantes; tiges droites feuilles molles et vertes; épi allongé et comprimé; épillets distiques, sans arêtes, renfermant 4 à 5 fleurs.

P. P. Racine longue, cylindrique, grêle, noueuse, d'un blanc jaunâtre, inodore et d'une saveur farineuse et légèrement sucrée.

P. C. Elle contient de la fécule, du sucre et du mucilage dont l'eau bouillante s'empare facilement.

U. Cette racine est d'un usage presque populaire. On l'emploie dans la plupart des affections inflammatoires. On l'a conseillée comme diurétique dans les hydropisies, mais son action est trop faible pour qu'elle puisse être de quelque utilité dans la plupart des affections de cette nature.

D. ET M. D'AD. Décoction, ℥ ß à j par ℔ ij d'eau.

ORGE. *Hordeum*. Graine de l'*Hordeum vulgare*, *H. hexasticon* et *H. disticon*. L., plantes indigènes, généralement cultivées.

C. B. Fleurs hermaphrodites, en épis; 2 balles unilatérales à chaque fleur; 3 étam.

P. P. Pour les usages médicinaux, on dépouille l'orge de son enveloppe corticale, et on le nomme alors *Orge mondé*, *Hordeum mondatum*; lorsqu'en outre, on l'arrondit par l'action d'une meule, on l'appèle *Orge perlé*, *H. perlatum*.

P. C. La farine d'orge contient : principe insoluble dans l'eau, nommé *Hordéine* 55; amidon 32; sucre 5; gomme 4; gluten 3 et résine jaune 1. L'orge germé renferme 56 d'amidon, 15 de sucre, 15 de gomme, etc.; par conséquent, il est préférable comme émollient à l'orge non germé. La pellicule contient un principe amer.

U. L'orge est une des substances émollientes les plus employées. On l'administre en décoction dans presque toutes les affections inflammatoires. L'orge germé forme la base de la *Bierre*, boisson connue de tout le monde.

D. ET M. D'AD. Décoction, ℥ j à ij par ℔ ij d'eau. *Décoction d'orge comp. L.* (décoction d'orge, ℔ ij, figues sèches ℥ ij, réglisse contuse ℥ ß, raisains secs ℥ ij). q. q.

GRUAU. *Grutum. Avena excoricata.* Graine de l'*Avena sativa* et de l'*A. nuda.* L., plantes indigènes, cultivées.

C. B. Fleurs hermaphrodites, en panicules; 2 balles renfermant 2 à 7 fleurs; 3 à 7 étam.

P. P. Grains d'avoine mondés de leur enveloppe et grossièrement pulvérisés.

P. C. Ces graines sont composées : de fécule 59; albumine 4; gomme 2,5; sucre et principe amer 8, et huile fixe jaunâtre 2.

U. ET M. D'AD. Les mêmes que ceux de l'orge. On recommande l'eau de gruau dans les affections inflammatoires des organes pulmonaires.

Le SON, *Fur*, est l'écorce des graines du froment, *Triticum æstivum* et *T. hybernum.* L., détachée par l'action de la meule. On en prépare une décoction émolliente que l'on administre comme tisane, ou en lavemens, lotions, bains, etc. C'est, comme on sait, avec la farine de cette céréale qu'on fait le meilleur pain. La mie de pain blanc, cuite dans l'eau ou dans du lait, sert à la préparation de cataplasmes émolliens. Elle entre aussi dans la composition de la *Décoction blanche. P.* La pâte de farine de froment fermentée, ou levain, sert encore à préparer des topiques irritans et légèrement rubéfians, qu'on peut rendre vésicans en y ajoutant un peu de poudre cantharides.

Le Riz, *Oryzæ semina*, *Oryza sativa*. L., est une plante originaire de l'Inde, et cultivée dans le midi de l'Europe. Les graines que tout le monde connaît, contiennent plus de 80 parties d'amidon sur 100 et une très-petite quantité de gomme et de sucre. La décoction de riz ou *Eau de riz* est employée comme émolliente; on l'administre avec avantage dans les affections inflammatoires du canal digestif, telles que la dyssenterie, la diarrhée aiguë, etc.

Le Salep ou Salap, fécule extraite des bulbes de l'*Orchis mascula*. L., et de quelques autres espèces voisines de la famille des Orchidées; le Sagou, fécule amylacée qu'on retire de diverses espèces de palmiers et entre autres du *Sagus farinifera*. L.; l'Arrow-root, autre fécule provenant des racines des *Maranta indica* et *arundinacea* de la famille des Amomées; le Tapioka et la farine de Cassave, extraits des racines du *Jatropha manihot*. L., de la famille des Euphorbiacées; la Fécule de pomme de terre, obtenue des tubercules du *Solanum tuberosum*. L., de la famille des Solanées, et enfin l'Amidon qu'on retire de la plupart des graines céréales, sont employés en médecine comme émolliens et comme alimens légers. C'est ordinairement sous forme de gelée qu'on les administre.

Les graines de plusieurs cucurbitacées telles que la COURGE, *Cucurbita lagenaria*. L., la CITROUILLE, *Cucurbita pepo*. L., le MELON, *Cucumis melo*. L., et le CONCOMBRE, *Cucumis sativus*. L., étaient autrefois désignées sous le nom de *Semences froides majeures*. Elles contiennent toutes une huile fixe et du mucilage ; ainsi elles peuvent servir, après avoir été dépouillées de leur enveloppe, à faire des émulsions; mais on ne les emploie plus guère aujourd'hui à cause de la facilité avec laquelle elles rancissent. Il en est à peu près de même des semences du CHANVRE, *Cannabis sativa*. L., qui portent vulgairement le nom de *Chenevis*. On les emploie en décoction, en émulsion, ou en infusion, dans les inflammations des voies urinaires.

Les graines du COING, *Pyrus cydonia*. L., et celles du PSYLLIUM, *Plantago psyllium*. L., contiennent une grande quantité de mucilage, et servent à la préparation de topiques émolliens. On emploie encore, aux mêmes usages et sous forme de cataplasmes, le SENEÇON VULGAIRE, *Senecio vulgaris*. L., de la famille des Synanthérées-Corymbifères, l'ACANTHE MOLLE, *Acanthus mollis*. L., de la famille des Acanthacées, les OIGNONS DE LYS, *Lilium candidum*, L., et le POIREAU, *Allium porrum*, L., de la famille des Liliacées.

SUBSTANCES ANIMALES EMOLLIENTES.

LAIT. *Lac*, liquide particulier, sécrété par les glandes mammaires.

P. P. Liquide blanc, opaque, plus pesant que l'eau, d'une saveur douce et particulière.

P. C. Il est composé : d'eau, de matière caséeuse, de sucre de lait, de matière grasse, de différens sels et d'une petite quantité d'acide. Abandonné à lui-même, à la température ordinaire, il se sépare peu à peu en trois parties : l'une supérieure, blanche, opaque, molle, onctueuse, nommée crême, est formée de matière butyreuse unie à une certaine quantité de matière caséeuse et de sérum ; la seconde, également blanche et opaque, mais sans onctuosité, est formée par la matière caséeuse, enfin la troisième, liquide, transparente, légèrement verdâtre, d'une saveur douce et acidule, constitue le *Serum* ou *Petit-lait* ; elle est composée d'eau, de sucre de lait et d'une petite quantité de matière caséeuse. Le lait peut se mêler en toutes proportions avec l'eau. Les acides un peu forts et l'alcool le coagulent ; les alcalis redissolvent au contraire le caillot.

U. C'est le lait de vache qu'on emploie le plus habituellement ; on se sert aussi très-souvent de celui de chèvre et d'ânesse. Ces liquides sont à la fois nourissans et émolliens. On les administre comme tels dans le traitement des maladies de poitrine et de certaines affections cutanées. La diète lactée est souvent utile dans la phthisie, les altérations organiques de l'estomac et de quelques autres organes. Le lait est encore employé comme topique émollient dans les cas de phlegmasies de la peau, d'hémorroïdes, d'angines, etc.

Le Petit-lait, *Serum lactis*, est souvent employé comme émollient et tempérant. On le prépare en jetant dans du lait une petite quantité de vinaigre et en le faisant bouillir. On passe pour séparer la matière caséeuse. Ce liquide s'administre par verres dans les fièvres, les inflammations des organes digestifs, respiratoires et urinaires. Il sert aussi de véhicule à plusieurs médicamens.

L'ichtyocolle, ou colle de poisson n'est autre chose que la membrane interne de la vessie natatoire de différentes espèces de poissons et surtout de certains esturgeons, que l'on coupe en lanières et que l'on fait sécher. Elle est blanche, presque demi-transparente, roulée sur elle-même, et presqu'entièrement formée de gélatine (*voy.* pag. 411). Cette substance dissoute dans l'eau est émolliente, mais on ne l'emploie guère aujourd'hui que pour clarifier certains liquides. La gélatine extraite des peaux et autres parties des animaux jouit des mêmes propriétés et est très-employée pour préparer les bains gélatineux, dont l'usage, comme émollient, est très-répandu et souvent très-utile.

La Corne de cerf, *Rasura cornu cervi*, contient, comme les autres substances osseuses, de la gélatine unie au phosphate de chaux et autres sels terreux. A l'aide d'une ébullition prolongée dans l'eau, on dissout cette substance, et l'on obtient un bouillon ou une gelée qu'on administre comme émollient, et comme aliment léger.

En calcinant la corne de cerf, on la dépouille des matières organiques qu'elle renferme, et on en obtient une masse blanche, friable, entièrement composée de phosphate et autres sels terreux. A cet état, elle entre dans la composition de la *Décoction blanche de Sydenham. P.* (corne de cerf calcinée et porphyrisée ʒ ij, mie de pain blanc ʒ iij, sucre ℥ j, eau ℔ j, eau de fleur d'oranger ℥ ß.) qu'on administre comme émollient dans les diarrhées aiguës, la dyssenterie, etc.

Les bouillons médicinaux dont nous avons parlé (p. LXXVIII) sont également employés comme émolliens ou tempérans, ou comme alimens légers. On les prépare en faisant bouillir plus ou moins long-temps dans de l'eau diverses substances animales, telles que la chair et le mou de veau, le poulet, les grenouilles, les limaçons, la tortue, etc. Ces préparations sont d'un usage très-commode et souvent très-utile dans les cas de phlegmasies internes. On prépare un *Sirop de mou de veau. P.* (mou de veau ℔ ij, dattes ℥ v, jujubes, raisins secs et pulmonaire, ana ℥ v ß, réglisse et grande consoude, ana ℥ j, sucre candi ℔ IV, eau ℔ ij ß) qui est très-employé comme adoucissant et expectorant.

L'AXONGE ou graisse de porc, et quelques autres substances grasses animales, sont très-employées à l'extérieur, et entrent dans la composition des pommades, onguens, etc.

CHAPITRE XIII.

MÉDICAMENS ANTHELMINTIQUES OU VERMIFUGES.

Les médicamens anthelmintiques (αντὶ, contre et ελμινσ, ver) ou vermifuges (*vermis*, ver *et fugio*, je chasse) sont ceux qui jouissent de la propriété de faire périr les vers intestinaux, ou de les expulser au-dehors. Ces effets sont souvent produits par les purgatifs drastiques, et certaines autres substances dont l'action sur l'économie animale est très-vive, telles que le camphre, l'huile de térébenthine, certains toniques ou astringens très-énergiques, etc., comme on a pu le voir dans les chapitres précédens. Mais il est un certain nombre de substances qui, sans exercer une action bien marquée sur l'économie en général, paraissent être délétères pour les vers qui existent dans le canal digestif. C'est de celles-là seulement dont nous devons nous occuper ici, car les autres ont déjà été décrites. Le nombre des vermifuges, proprement dits, est très-limité ; ils nous sont fournis par les règnes végétal et minéral. Nous ne pouvons en rien dire ici de général, si ce n'est que dans la plupart des cas on les administre à l'intérieur et qu'on fait suivre leur usage de celui d'un purgatif pour faciliter l'expulsion des vers.

Famille des Algues.

C. B. Acotylédones, dont l'organisation est très-simple ; en effet leur substance paraît homogène ou seulement traversée par quelques filamens vasculaires, et les organes de la fructification, lorsqu'ils existent, sont renfermés dans l'intérieur de la plante ou dans des conceptacles particuliers.

MOUSSE DE CORSE. Varec vermifuge. *Helminthocorton. Fucus helminthocortos.* L., plante marine qui croît sur les côtes de la Méditerranée et de l'île de Corse.

C. B. Tiges grêles et cylindriques, terminées par de petits rameaux crochus, sur les parties latérales desquels se trouvent des tubercules sessiles qui renferment les organes de la fructification.

P. P. La consistance de cette plante est cartilagineuse ; sa couleur est terne et d'un rouge-brun ; sa saveur amère, salée et nauséabonde ; son odeur saumâtre et désagréable. Elle se présente sous forme de touffes très-serrées, formées par des filamens nombreux, réunis en faisceaux par la base, entrelacés et accrochés les uns aux autres par de petits crampons dont les tiges sont armées. Dans le commerce, elle est toujours mêlée avec différentes espèces de varecs filamenteux, de céramions, de corallines, etc.

P. C. Elle est principalement composée de gélatine et de sels à base de potasse et de soude. On y trouve de l'iode comme dans la plupart des varecs. L'eau s'empare de ses principes actifs.

U. L'influence que cette substance exerce sur l'économie animale est très-peu marquée ; cependant elle peut irriter légèrement le canal digestif ; mais, d'un autre côté, elle agit avec beaucoup d'énergie sur les vers intestinaux. C'est principalement chez les enfans et contre les vers lombricoïdes que son usage est suivi de très-bons effets.

D. ET M. D'AD. Poudre, g^r x à ʒ ij, incorporée dans du miel. Infusion, ʒ j à ℥ j dans un verre d'eau ou de lait. *Gelée. P.* (mousse de Corse ℥ iv, eau ℔ iv, vin blanc ℔ j, sucre ℔ j ß, ichtyocolle ʒ ij), ʒ ij à ℥ j et plus.

La Coralline de Corse, ou coralline blanche, *Corallina officinalis.* L., que l'on confond souvent avec la mousse de Corse, est un zoophyte que l'on rapporte au genre *Polype*, mais dans lequel on n'a pu jusque ici apercevoir de polype. Elle est sous forme de tiges calcaires, articulées, d'apparence homogène, et d'une couleur blanche. Cette substance est tout-à-fait inerte par elle-même, et ne paraît devoir sa réputation, comme anthelmintique, qu'aux varecs avec lesquelles elle est toujours mêlée, et aux matières salines dont elle est imprégnée.

Famille des Fougères.

Fougère male. *Felicis maris radix. Polypodium filix mas.* L. *Nephrodium filix mas.* R., plante vivace, herbacée, indigène. P. U. La racine.

C. B. Racine, souche souterraine; feuilles grandes, pétiolées, ovales, pinnées, pinnules rapprochées, très-longues et pinnatifides; pétioles courts, d'un brun foncé, et couverts d'écailles; fructifications réniformes et arrondies.

P. P. Racine de six à huit pouces de long, de la grosseur du pouce, noueuse, brune et écailleuse à l'extérieur; d'une odeur désagréable et d'une saveur amère un peu acerbe.

P. C. Elle contient une matière extractive amère, un principe acerbe, de la fécule et une matière gélatineuse; l'eau s'empare d'une partie de ses principes actifs.

U. Cette substance n'agit que très-faiblement sur l'économie animale; mais elle paraît être délétère pour les vers intestinaux. En effet, on l'emploie avec beaucoup de succès pour détruire les lombrics, les trichocéphales et même les ténias.

D. et M. d'ad. poudre, ʒ ij à iij; deux heures après son administration, on donne un purgatif pour déterminer l'expulsion des vers.

Famille des Synanthérées.

C. B. (V. p. 85).

Semen-Contra. *Santolina. Artemisia judaica.* L.,

arbuste qui croît dans l'Arabie et le nord de l'Afrique. P. U. Les graines, les capitules et les ramifications supérieures.

C. B. Tige rameuse, pubescente et d'un gris cendré; feuilles petites, cotonneuses; fl. jaunâtres, petites, en panicule peu serrée; réceptacle nu et plane; fruits sans aigrettes.

P. P. Capitules oblongues, formées d'écailles imbriquées, recouvrant des semences ovoïdes, jaunes, applaties et des rudimens de fleurs; odeur forte et aromatique; saveur amère. On mélange presque toujours dans le commerce cette plante avec les parties analogues de l'*Artemisia contra*. L., qui en est très-voisine.

P. C. De même que toutes les autres plantes de ce genre, elle contient un principe amer gommo-résineux et de l'huile essentielle.

U. Cette substance est regardée comme un anthelmique très-énergique. C'est principalement contre les lombrics et les ascarides vermiculaires qu'on l'emploie.

D. ET M. D'AD. Poudre, gr xx à ʒ ij, incorporée dans du miel. Infusion, ʒ ij à iij dans de l'eau, du vin, ou du lait.

Les bulbes de l'AIL, *Allium sativum*. L., de la famille des liliacées jouissent de vertus stimulantes très-prononcées. On les emploie souvent comme anthelmintiques, en infusion dans de l'eau, du vin ou du lait. Pilés, on les applique sur la peau, ils produisent de la rougeur et même une vésication, qui est quelquefois suivie d'ulcérations difficiles à guérir.

ÉTAIN. *Stannum*. Métal qui se trouve dans la nature à l'état d'oxide ou de sulfure, en Allemagne, en Angleterre, en France, etc.

P. P. L'étain métallique est solide, malléable, d'une couleur blanche, d'une pesant. spécifiq. de 7,29. Chauffé, il devient légèrement odorant, et fond à 200° centigr., sans se volatiser.

P. C. Il absorbe facilement l'oxigène, à l'aide du calorique, et forme alors une poudre blanche, soluble dans les acides. Il peut former, avec le soufre, deux combinaisons dont l'une (bi-sulfure) porte le nom d'*or mussif*.

U. Ce métal a été vanté dans le traitement de plusieurs maladies, mais ne paraît être vraiment utile que comme anthelmintique.

D. ET M. D'AD. Poudre ou limaille, ʒ ß à j, incorporée dans du miel ou du sirop.

Le BI-SULFURE D'ÉTAIN ou or mussif, jouit également de propriétés vermifuges très-marquées. On le donne à la doșe de gr. 10 à 15 deux fois par jour.

Le BITUME NAPHTE, ou huile de Naphte, est une substance sur l'origine de laquelle on n'est pas d'accord. On croit cependant qu'elle est le produit de la fermentation putride de la houille, etc. On le trouve assez abondamment, à une certaine profondeur, sur les bords de la mer Caspienne, dans la Calâbre, etc.

C'est un liquide transparent, d'un blanc légèrement jaunâtre, d'une pesant. spécifiq. de 0,83, d'une odeur particulière et désagréable. Il est très-volatil, s'enflamme à l'approche d'un corps en ignition. Il est insoluble dans l'eau et soluble dans l'alcool, l'éther et les huiles, et paraît entièrement composé d'hydrogène et de carbone.

On l'emploie comme anthelmintique à la dose de gouttes x à ʒ j et plus, uni à l'éther pour en masquer l'odeur.

Le Pétrole qui est un mélange de naphte et de bitume asphalte se trouve en France, et a été employé aux mêmes usages que le précédent. C'est un liquide onctueux, d'un brun noirâtre, presque opaque et d'une odeur forte et désagréable.

Les autres médicamens que l'on administre encore le plus ordinairement, comme anthelmintiques, et dont nous avons déjà fait l'histoire, sont l'Écorce de grenadier, le Quinquina, la Cévadille, l'Huile essentielle de térébenthine, le Camphre l'Assa-fœtida, l'Éther, l'Huile de ricin et un grand nombre d'autres substances purgatives très-énergiques, la Sabine, la Valériane, l'Hydro-chlorate d'ammoniaque, les préparations ferrugineuses et mercurielles, le Soufre, etc.

Supplément.

En appliquant à l'Opium sa méthode d'analyse des substances végétales, au moyen des dissolutions de sels neutres, M. Robinet est arrivé à la découverte d'un nouvel acide qu'il a nommé *Codéique*. Ce corps est blanc, très-acide, et se présente sous la forme de cristaux. C'est avec cet acide que la morphine est combinée dans l'opium, et non pas, comme on l'avait cru jusqu'ici, avec l'acide méconique, qui s'y trouve à l'état de méconate acide de soude. Le codéate de morphine est blanc et d'une saveur très-amère. Il cristallise facilement en aiguilles soyeuses, qui se réunissent à un centre commun, et donnent naissance à des mamelons hérissés de pointes qui ressemblent beaucoup aux fleurs de certaines synanthérées. Ces cristaux ont peu de consistance, et se décomposent à une température de 100° degrés. Ce sel est très-soluble dans l'eau et dans l'alcool, mais insoluble dans l'éther. Le même chimiste a aussi constaté que la morphine a la propriété de donner naissance à une belle couleur bleue avec les sels de fer peroxidé.

On a fait quelques essais avec le codéate de morphine, et l'on s'est assuré qu'il jouissait de toutes les propriétés des autres sels solubles de morphine.

L'ÉCORCE DE LA RACINE DU GRENADIER, *Punica granatum*. L., dont nous avons dit un mot page 49, s'emploie avec beaucoup de succès pour combattre le ténia. On l'administre à la dose de ℥ ij dans ℔ ij d'eau. On fait macérer pendant 24 heures, puis on fait bouillir jusqu'à réduction à moitié. On divise le liquide restant en trois doses qu'on prend à une demi-heure d'intervalle. Il est rare que cette quantité ne suffise pas pour déterminer l'expulsion du ténia.

Le SOUS-BICHLORURE DE CHAUX que l'on prépare en faisant passer un courant de chlore à travers un cylindre de plomb rempli de chaux éteinte, jusqu'à ce que cette subtance n'absorbe plus de gaz, vient d'être employé avec beaucoup de succès, non-seulement comme moyen désinfectant, mais aussi comme agent thérapeutique. En effet, la dissolution de ce chlorure dans une certaine quantité d'eau détruit l'odeur infecte et les miasmes putrides qui s'échappent des substances animales en putréfaction, des fosses d'aisances, etc., et MM. Ségalas, Lisfranc, Girard, etc., ont obtenu de très-bons effets de l'usage de cette dissolution comme topique dans le traitement des plaies frappées de gangrène, des ulcères atoniques ou siphiliques, des brûlures au second degré, etc. Mais, d'après les expériences de M. Ségalas, il paraît qu'il ne faut l'employer qu'avec ménagement sur les surfaces dénudées et spécialement sous forme d'injections dans les parties génitales, à cause des effets fâcheux qui peuvent résulter de son absorption. La dissolution concentrée de ce chlorure s'obtient en triturant dans un mortier de verre 1 p. de chlorure avec 8 p. d'eau, et en filtrant le produit. Lorqu'on veut l'employer comme moyen désinfectant, on étend cette dissolution de 12 ou 15 p. d'eau, et on s'en s'est pour laver les objets d'où se dégagent les miasmes, ou les parois des chambres qui les renferment. Cette méthode est bien préférable aux fumigations de chlore, car elle est plus efficace, et ne présente pas les inconvéniens qui résultent des vapeurs de cette subtance irritante.

Le SOUS-BICHLORURE D'OXIDE DE SODIUM possède les mêmes propriétés désinfectantes. M. Labarraque, qui, le premier proposa l'usage de ces dissolutions de chlorures alcalins, s'est servi avec succès de cette substance pour combattre les asphyxies produites par les fosses d'aisances. M. Cullerier neveu en a constaté l'utilité dans le traitement local de certains ulcères. Enfin, il paraît qu'elle possède les mêmes vertus que le chlorure de chaux; mais on lui préfère, en général, ce dernier, à cause de son prix peu élevé.

FIN.

Table des principales plantes qui fournissent des médicamens,

RANGÉES PAR ORDRE DE FAMILLES NATURELLES.

ACOTYLIDONÉES.

ALGUES, *Algæ.*	Mousse de Corse, *Fucus helminthocortos.* D. C.
CHAMPIGNONS, *Fungi.*	Agaric blanc, *Boletus laricis.* Bulliard.
LICHÉNÉES, *Licheneæ.*	Lichen d'Islande, *Lichen Islandicus.* L. Pulmonaire de chêne, — *pulmonarius.* L.
FOUGÈRES. *Filices.*	Fougère mâle, *Nephrodium filix mas.* R. Polytric, *Asplenium trichomanes.* L. Capillaire noir, *Adianthum nigrum.* L. — de Montpellier, — *capillus Veneris.* L. — du Canada, — *pedatum.* L. Cétérach, *Ceterach officinarum.* L.

MONOCOTYLIDONÉES.

1° *Hypogynie.*

AROIDÉES, *Aroideæ.*	Roseau aromatique, *Acorus calamus.* L.
PIPÉRINÉES, *Piperineæ.*	Poivre, *Piper nigrum.* L. — cubèbe, — *cubeba.* L. — bétel, — *betel.* L. — long, — *longum.* L.
CYPÉRACÉES, *Ciperoideæ.*	Souchet long, *Ciperus longus.* L. — rond, — *rotundus.* L.
GRAMINÉES, *Gramineæ.*	Froment, *Triticum sativum.* Lam. Chiendent, — *repens.* L. Seigle, *Secale cereale.* L. Orge, *Hordeum vulgare.* L. Avoine, *Avena sativa.* L.

GRAMINÉES, *Graminées.*	Canne de Provence, *Arundo donax.* L. Roseau à balais, — *phragmites.* L. Canne à sucre, *Saccharum officinarum.* L. Riz, *Oryza sativa.* L.

2° *Périgynie.*

COLCHICÉES, *Colchiceæ.*	Colchique, *Colchicum autumnale.* L. Cévadille, *Veratrum sabadilla.* Retz. Ellébore blanc, — *album.* L.
PALMIERS, *Palmæ.*	Dattier, *Phœnix dactylifera.* L. Sagou, *Sagus farinifera.*
ASPARAGINÉES, *Asparagineæ.*	Asperge, *Asparagus officinalis.* L. Salsepareille, *Smilax salsaparilla.* L. Squine, — *china.* L. Petit houx, *Ruscus aculeatus.* L.
LILIACÉES, *Liliaceæ.*	Lis blanc, *Lilium candidum.* L. Ail, *Allium sativum* L. Scille, *Scilla maritima.* L. Aloès, *Aloe perfoliata et spicata.*
IRIDÉES, *Irideæ.*	Iris de Florence, *Iris Florentia.* L. Safran, *Crocus sativus.* L.

3° *Epigynie.*

AMOMÉES, *Amomeæ.*	Cardamome, *Amomum cardamomum.* L. Gingembre, — *zingiber.* L. Curcuma, *Curcuma longa.* L. Zédoaire, *Kæmpferia rotunda.* L. Galanga, — *galanga.* L. Arrow-root, *Maranta arundinacea.* L.
ORCHIDÉES, *Orchideæ.*	Vanille, *Epidendrum vanilla.* L. Salep, *Orchis mascula.* L.

DICOTYLÉDONÉES.

I. APÉTALES.

1° *Epigynie.*

ARISTOLOCHIÉES, *Aristolochiæ.*	Azaret, *Azarum Europeum.* L. Serpentaire de Virginie, *Aristolochia serpentaria.* L. Aristoloche ronde, — *rotunda.* L. Hypociste, *Cytinus hypocistus.* L.

2° *Périgynie.*

THYMÉLÉES, *Thymeleæ*.

- Garou, *Daphne Gnidium*. L.
- Bois-gentil, — *mezereum*. L.
- Daphné lauréole, — *laureola*. L.

POLYGONÉES, *Polygoneæ*.

- Bistorte, *Polygonum bistorta*. L.
- Oseille, *Rumex acetosa*. L.
- Patience, — *patientia*. L.
- Rhapontic, — *alpinus*. L.
- Rhubarbe, *Rheum palmatum*. L.

CHÉNOPODÉES ou ATRIPLICÉES, *Atripliceæ*.

- Thé du Mexique, *Chenopodium ambrosioides*. L.
- Soude, *Salsosa soda*. L.
- Betterave, *Beta vulgaris*. L.
- Vulvaire, *Chenopodium vulvaria*. L.
- Camphrée, *Camphorosma monspeliaca*. L.

LAURINÉES, *Laurineæ*.

- Cannelle, *Laurus cinnamomum*. L.
- Laurier ordinaire, — *nobilis*. L.
- Sassafras, — *sassafras*. L.
- Camphrier, — *camphora* L.
- Cassia lignea, — *cassia*. L.
- Cannelle girollée, — *culilaban*. L.

3° *Hypogynie.*

PLUMBAGINÉES, *Plumbagineæ*.

- Dentelaire, *Plumbago Europæa*. L.

PLANTAGINÉES. *Plantagineæ*.

- Plantain, *Plantago major*. L.
- Psyllium, — *psyllium*. L.

4° *Idiogynie. — Diclines.*

EUPHORBIACÉES, *Euphorbiaceæ*.

- Euphorbe, *Euphorbia officinarum*. L.
- Epurge, — *lathyris*. L.
- Euphorbe cyprès, — *cyparissias*, etc. L
- Mercuriale, *Mercurialis annua*. L.
- Manioc, *Jatropha manihot*. L.
- Curcas, — *curcas*. L.
- Cascarille, *Croton cascarilla*. L.
- Croton, — *tiglium*.
- Ricin, *Ricinus communis*. L.
- Buis, *Buxus semper virens*. L.

CUCURBITACÉES, *Cucurbitaceæ*.

- Bryone, *Bryonia alba*. L.
- Elaterium, *Momordica elaterium*. L.
- Coloquinte, *Cucumis colocynthis*. L.
- Melon, — *Melo*. L.
- Concombre, — *sativus*. L.

CUCURBITACÉES, *Cucurbitacées.*	Courge, *Cucurbita lagenaria.* L. Citrouille, *Pepo macrocarpus.* R.
MYRISTICÉES, *Myristiceæ.*	Muscadier, *Myristica moschata.* Thunberg.
URTICÉES. *Urticeæ.*	Ortie brûlante, *Urtica urens.* L. Contrayerva, *Dorstenia contrayerva.* L. Figuier, *Ficus carica.* L. Murier, *Morus nigra.* L. Pariétaire, *Parietaria officinalis.* L. Houblon, *Humulus lupulus.* L.
CUPULIFÉRÉES, *Cupuliferæ.*	Chêne, *Quercus robur.* L.
SALICINÉES, *Salicineæ.*	Saule, *Salix alba.* L. Peuplier, *Populus nigra.* L.
CONIFÉRÉES, *Coniferæ.*	Pin, *Pinus maritima et sylvestris.* L Sapin, — *picea.* L. Melèze, — *larix.* L. Genévrier, *Juniperus communis.* L Sabine, — *sabina.* L. Oliban, — *lycia et thurifera.* L. Cyprès, *Cupressus semper virens.* L.

II. MONOPÉTALES.

1° *Hypogynie.*

GLOBULARIÉES, *Globulariæ.*	Globulaire, — *Globularia alypum.* L.
SCROPHULARIÉES, *Scrophulariæ.*	Véronique officinale, *Veronica officinalis.* L. Beccabunga, — *beccabunga.* L. Véronique petit-chêne, — *chamædrys.* L. — des prés, — *teucrium,* L. Gratiole, *Gratiola officinalis.* L. Digitale, *Digitalis purpurea.* L.
ACANTHACÉES, *Acanthaceæ.*	Acanthe molle, *Acanthus mollis.*
LABIÉES, *Labiatæ.*	Romarin, *Rosmarinus officinalis.* L. Sauge, *Salvia officinalis.* L. — des prés, — *pratensis.* L. Sclarée, — *sclarea.* L. Marum, *Teucrium marum.* L. Chamedrys, — *chamdærys.* L. Scordium, — *scordium.* L. Ivette, — *chamæpytis et T. Iva.* L. Menthe poivrée, *Mentha piperita.* L. — crépue, — *crispa, viridis,* etc. L.

Labiées, *Labiatæ.*	Hyssope, *Hyssopus officinalis.* L. Sarriette, *Satureia hortensis et S. montana.* L. Cataire, *Nepeta cataria.* L. Lavande, *Lavandula vera* D. C. et L. *Spica.* L. Stéchas, — *Stœchas.* L. Lierre terrestre, *Glechoma hederacea.* L. Ortie blanche, *Lamium album.* L. Bétoine, *Betonica officinalis.* L. Marrube blanc, *Marrubium vulgare.* L. — noir, *Ballota nigra.* L. Agripaume, *Leonurus cardiaca.* L. Thym, *Thymus vulgaris.* L. — calament, — *calamintha.* Scopoli. Serpolet, — *serpillum.* L. Dictame de Crête, *Origanum dictamnus.* L. Marjolaine, — *majorana.* L. Mélisse, *Melissa officinalis.* L. Basilic, *Ocymum basilicum.* L. Prunelle, *Prunella vulgaris.* L.
Borraginées, *Borragineæ.*	Cynoglosse, *Cynoglossum officinale.* L. Bourrache, *Borrago officinalis.* L. Grande consoude, *Symphytum officinale.* L Buglosse, *Anchusa italica.* D. C. Pulmonaire, *Pulmonaria officinalis.* L. Sébeste, *Cordia myxa.*
Convolvulacées, *Convolvulaceæ.*	Jalap, *Convolvulus jalapa.* L. Scammonée, — *scammonia.* L. Turbith, — *turpethum.* L. Méchoacan, — *mechoacan.* L. Liseron des haies, — *sepium.* L. Soldanelle, — *soldanella.* L.
Solanées, *Solaneæ.*	Belladone, *Atropa belladona.* L. Mandragore. — *mandragora.* L. Douce-amère, *Solanum dulcamara.* L. Morelle noire, — *nigrum.* L. Pomme de terre, — *tuberosum.* L. Alkekenge, *Physalis alkekengi.* L. Jusquiame, *Hyosciamus niger.* L. Tabac, *Nicotiana tabacum.* L. Pomme épineuse, *Datura stramonium.* L. Capsique, *Capsicum annuum.* L.
Jasminées, *Jasmineæ.*	Olivier, *Olea Europæa.* L. Lilas, *Syringa vulgaris.* L. Frêne, *Fraxinus ornus* L.

Gentianées, *Gentianeæ.*
- Gentiane, *Gentiana lutea.* L.
- Petite centaurée, *Chironia pulchella.* D. C.
- Menyanthe, *Menyanthes trifoliata.* L.

Apocynées, *Apocyneæ.*
- Arguel, *Cynanchum arguel.* Delille.
- Scammonée de Montpellier, — *Monspeliacum.* L.
- Cynanque ipècacuanha, — *ipecacuanha.* R.
- Dompte-venin, *Asclespias vincetoxicum.*
- Noix vomique, *Strychnos nux vomica.* L.
- Fève de Saint-Ignace, — *Ignatia.* L.
- Couleuvrée, — *colubrina.* L.
- Fausse angusture, *Brucea antidyssenterica.* L.
- Scammonée de Smyrne, *Periploca secamone.*
- Codaga pale, *Nerium antidyssentericum.* L.

2° *Périgynie.*

Diospyrées, *Diospyreæ.*
- Styrax, *Styrax officinale.* L.
- Benjoin, — *benzoe.* L.

Ericinées, *Ericineæ.*
- Busserole, *Arbutus uva ursi.* L.

Campanulacées, *Campanulaceæ.*
- Lobélie, *Lobelia syphilitica.* L.

3° *Epigynie.*

Synanthérées, *Synanthereæ.*

Cynarocéphales, *Cynarocephalæ.*
- Carthame, *Carthamus tinctorius.* L.
- Bardane, *Arctium lappa.* L.
- Chausse-trappe, *Centaurea calcitrapa.* L.
- Chardon-Bénit, — *benedicta.* L.

Corymbifères, *Corymbiferæ.*
- Camomille romaine, *Anthemis nobilis.* L.
- — puante, — *cotula* L.
- Pyrèthre. — *pyrethrum.* L.
- Millefeuille, *Achillea millefolium.*
- Ptarmique, — *ptarmica.*
- Génépi, — *atrata*, *moschata*, etc.
- Absinthe, *Artemisia absinthium.* L.
- — pontique, — *pontica.* L.
- Armoise, — *vulgaris.* L.
- Estragon, — *draconculus.* L.
- Semen-contra, — *judaica.* L.
- Aurone, — *abrotanum.* L.
- Tanaisie, *Tanacetum vulgare.* L.
- Balsamite, — *balsamita.* L.
- Matricaire, *Matricaria parthenium.* L.
- Camomille ordinaire, — *chamomilla.* L.
- Souci, *Calendula officinalis et arvensis.* L.

Synanthérées, *Synanthereæ*.

Corymbifères, *Corymbiferæ*.	Arnique, *Arnica montana*. L.
	Aunée, *Inula helenium*. L.
	Tussilage, *Tussilago farfara*. L.
	Acmelle, *Spilanthus acmella*. L.
	Cresson de Para, — *Oleracea*.
	Santoline, *Santolina chamæcyparissus*. L.
	Seneçon, *Senecio vulgaris*. L.
	Aya-pana, *Eupatorium aya-pana*. L.
	Eupatoire, — *cannabinum*. L.
Chicoracées, *Chicoraceæ*.	Laitue vireuse, *Lactuca virosa*. L.
	— cultivée, *sativa*. L.
	Pissenlit, *Leontodon taraxacum*. L.
	Scorzonère, *Scorzonera Hispanica*. L.
	Chicorée, *Cichorium intybus*. L.
Dipsacées, *Dipsaceæ*.	Scabieuse, *Scabiosa arvensis*. L.
Valérianées, *Valerianeæ*.	Valériane officinale, *Valeriana officinalis*. L.
	Grande Valériane, — *phu*. L.
	Nard celtique, — *celtica*. L.
Rubiacées, *Rubiaceæ*.	Galiet, *Galium verum*. L.
	Aspérule, *Asperula cynanchica*. L.
	Garance, *Rubia tinctorum*. L.
	Quinquina gris, *Cinchona officinalis*. L.
	— orangé, — *lancifolia*. M.
	— rouge, — *oblongifolia*. M.
	— jaune, — *cordifolia*. M.
	— blanc, — *ovalifolia*. M.
	— piton, *Exostemma floribunda*. H.
	— de Carthagène, *Portlandia hexandra*.
	Caféier, *Coffea Arabica*. L.
	Ipecacuanha annelé, *Cephælis ipecacuanha*. R.
	— strié, *Psycotria emetica*. L.
	— blanc, *Richardia brasiliensis*. Gomez.
	Gomme kino, *Nauclea gambeer*.
Caprifoliacées, *Caprifoliaceæ*.	Sureau, *Sambucus nigra*. L.
	Hyèble, — *ebulus* L.

III. POLYPÉTALES.

1° *Epigynie*.

Araliacées, *Araliaceæ*.	Ginseng, *Panax quinquefolium*. Lam.
Ombellifères, *Ombelliferæ*.	Anis, *Pimpinella anisum*. L.
	Carvi, *Carum carvi*. L.
	Cigüe aquatique, *Phellandrium aquaticum*. L.

Ombellifères, *Ombelliferæ*.	Persil, *Apium petroselinum*. L. Ache, — *graveolens*. L. Meum, *Meum vulgare*. R. Fenouil, *Anethum fœniculum*. L. Aneth. — *graveolens*. L. Cumin, *Cuminum cyminum*. L. Coriandre, *Coriandrum sativum*. L. Grande Ciguë, *Conium maculatum*. L. Petite Ciguë, *Œthusa cynapium*. L. Cicutaire aquatique, *Cicutaria aquatica*. L. Carotte, *Daucus carota*. L. Cerfeuil, *Scandix cerefolium*. L. Galbanum, *Bubon galbanum*. L. Gomme ammoniaque, — *gummiferum*. L. Opoponax, *Pastinaca opoponax*. L. Assa-fœtida, *Ferula assa-fœtida*. L. Sagapenum, — *persica*. L. Angélique, *Angelica archangelica*. L. Panicaut, *Eryngium campestre*. L. Sanicle, *Sanicula Europæa*. L. Ammi, *Ammi majus*. L. Livèche, *Ligusticum levisticum*. L. Impératoire, *Imperatoria ostruthium*. L.

2° *Hypogynie*.

Renonculacées, *Renonculaceæ*.	Clématite, *Clematis vitalba*. L. Pivoine, *Pæonia officinalis*. L. Ellébore noir, *Helleborus niger*. L. Aconit, *Aconitum napellus*. L.
Magnoliacées, *Magnoliaceæ*.	Drymis de Winter, *Drymis Winteri*. L. Badiane, *Illicium anisatum*. L.
Menispermées, *Menispermeæ*.	Columbo, *Cocculus palmatus*. Lam. Pareira-Brava, *Cissampelos pareira*. L.
Berbéridées, *Berberideæ*.	Epine-Vinette, *Berberis vulgaris*. L.
Papavéracées, *Papaveraceæ*.	Pavot, *Papaver somniferum*. L. Coquelicot, — *rhœas*. L.
Fumariacées, *Fumariaceæ*.	Fumeterre, *Fumaria officinalis*. L.
Crucifères, *Cruciferæ*.	Cresson de fontaine, *Sisymbrium nasturtium*. L. Erysimum, — *officinale*. D. C. Moutarde, *Sinapis nigra*. L. Passerage, *Lepidium latifolium*. L.

CRUCIFÈRES. *Cruciferea.*	Cresson alénois, *Lepidium sativum.* L. Cochléaria, *Cochlearia officinalis.* L. Raifort sauvage, — *armoracia.* L. Pastel, *Isatis tinctoria.* L.
CAPPARIDÉES, *Capparideæ.*	Caprier, *Capparis spinosa.* L.
HIPPOSCASTANÉES ou ERABLES, *Hipposcastaneæ.*	Marronier d'Inde, *Œsculus hippocastanum.* L.
GUTTIFÈRES, *Guttifereæ.*	Gomme-gutte, *Cambogia gutta.* L.
AURANTIACÉES, *Aurantiaceæ.*	Oranger, *Citrus aurantium.* L. Citronnier, *Citrus medica.* L.
THÉACÉES, *Theaceæ.*	Thé, *Thea bohea.*
MÉLIACÉES, *Meliaceæ.*	Cannelle blanche, *Winterania canella.* L.
VINIFÉRÉES, *Vinifereæ.*	Vigne, *Vitis vinifera.* L.
GÉRANIACÉES, *Graniaceæ.*	Herbe à Robert, *Geranium Robertianum.* L. Bec de grue, — *gruinum.* L.
MALVACÉES, *Malvaceæ.*	Guimauve, *Althæa officinalis.* L. Rose tremière, — *rosea.* L. Mauve, *Malva sylvestris.* L. Petite Mauve, — *rotundifolia.* L. Cacaoier, *Theobrama cacao.* L.
TILIACÉES, *Tiliaceæ.*	Tilleul, *Tilia Europea.* L.
CISTÉES, *Cisteæ.*	Ladanum, *Cistus creticus.* L.
VIOLARIÉES, *Violariæ.*	Violette odorante, *Viola odorata* L. — des champs, — *arvensis.* L. — tricolor, — *tricolor.* L. Ionide ipécacuanha, — *ipecacuanha.* L.
POLYGALÉES, *Polygaleæ.*	Polygala amer, *Polygala amara.* L. — de Virginie, — *senega.* L. Ratanhia, *Krameria triandra et ixina.* Ruiz.
SIMAROUBÉES, *Simaroubeæ.*	Quassia, *Quassia amara.* L. Simarouba, — *simarouba.* L.
RUTACÉES, *Rutaceæ.*	Rue, *Ruta graveolens.* L. Gaiac, *Guaiacum officinale.* L. Angusture vraie, *Cusparia febrifuga.* H.
CARYOPHYLLÉES, *Caryophylleæ.*	Œillet rouge, *Dianthus caryophyllus.* L. Saponaire, *Saponaria officinalis.* L.

LINACÉES, *Linaceæ.*	Lin, *Linum usitatissimum.* L. — cathartique, — *catharticum,* L.

3° *Périgynie.*

RIBESIÉES, *Ribesieæ.*	Groseiller, *Ribes rubrum.* L. Cassis, — *nigrum.* L.
MYRTINÉES, *Myrtineæ.*	Myrte commun, *Myrtus communis.* L. Piment, — *Pimenta.* L. Géroflier, *Caryophyllus aromaticus.* L. Grenadier, *Punica granatum.* L.
ROSACÉES, *Rosaceæ.*	Fraisier, *Fragaria vesca.* L. Potentille, *Potentilla anserina.* L. Quintefeuille, — *reptans.* L. Tormentille, *Tormentilla erecta.* L. Bénoite, *Geum urbanum.* L. Framboisier, *Rubus idæus.* L. Ronce commune, — *fruticosus.* L. Ulmaire, *Spirea ulmaria.* L. Filipendule, — *filipendula.* L. Aigremoine, *Agrimonia eupatoria.* L. Alchemille, *Alchemilla vulgaris.* Pimprenelle, *Poterium sanguisorba.* L. Prunier, *Prunus domestica.* L. Prunellier, — *spinosa.* L. Cerisier commun, *Prunus cerasus.* L. — mahaleb, *Cerasus mahaleb.* Miller. Mérisier à grappes, — *padus.* L. Laurier-cerise, *Prunus lauro-cerasus.* L. Amandier, *Amygdalus communis.* L. Pêcher, — *persica.* Rosier sauvage, *Rosa canina.* L. — de Provins, — *gallica.* L. — des quatre saisons, — *bifera.* L. Pommier, *Pyrus malus.* L. Coignassier, — *cydonia.* L. Néflier, *Mespilus germanica.* L.
LÉGUMINEUSES, *Leguminosæ.*	Arrête-bœuf, *Ononis spinosa.* L. Bugrane jaune, — *natrix.* L. Mélilot, *Melilotus officinalis.* Lam. Astragale, *Astragalus exscapus.* L. — de Crête, — *Creticus.* L. Réglisse, *Glycyrrhiza glabra.* L. Sang dragon, *Pterocarpus draco.* L. Santal, — *santalinus.* L. Copahu, *Copaifera officinalis.* L. Baume du Pérou, *Myroxilon balsamiferum.* L. — de Tolu, *Toluifera balsamum.* L.

Légumineuses, *Leguminosæ.*	Sené, *Cassia acutifolia.* Delille Casse, — *fistula.* L. Tamarinier, *Tamarindus Indica.* L. Bois de Campêche, *Hæmatoxylon Campechianum.* L. Acacia vrai, *Mimosa nilotica.* L. — de Sénégal, — *Senegal.* L. Cachou, — *catechu.* L. Bois néphrétique, *Guilandina moringa.* L. Baguenaudier, *Colutea arborescens.* L.
Térébenthacées, *Terebenthaceæ.*	Sumac, *Rhus coriaria.* L. Térébenthine de Chio, *Pistacia terebenthus.* L. Mastic, — *Lentiscus.* L. Baumier de la Mecque, *Amyris opobalsamum.* Willd. — élémi, — *elemifera.* Willd. Myrrhe, — *kataf.* Oliban, *Boswellia serrata.*
Rhamnées, *Rhamneæ.*	Nerprun, *Rhamnus catharticus.* L. Jujubier, — *ziziphus.* L. Houx, *Ilex aquifoliam.* L.

FIN DE LA TABLE.

Table des Matières.

Chapitre IV.

Chapitre V.

CHAPITRE VI.

Chapitre VII.

Chapitre XII.

Chapitre XIII.

FIN DE LA TABLE.

Table Alphabétique

des Matières

CONTENUES DANS CET OUVRAGE.

A.

D.

F.

M.

FIN DE LA TABLE ALPHABÉTIQUE.

ERRATA.

Page xlix, ligne dernière, au lieu de *itrialeptique*, lisez : *iatraleptique*.

43, ligne 20, *au lieu de* Galles, *lisez :* galle.

Ib. ligne dernière, au lieu de *triandria*, lisez: *triandra.*

51, ligne 17, *au lieu de* stolanifere, *lisez :* stolonifère.

56, ligne 14, *au lieu* d'eau, *lisez:* de liquide.

75, ligne 20, au lieu de *hexandria*, lisez: *hexandra.*

83, ligne 3, *au lieu de* Il peut aussi être administré, *lisez :* Elle peut aussi être administrée.

84, ligne 24, *au lieu de* ℈ j ʒ j, *lisez :* ℈ j à ʒ j.

Ib. ligne 26, au lieu de *Chirona*, lisez: *Chironia.*

93, ligne 17, *au lieu de* osmazone, *lisez:* osmazôme.

100; ligne 16, *au lieu de* jasinées, *lisez:* jasminées.

136, ligne 23, au lieu de *Aristalachia*, lisez: *Aristolochia.*

156, ligne 18, au lieu de *piperatæ*, lisez: *piperitæ.*

161, ligne 12, au lieu de *Glecoma*, lisez: *Glechoma.*

173, ligne 1, au lieu de *odoranta*, lisez: *odorata.*

175, ligne 11, *au lieu de* vif, *lisez :* actif.

176, ligne 18, *au lieu de* annulée, *lisez :* annelée.

Ib. ligne 20, *au lieu de* portion, *lisez :* proportion.

183, ligne 23, *au lieu de* Chénépodées, *lisez :* Chénopodées.

184, ligne 15, au lieu de *Chenepodium*, lisez: *Chenopodium.*

205, ligne 14, au lieu de *Solsosa*, lisez: *Salsosa.*

219, ligne 25, au lieu de *alcoolin*, lisez: *alcalin.*

225, ligne 23, *au lieu de* Carlsbab, *lisez :* Carslbad.

Ib. ligne 24, *au lieu de* Greloux, *lisez :* Greoulx.

228, ligne 27, *au lieu de* ℥ j à v, *lisez :* ℥ j à ij.

270, ligne 13, *au lieu de* ne se soit, *lisez :* se soit.
291, ligne 12, au lieu de *Ambaram*, lisez : *Ambarum.*
293, ligne 10, *au lieu de* ναρχη, *lisez :* ναρχωὸ.
303, ligne 1, au lieu de *calmandes*, lisez : *calmantes.*
349, ligne 11, *au lieu* de j, *lisez :* de ʒ j.
426, ligne 12, au lieu de *Rhammus*, lisez : *Rhamnus.*

Tableau Synoptique

Des Caractères distinctifs des Acides employés en Médecine.

						Acide	Caractères
CHAUFFÉS dans DES VASES CLOS,	Se vitrifient sans se décomposer ni se sublimer.	Calcinés avec du charbon	Ne se décompose pas.			ACIDE BORIQUE	
			Se décompose, et donne du phosphore qui brûle à l'air.			ACIDE PHOSPHORIQUE	Donne avec l'eau de chaux un précipité blanc, floconneux, se dissolvant sans effervescence dans l'acide nitrique.
	Se volatilisent sans se décomposer.	Précipitent l'eau de baryte.	Ne donnent pas de précipité avec l'acide hydro sulfurique.	Ne précipite pas l'eau de chaux.		ACIDE SULFURIQUE	Chauffé avec le charbon, se décompose, et dégage les vapeurs d'acide sulfureux reconnaissables à leur odeur.
				Précipite l'eau de chaux.		ACIDE CARBONIQUE *	A l'état de gaz, éteint les corps en ignition, sans s'enflammer.
			Précipitent l'acide hydro-sulfurique en jaune.	Chauffés avec du charbon	Se dégage sans se décomposer.	ACIDE SULFUREUX *	Son odeur est caractéristique.
					Se décompose, et donne de l'arsénic métallique qui se sublime.	ACIDE ARSÉNIEUX	Précipite le sulfate de cuivre ammoniacal en vert, et le nitrate d'argent en jaune.
		Ne précipitent pas l'eau de baryte.	Ne sont pas décomposés par le chlore.	Est décomposé à froid par le cuivre, et donne des vapeurs rouges.		ACIDE NITRIQUE	Est également transformé en acide nitreux par tous les corps avides d'oxigène.
				Ne sont pas décomposés par le cuivre.	Précipite le nitrate d'argent.	ACIDE HYDRO-CHLORIQUE *	Le précipité formé par le nitrate d'argent est blanc, insoluble dans l'acide nitrique et soluble dans l'ammoniaque.
					Ne précipite pas le nitrate d'argent.	ACIDE ACÉTIQUE	Son odeur est caractéristique.
			Sont décomposés par le chlore, et donnent alors	Du cyanogène qui s'unit au chlore pour former un acide particulier, soluble dans l'eau.		ACIDE HYDRO-CYANIQUE	Odeur caractéristique. Lorsqu'on y plonge du fil de fer, au contact de l'air, il y a formation de bleu de Prusse.
				Du soufre qui se précipite.		ACIDE HYDRO SULFURIQUE *	Odeur caractéristique. Précipite les sels d'argent, de mercure et de bismuth en noir.
	Se volatilisent en partie, et se décomposent en partie.	Précipitent l'eau de chaux.	Le précipité se redissout dans un petit excès d'acide.			ACIDE GALLIQUE	Précipite les deuto et trito-sels de fer.
			Le précipité ne se redissout pas dans un excès d'acide.			ACIDE OXALIQUE	Précipite en blanc le sulfate de chaux.
		Ne précipite pas l'eau de chaux.				ACIDE BENZOÏQUE	
	Se décomposent sans se volatiliser.	Précipite l'eau de chaux lorsqu'elle est en excès.				ACIDE TARTARIQUE	Précipite les solutions de potasse et de soude, lorsqu'elles sont concentrées et en excès.
		Ne forme pas de précipité avec l'eau de chaux en excès.				ACIDE CITRIQUE	Ne précipite jamais ces solutions alcalines.

* Nous supposons ici ces quatre acides à l'état liquide, c'est-à-dire dissouts dans l'eau.

Tableau Synoptique

Des Caractères distinctifs des Sels qui peuvent être employés en Médecine, considérés sous le rapport de leur acide.

SELS
Qui, avec l'acide sulfurique,

- **Font effervescence, et**
  - Dégagent un gaz incolore et transparent, d'une odeur très faible mais un peu piquante ..... **CARBONATES** ..... Chauffés, les uns ne se décomposent pas, les autres perdent leur acide en totalité ou en partie. Les carbonates de potasse, de soude, et d'ammoniaque sont les seuls qui se dissolvent dans l'eau, mais la plupart des autres sont solubles dans un excès d'acide carbonique. Tous les acides, excepté l'hydro-sulfurique et l'hydro-sélénique, s'emparent des bases, et chassent l'acide carbonique.
  - Dégagent un gaz incolore, d'une odeur très forte, semblable à celle d'œufs pourris ..... **HYDRO-SULFATES** ..... Chauffés, se décomposent : tantôt l'acide se dégage ; d'autres fois, il est décomposé, et il se forme un sulfure métallique. Ceux à base alcaline, et un très petit nombre d'autres, sont solubles dans l'eau ; leur saveur est âcre et amère, et ils répandent une odeur d'œufs pourris, surtout lorsqu'ils sont humides ; le chlore et les acides, à l'exception des plus faibles, tel que l'acide carbonique, les décomposent. Dissous dans l'eau, ils précipitent en noir les sels de fer, d'argent, de bismuth, de cuivre, de plomb, etc. ; en orangé ceux d'antimoine et en jaune ceux d'arsenic. Les hydro-sulfates sulfurés laissent déposer du soufre lorsqu'on les décompose par un acide.
  - Dégagent un gaz incolore, ayant l'odeur du soufre en combustion ..... **SULFITES** ..... Sont décomposés par l'action du feu. Exposés à l'air, se transforment peu à peu en sulfates : la plupart sont insolubles dans l'eau.
  - Répandent des vapeurs colorées en .....
    - Rouge orangé ..... **HYPO-NITRITES** ..... A l'air, se transforment en nitrates : sont solubles dans l'eau : ne sont pas employés.
    - Pourpre ..... **HYDRIODATES** ..... Chauffés, se transforment en iodures. Sont solubles dans l'eau ; ne sont pas décomposés à la température ordinaire par l'acide hydro-chlorique. Forment, avec la plupart des sels des trois dernières sections, des iodures insolubles ; l'iodure d'argent est blanc et insoluble dans l'ammoniaque.
  - Répandent des vapeurs blanches, piquantes, qui
    - Se dissolvent dans une très petite quantité d'eau sans se décomposer ..... **HYDRO-CHLORATES** ..... Chauffés, les uns abandonnent leur acide, les autres se transforment en chlorure. La plupart se dissolvent dans l'eau. Ils forment avec le nitrate d'argent un précipité blanc, caillebotté, insoluble dans l'acide nitrique et soluble dans l'ammoniaque.
    - En se dissolvant dans l'eau y déposent des flocons blancs ..... **FLUATES** ..... Ne sont pas employés en médecine.
- **Ne font point effervescence, et**
  - Répandent de légères vapeurs blanches ..... **NITRATES** ..... Sont décomposés à une température élevée, et l'acide est en partie transformé en acide nitreux rouge orangé ; fusent sur les charbons ardens ; sont solubles dans l'eau ou dans un petit excès d'acide. L'acide hydro-chlorique les décompose, et il se dégage du chlore et de l'acide nitreux.
  - Répandent une odeur très forte de vinaigre ..... **ACÉTATES** ..... Sont décomposés par l'action de la chaleur et donnent de l'acide acétique, de l'esprit pyro-acétique, etc., et laissent la base à l'état métallique, d'oxide, ou de carbonate ; se dissolvent dans l'eau, et sont décomposés par tous les acides forts.
  - Répandent une odeur très forte d'amandes amères ..... **HYDRO-CYANATES** ..... Chauffés, se transforment en cyanures ou se décomposent complétement. Ceux à base alcaline ou terreuse sont plus ou moins solubles dans l'eau. Ils précipitent les trito-sels de fer en bleu foncé.
  - Ne répandent ni vapeur ni odeur particulières ; chauffés,
    - Donnent de l'acide carboniq., de l'huile et les autres produits fournis par la décomposition des matières végétales.
      - Le précipité qu'ils forment avec l'eau de chaux
        - Se redissout dans un petit excès d'acide ..... **TARTRATES** ..... Les uns sont solubles dans l'eau, les autres le deviennent par l'addition d'une petite quantité d'acide ; ou de tartrate de potasse, de soude ou d'ammoniaque ; sont décomposés par les acides très forts, et précipitent les sels de baryte, de strontiane, etc.
        - Ne se redissout pas dans un petit excès d'acide ..... **OXALATES** ..... Les uns sont solubles dans l'eau, lorsqu'ils sont neutres, mais moins solubles dans un excès d'acide ; les autres sont insolubles ou solubles seulement dans un excès d'acide. Ils précipitent en blanc les sels de baryte, de zinc, de plomb, de mercure, d'antimoine, etc.
    - Ne donnent pas ces produits.
      - Ne sont pas précipités par l'acide nitrique. Le précipité qu'ils forment avec l'eau de baryte
        - Est insoluble dans l'acide nitrique ..... **SULFATES** ..... Par l'action du calorique, les uns sont décomposés, les autres ne le sont pas. Calcinés avec du charbon, ils se transforment en un sulfure métallique ou alcalin. Les uns sont solubles, les autres ne le sont pas. Ils précipitent les sels de plomb en blanc.
        - Est soluble dans l'acide nitrique ..... **PHOSPHATES** ..... Calcinés, se vitrifient : calcinés avec du charbon, se transforment en sous-phosphate avec grand excès de base, et donnent du phosphore ; ou bien se changent en phosphure métallique. Ceux de potasse et de soude sont les seuls qui se dissolvent bien dans l'eau. Les phosphates insolubles se dissolvent dans un excès d'acide, et ils sont tous transformés en phosphates [illegible] par les acides forts.
      - Précipitent en blanc par l'acide nitrique ; calcinés avec du charbon,
        - Donnent de l'arsenic métallique. ..... **ARSENITES** ..... Chauffés, l'acide se volatilise [illegible] entier ou se décompose en partie, ou donne de l'arsenic métallique [illegible] qui se sublime. Précipitent le sulfate de cuivre en vert.
        - Ne se décomposent pas. ..... **BORATES** ..... Calcinés, ne se décomposent [illegible] mais se vitrifient.

N° 3.

Tableau Synoptique

Des Caractères distinctifs des Sels qui peuvent être employés en Médecine, considérés sous le rapport de leur base.

SELS qui, ne précipitant point par l'hydro sulfate de potasse pur,

- Ne précipitent point par l'ammoniaque.
  - Ne précipitent point par le sous-carbonate de potasse.
    - Triturés avec de la chaux vive, ne dégagent point d'ammoniaque.
      - Précipitent en jaune par l'hydro-chlorate de platine. . . . POTASSE. — Presque tous sont très-solubles dans l'eau ; un grand nombre ne cristallisent qu'avec difficulté. Lorsqu'on y verse une dissolution concentrée de sulfate d'alumine, il se dépose bientôt des cristaux octaèdres d'alun. En y versant de l'acide tartarique, il se forme un dépôt grisâtre de tartrate acide de potasse.
      - Ne précipitent point par l'hydro-chlorate de platine. . . . SOUDE. — Sont en général plus solubles, et cristallisent plus facilement que les sels de potasse ; ne forment point d'alun avec le sulfate d'alumine, ni de précipité avec l'acide tartarique. Les sels de potasse et de soude peuvent être distingués de ceux de rhodium par l'addition d'un peu de potasse, qui n'en trouble pas la transparence, tandis qu'elle précipite en jaune ces derniers.
    - Triturés avec de la chaux vive, dégagent du gaz ammoniaque reconnaissable à son odeur. . . . AMMONIAQUE. — Sont très-solubles dans l'eau ; forment de l'alun avec le sulfate d'alumine ; précipitent en jaune l'hydro chlorate de platine.
  - Précipitent en blanc par le sous-carbonate de potasse ; le précipité, chauffé au rouge,
    - Se décompose et donne un alcali qui, dissout dans une petite quantité d'eau,
      - Ne précipite point par l'acide sulfurique. . . . CHAUX. — Il n'y en a qu'un petit nombre qui soient solubles dans l'eau. Précipitent en blanc par l'acide oxalique et l'oxalate d'ammoniaque, les sulfates, etc.
      - Précipite par l'acide sulfurique. . . . STRONTIANE. — Sont en général plus solubles que les sels de baryte ; ne précipitent point par le succinate d'ammoniaque ; colorent en pourpre la flamme d'une bougie.
    - Ne se décompose pas, et ne devient pas soluble dans l'eau. . . . BARYTE. — La plupart sont insolubles ; donnent avec l'acide sulfurique et les sulfates un précipité blanc, insoluble dans l'acide nitrique ; sont précipités par le succinate d'ammoniaque ; ne colorent point en pourpre la flamme d'une bougie.
- Précipitent par l'ammoniaque ; le précipité, traité par de l'alcool bouillant,
  - Ne se dissout pas. . . . MAGNÉSIE. — La plupart sont solubles dans l'eau et facilement cristallisables ; l'ammoniaque ne précipite qu'une partie de la magnésie, et forme avec le reste un sel triple, qui précipite par la potasse ; on peut les distinguer des sels de glucine et d'yttria, en ce que le précipité formé par le sous-carbonate de potasse ne se redissout pas dans un excès de ce sel, comme cela a lieu pour ces derniers.
  - Se redissout ; cette dissolution donne, par l'évaporation,
    - Des cristaux qui, par le contact de l'acide nitrique,
      - Prennent une belle couleur rouge ; cette dissolution précipite par le proto hydro chlorate d'étain.
        - En brun sale. . . . MORPHINE. — La plupart des sels de morphine sont solubles dans l'eau, et cristallisables ; la morphine, chauffée, fond et se prend par le refroidissement en une masse transparente et rayonnée ; chauffée plus fortement, se décompose.
        - En violet. . . . BRUCINE. — Tous sont solubles dans l'eau ; la plupart sont cristallisables, l'acétate cependant ne l'est pas. La brucine, chauffée, fond et se décompose ensuite.
      - Ne changent point de couleur ou ne font que jaunir ; et qui, chauffés,
        - Se décomposent sans fondre ni se volatiliser. Traités par l'éther,
          - Ne s'y dissolvent presque pas. . . . STRYCHNINE. — La plupart sont solubles et facilement cristallisables. La strychnine ne devient rouge par l'addition de l'acide nitrique, que lorsqu'elle contient de la brucine.
          - S'y dissolvent très-bien. . . . PICROTOXINE. — Tous sont avec excès d'acide, et ont été très peu étudiés.
        - Se décomposent en partie, et se volatilisent en partie, sans fondre. . . . CINCHONINE. — Les uns sont solubles, les autres insolubles ; l'acétate est incristallisable ; leur dissolution précipite par les oxalates et les tartrates alcalins ; la dissolution du nitrate, évaporée doucement, donne des gouttelettes oléagineuses qui se figent par le refroidissement comme de la cire, et qui, recouvertes d'une petite quantité d'eau, ne s'y dissolvent pas, mais se convertissent, au bout de quelques jours, en un groupe de cristaux prismatiques.
    - Une poudre ou une masse blanche, incristallisable, qui est
      - Soluble dans l'éther, et forme avec les acides des sels
        - Cristallisables. . . . QUININE. — L'acétate cristallise facilement en aiguilles soyeuses ; le nitrate se comporte comme celui de cinchonine, ce qui peut servir à faire distinguer les sels de ces deux bases de ceux de tous les autres alcalis organiques. Les sels de quinine solubles précipitent aussi par les oxalates et les tartrates alcalins.
        - Incristallisables. . . . VÉRATRINE. — Peu connus.
          DELPHINE. — Peu connus.
      - Insoluble ou presque insoluble dans l'éther, et qui, chauffée,
        - Fond à 48° centigr. . . . ÉMÉTINE. — Tous sont acides et solubles dans l'eau ; ne précipitent point par les oxalates et les tartrates alcalins.
        - Ne fond qu'à plus de 100° centigr. . . . SOLANINE. — Peu connus.

SELS qui sont décomposés par l'hydro sulfate de potasse, et donnent lieu :

- Un précipité blanc
  - Ne sont point précipités par l'acide hydro-sulfurique. . . . ALUMINE. — La plupart sont solubles, mais ne cristallisent que difficilement. Ils ne sont pas précipités par l'oxalate d'ammoniaque et par l'acide tartarique comme ceux d'yttria ; et ils donnent avec la potasse un précipité blanc soluble dans un excès de ce réactif, ce qui les distingue des sels de zircone.
  - Sont précipités en blanc par l'acide hydro sulfurique. . . . ZINC. — La plupart sont solubles ; ils sont précipités en blanc par les alcalis et l'hydro ferro cyanate de potasse (prussiate de potasse) ; l'infusion de noix de galle ne les précipite pas.
- Un précipité noir.
  - Ne sont pas décomposés par le contact d'une lame de cuivre, et donnent, par l'hydro ferro cyanate de potasse, un précipité
    - Bleu foncé, ou qui le devient par le contact de l'air. . . . FER. — La plupart sont solubles et sont colorés en vert ou en jaune rougeâtre. La potasse y détermine un précipité blanc, vert ou rouge, suivant qu'ils sont formés par le proto, le deuto ou le peroxide ; mais, dans tous les cas, ce dépôt devient rougeâtre par l'action de l'air ; ils sont précipités de même en noir ou en violet par la noix de galle ; en blanc par le phosphate de soude, et en jaune par le benzoate d'ammoniaque.
    - Blanc ; avec l'infusion de noix de galle, donnent un précipité
      - Blanc. . . . PLOMB. — La plupart ne se dissolvent dans l'eau qu'à l'aide d'un excès d'acide ; la potasse les précipite en blanc ; ils précipitent en jaune les chromates ; et sont décomposés par le contact du zinc métallique qui en précipite le plomb à l'état métallique.
      - Orange. . . . BISMUTH. — Ils sont précipités en blanc par l'eau et par la potasse ; ceux avec excès de base sont insolubles.
    - Cramoisi ou brun. . . . CUIVRE. — La plupart sont solubles ; leur dissolution est verte ou bleue ; ils précipitent en bleu par la potasse, en brun par la noix de galle, en vert pré par l'arsénite de potasse ; le fer les décompose, et met le cuivre métallique à nu.
  - Sont décomposés par le contact d'une lame de cuivre ; et donnent avec l'infusion de noix de galle
    - Un précipité jaune orangé. . . . MERCURE. — La plupart de ceux qui sont solubles sont avec excès d'acide : ceux formés par le protoxide sont précipités en noir par la potasse, en blanc par l'acide hydro chlorique, et en rouge orangé par les chromates ; ceux formés par le deutoxide sont précipités en jaune par la potasse, en blanc par l'hydro ferro cyanate de potasse, et ne sont point précipités par les hydro chlorates. Le cuivre met le mercure métallique à nu.
    - Un précipité jaune brunâtre. . . . ARGENT. — La plupart sont insolubles ; ils sont précipités en olive par la potasse, en jaune par les phosphates et en blanc par les hydro chlorates et l'hydro ferro-cyanate de potasse ; le proto sulfate de fer, le cuivre métallique, etc., en précipitent l'argent métallique.
    - Un précipité brun. . . . OR. — Se dissolvent dans l'eau et la colorent en jaune ; ils sont précipités en brun par la potasse, en blanc, ou blanc jaunâtre par l'hydro-ferro cyanate de potasse, et en pourpre par le proto hydro-chlorate d'étain étendu d'eau ; l'acide gallique les colore en vert, et en précipite l'or métallique sous forme d'une poudre brune.
- Un précipité orangé. . . . ANTIMOINE. — La potasse les précipite en blanc, et peut redissoudre le précipité ; la noix de galle les précipite en blanc jaunâtre ; le fer et le zinc en précipitent le métal sous forme d'une poudre noire. A moins d'être à double base, l'eau les décompose.
- Un précipité jaune ou chocolat. . . . ÉTAIN. — Les proto-sels se décomposent peu à peu par l'action de l'air ; les hydro sulfates les précipitent en brun chocolat ; ceux formés par le deutoxide ne sont pas altérés par l'air, et sont précipités en jaune par les hydro sulfates ; tous sont précipités en blanc par la potasse et par l'hydro ferro cyanate de potasse, et en rouge par la cochenille.

N. B. Il n'est ici question que des sels qui ne sont pas formés par les acides métalliques. Du reste, si le sel que l'on veut examiner est insoluble, il faut le réduire en poudre et le faire bouillir avec 10 à 12 parties d'eau et 3 ou 4 de sous carbonate de potasse ; on le transforme ainsi, en partie, en carbonate, qu'il faut laver et dissoudre ensuite dans de l'acide nitrique.